Köln, November 2016

DEIN
KÖRPER BELÜGT
DICH!

Dr. med.
Thomas Kurscheid

DEIN
KÖRPER BELÜGT
DICH!

südwest

INHALT

VORWORT   **9**
- Weshalb Sie besser nicht (nur) auf Ihren Körper hören sollten   9
- Warum wir uns nicht so sehen können, wie wir wirklich sind   10

KAPITEL 1
RUNDUM GESUND?

WIE GESUND SIND WIR DENN WIRKLICH?   **19**
- Herr Esser hetzt zum Arzt ...   23
- Zum Glück dick!   27
- Sind Sie sich selbst wichtig genug?   28
- Zauberwort Motivation   33
- Gute Argumente für ein gesünderes Leben   36
- Bewegung und Ernährung: An diesen Schrauben müssen wir drehen –   43
  unter anderem ...
- Nichts sehen, nichts hören, nichts sagen ...   43
  Warum wir gesundheitliche Verschlechterungen nicht bemerken

KAPITEL 2
GUT LEBEN TROTZ STRESS

GESUNDHEIT HEISST BALANCE!   57

- Kleiner Balance-Test   57
- Stress verändert – erst das Denken, dann den Körper   60
- Von Urzeit-Monstern und Mobiltelefonen   60
- Unser Gehirn ist egoistisch!   61
- Das Adipositas-Paradoxon   69
- Nervennahrung: Warum Essen den Stress dämpfen kann   69
- Stress macht stark, Dauerstress macht krank!   70
- Ge-ruh-same Nacht! Weshalb Schlaf so wichtig ist …   74

KAPITEL 3
DAS METABOLISCHE SYNDROM

SIND WIR OPFER UNSERER WOHLSTANDSGESELLSCHAFT?   83

- Das metabolische Syndrom   83
- Das „Wohlfühlgewicht" trügt – Infarkt und Schlaganfall als Folgen von Übergewicht   84
- Das tödliche Quartett   86
- Krebsrisiko und Lebenserwartung   91

KAPITEL 4
GESUNDE ERNÄHRUNG

ESSEN SIE SICH GESUND!   99

- Kleiner persönlicher Ernährungs-Check   99
- Die große Lüge Ihres Gehirns: „Hilfe, Hilfe, ich verhungere!"   103
- Ja, also was denn nun essen?   105
  Auswege aus dem Labyrinth der Irrtümer und Halbwahrheiten
- Diäten – und weshalb sie nicht funktionieren (können)   105
- Ernährung – meine Empfehlungen   106

KAPITEL 5
IN BEWEGUNG

RAUS AUS DEM RISIKOBEREICH:
JEDER SCHRITT ZÄHLT!   139

- Bewegung: ein Fitness-Programm seit Ur-Zeiten   139
- Test: Wie schaut's mit Ihrer Fitness aus?   140
- Bewegung als Überlebensvorteil   142
- Unser Körper versteht die Signale der Neuzeit nicht   143
- Bewegung – ein Leben im Einklang mit unseren Genen   145
- Ausdauertraining – die Grundlagen   154
- Krafttraining – die Grundlagen   162
- Training ohne Geräte in 5 Minuten   166

KAPITEL 6
IHR PERSÖNLICHER LÜGENDETEKTOR

DER GROSSE GESUNDHEITS-CHECK BEIM ARZT   179
- Die ärztliche Vorgehensweise   184
- Fett-Typen – vergleichen Sie nicht Äpfel mit Birnen! 194

TESTS
- Kleiner Balance-Test   57
- Kleiner persönlicher Ernährungs-Check   100
- Wie schaut's mit Ihrer Fitness aus?   140
- Der Große Gesundheits-Check   182

REZEPTE
- Meine Doc-Shakes   135

ÜBUNGEN
- Im Stehen   167
- Im Liegen   173
- Dehnübungen   174

VERZEICHNIS GRAFIKEN / TABELLEN   202
FUSSNOTEN   203
REGISTER   204
IMPRESSUM   208

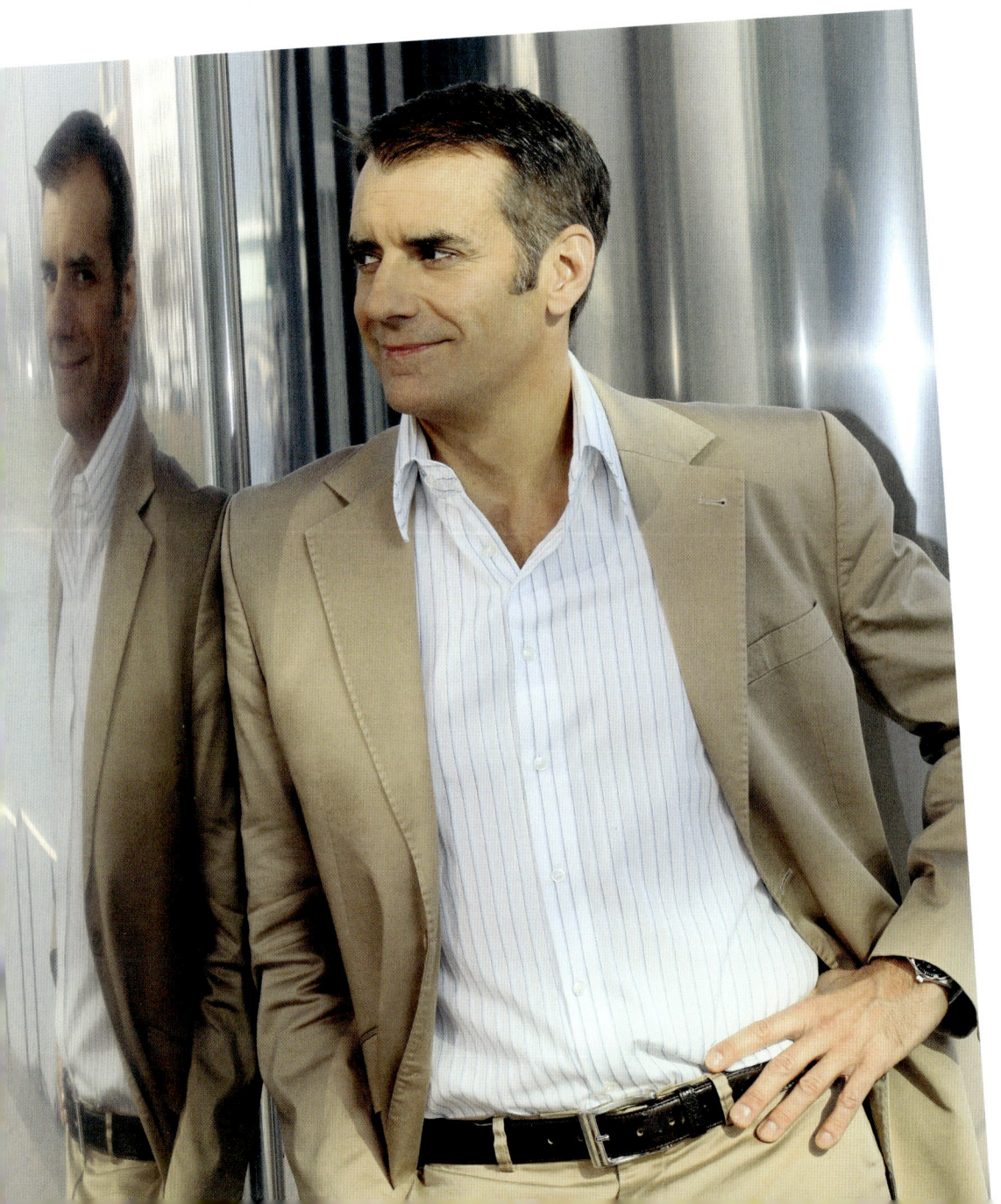

WESHALB SIE BESSER NICHT (NUR) AUF IHREN KÖRPER HÖREN SOLLTEN …

„Sie müssen nur auf Ihren Körper hören!" oder „Ihr Körper sagt Ihnen schon, was gut für Sie ist!" – diesen Ratschlag vieler vermeintlicher Experten höre und lese ich immer wieder. Nach meiner Erfahrung mit mehreren Tausend Patienten ist er falsch – weil er die Konstruktion und Komplexität unseres Körpers vernachlässigt und nicht nur das: Er ist ausgesprochen gefährlich! Lebensgefährlich!

Falsch ist dieser Rat deswegen, weil er davon ausgeht, dass Ihnen Ihr Körper schon alle Veränderungen und Störungen in seinem System mitteilen würde. Dass er für alles ein sensibles (Früh-)Warnsystem besäße, wie wir es von Autos, penibel kontrollierten Produktionsabläufen und aus der hochtechnologischen militärischen Verteidigung kennen. Unser Körper verfügt aber bestenfalls über ein rudimentäres Warnsystem. Anders ist es nicht zu erklären, weshalb Jahr für Jahr Tausende von Menschen aufgrund von

Krebs- und Herz-Kreislauf-Erkrankungen vorzeitig, das heißt unnötig früh, von der Lebensbühne abtreten müssen.

Es gibt viele Gründe, warum uns unser Körper oftmals erst zu spät oder auch gar nicht warnt. Ich werde Ihnen erläutern, welchen Anteil unser Gehirn daran hat und welche Rolle der restliche Körper dabei spielt.

Aus diesen Fakten leite ich dann ab, was Sie tun können, um sich Ihr Leben möglichst gesund (und lange!) zu bewahren. Sie werden überrascht sein – es ist nicht einmal schwierig! Denn Sie können eine Menge tun.

70 Prozent Ihrer Gesundheit haben Sie SELBST in der Hand!

Doch zuvor möchte ich mit Ihnen noch einen kleinen Ausflug in die Wunderwelt der Steuerungsmechanismen unseres Körpers unternehmen.

WARUM WIR UNS NICHT SO SEHEN KÖNNEN,
WIE WIR WIRKLICH SIND

Unsere Sinnesorgane sind sehr stark nach außen gerichtet: 70 Prozent aller Informationen erhalten wir über die Augen. Nicht über Meditation und Innenschau. So wie wir nur wirklich *sehen*, wenn wir die Augen öffnen *und* uns auf etwas konzentrieren, so fallen uns Dinge in unserem Inneren nur auf, wenn wir bewusst Innenschau betreiben. Und wenn wir es tun und uns irgendetwas auffällt („Stolpert mein Herz?" – „War dieser Knoten schon immer da?") stellt sich immer noch die Frage, wie wir es bewerten („Wird schon nichts sein, wir fahren jetzt erst mal in den Urlaub!" oder „Das kommt mir verdächtig vor – ich rufe gleich den Arzt an!").

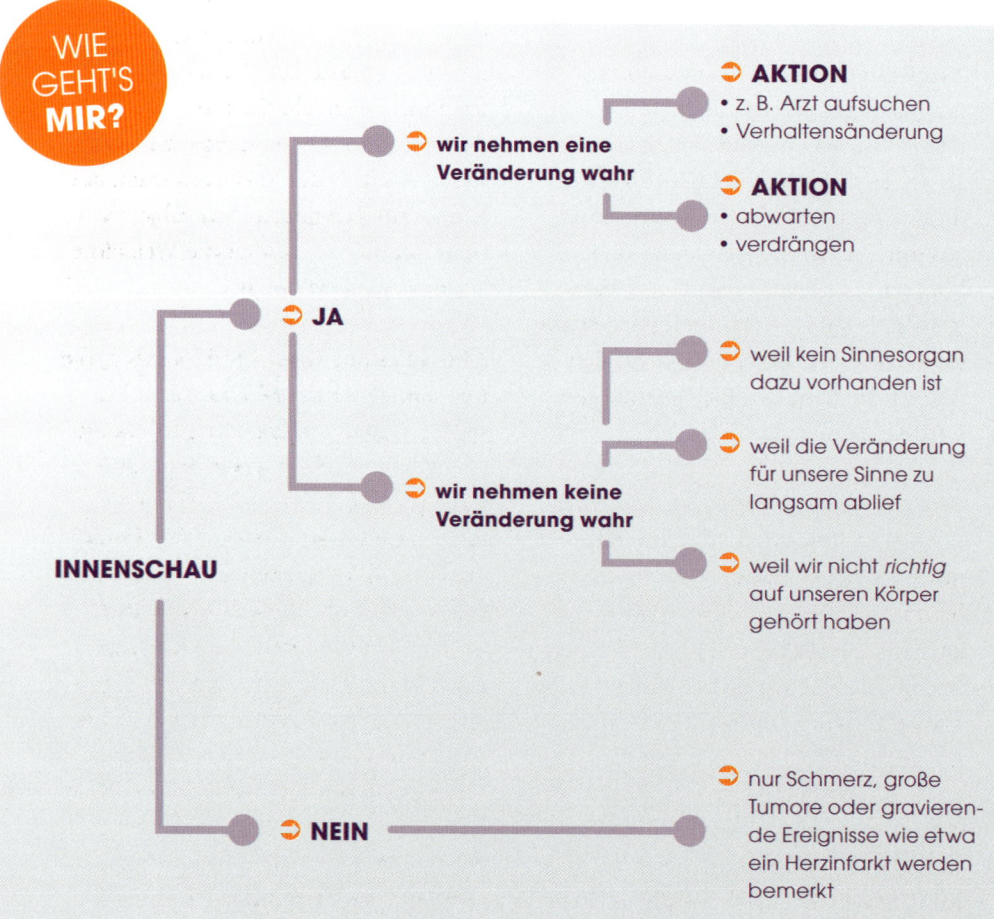

Für viele Störungen fehlt uns aber auch ein entsprechender Sinn oder ein Sinnesorgan, denn **hohe Cholesterin- und Blutzuckerwerte sowie kleine Tumore beispielsweise können wir gar nicht wahrnehmen.**

Es kommt hinzu, dass wir uns heutzutage wohl *weit weniger* als früher oder überhaupt nicht mehr mit der Innenschau befassen wollen. (Ob dies auch mit der schwindenden Religiosität zusammenhängt, lasse ich jetzt einmal dahin gestellt sein.) Wir haben zwar mehr Zeit als früher, als man lange und schwer körperlich arbeitete und anschließend müde ins Bett fiel. Doch dieses Mehr an Zeit füllen wir sofort aus mit Fernsehen, PC, Smartphone, Shopping, Urlaub, Freunden … Unser inneres Auge ist also ständig abgelenkt oder hat vermeintlich gar keine Zeit zum Innehalten. Im Übrigen können wir immer nur *eine* Sache *bewusst* tun. Alles andere läuft dann auf Autopilot und wird nicht wahrgenommen. So können, wenn wir abgelenkt sind, nur wirklich starke Reize – wie etwa Schmerz – in unser Bewusstsein dringen. Die Vorstadien, d. h. die Gesundheitsstörungen, die diesem Schmerz voraus-gehen, ent-gehen uns.

Und: Selbst ohne Ablenkung sind wir die meiste Zeit gar nicht im Hier und Jetzt, sondern denken über die Vergangenheit oder die Zukunft nach. So ist es möglich, dass Sie einen Schlüssel verlegen und sich partout nicht daran erinnern können, wo er liegt, weil Sie zum betreffenden Zeitpunkt mit Ihren Gedanken woanders waren.

Und ganz besonders kompliziert wird es, wenn unser Verstand anfängt, den eigenen Körper hinters Licht zu führen: Wenn das Gehirn beispielsweise beginnt, dem Körper Hungersignale zu schicken, obwohl Übergewicht und Diabetes ihn bereits „in ihren Klauen haben". Hier greift eine Krankheit in unsere oberste Schalt-, Logik- und Erkenntniszentrale ein und verhindert dadurch einen Erkenntnisprozess, der – so sah es schon der Philosoph Immanuel Kant – für sich genommen subjektiv verzerrend ist und daher die Welt ohnehin nur „gefiltert" zeigt.

Aber ist es überhaupt die Krankheit, die uns verändert? Bleiben wir beim Beispiel des Übergewichts. Liegen Übergewicht und vielleicht schon ein Diabetes vor, haben beide Einfluss auf unser Gehirn und unser Denken. So nimmt der Hunger zu, je übergewichtiger wir werden (siehe Seite 15, 20). Sicherlich ist diese Fehlsteuerung unseres Appetits und Hungers teilweise auch eine *Folge* des Übergewichts, wofür es gute Erklärungsmuster gibt, wie den schwankenden Blutzucker- und Insulinspiegel. Das bedeutet, wenn die Krankheit einmal entstanden ist, sorgt sie für ihre eigene Fortdauer und mehr noch: Oft verschlimmert sie sich „selbsttätig".

Aber was löst denn diesen fatalen Kreislauf ganz zu Anfang aus? Ist es eine Fehlsteuerung unseres Gehirns aus sich selbst heraus, wie bei der sogenannten endogenen Depression, bei der das Gehirn auf einmal in einen Zustand der Traurigkeit und Antriebslosigkeit verfällt? Fängt es genauso an, auf einmal mehr zu essen? Und reicht als Grund vielleicht schon eine erbliche Vorbelastung?

Oder sind es nicht doch eher *äußere* Einflussfaktoren, die das Gehirn auf einmal aus dem Gleichgewicht bringen und auf „Essen" programmieren, wenn es nicht „stabil" genug ist? Einflussfaktoren wie Einsamkeit, Überforderung, Existenzangst, die alle das auslösen können bei uns, was wir „Stress" nennen?

Eine Diät oder Ernährungsumstellung würde dann zu kurz greifen, weil sie lediglich an *einem* Punkt des komplexen Zusammenspiels unserer Nahrungsaufnahme angreift. Wie schwierig das ist, weiß jedermann, der es schon einmal versucht hat.

Der Hirnforscher Prof. Achim Peters spricht im Zusammenhang mit Übergewicht vom „Egoismus des Gehirns". Um ständig gut mit Zucker versorgt zu werden, „opfert" es den Körper bzw. nimmt in Kauf, dass er Schaden leidet. Ich würde noch einen Schritt weiter gehen als Peters und sagen, dass das Gehirn sein Wohlbefinden *so stark ins Zentrum*

rückt, dass es selbst die Welt „erschafft", die es zu brauchen meint. In eindrücklicher Weise ist dies bei der Schizophrenie zu beobachten, wo sich das Gehirn eine zweite Persönlichkeit wahnhaft „ausdenkt", um Dinge zu verarbeiten und sich „wohl"zufühlen in einem neuen „Gleichgewicht". Dieses neue Gleichgewicht des Gehirns geht aber häufig zu Lasten des Körpers – nicht nur bei der Schizophrenie. Und: Der Betroffene merkt meist nicht, dass er erkrankt ist, sondern hält beispielsweise die Stimmen, die er hört, für real. Wieder einmal ist kein Verlass auf unser Frühwarnsystem.

Um sich wohlzufühlen, kreiert sich das Gehirn seine Welt, und dazu gehört auch seine Auffassung der Körper-„Welt". Veränderungen, auch wenn sie erheblich sind, werden ausgeblendet, weil ein „Zur-Kenntnis-nehmen" für unser Gehirn Arbeit bedeutete, das heißt, es wären Konsequenzen zu ziehen. Beispielsweise aus Verdauungsstörungen („Wenn ich ehrlich bin, habe ich das schon länger – es geht aber" oder: „Da hilft vielleicht erst mal nur ein Pülverchen …") oder sogar umfassendere und anstrengendere Konsequenzen („Ich gehe mal zum Arzt" oder: „Ich muss mich doch mehr bewegen, damit meine Verdauung wieder in die Gänge kommt").

Und analog zur Sichtweise Kants könnte dies bedeuten, dass die Kategorien und Prinzipien des Verstandes, die für uns die Welt (be-)deuten und ausmachen, wie Ursachen und Wirkung sowie die zeitliche Aufeinanderfolge von Ereignissen offenbar *subjektiv* veränderlich sind. Für das Subjekt, d. h. den Betroffenen, hat dies jedoch oft den Anschein, als verändere sich die Welt. Bei Wahnvorstellungen beispielsweise. In einem solchen Fall kann im Gehirn die Kategorie von Ursache und Wirkung aufgehoben sein. Die Empfindungen der Sinnesorgane werden „falsch" verknüpft, die Welt neu zusammengewürfelt, für den Betroffenen scheinbar „richtig". Könnte man also doch mit den Existenzialisten sagen: „Das Sein bestimmt das Bewusstsein"? Bestimmt der neuronale Zustand des Gehirns (sein „Sein"), wie es sich die Welt denkt? Wie gerät es nur in diesen (manchmal sonderbaren) Zustand?

Aber zurück zu den Sinnesorganen und den Bewertungen der Sinneseindrücke.

Hier ein paar Beispiele für „Sinnestäuschungen" aus dem Alltag

Schlechte Luft: Sie kommen in einen Raum, in dem eine Gruppe bereits einige Zeit gesessen hat. Sie sagen: „Puuuhhhh, hier müsste aber mal gelüftet werden!" Die Leute aus der Gruppe schauen Sie an und sagen: „Och, haben wir gar nicht gemerkt!"

Warum nicht? Weil für die Leute im Raum die Luftverschlechterung langsam, von Minute zu Minute, vielleicht über Stunden, vonstatten ging, haben sie diese nicht bemerkt. Wer „frisch" von draußen reinkommt, registriert den Unterschied zwischen unverbrauchter Außenluft und der Mischung aus Körperdunst und Atemluft der Raumluft viel deutlicher.

Straßenverkehr: Nicht warten, bis es kracht! Die meisten älteren Autofahrer halten sich laut einer Forsa-Umfrage für gute und fitte Autofahrer. Die Realität sieht jedoch anders aus: Ältere Autofahrer sind wesentlich häufiger in Unfälle mit Personenschäden und in Unfälle mit tödlichem Ausgang verwickelt als junge. Außerdem haben Sie häufiger Schuld: Sind die in das jeweilige Unfallgeschehen verwickelten Verkehrsteilnehmer über 70 Jahre alt, sind sie zu 65 Prozent die Unfallverursacher. Wenn sie über 75 Jahre alt sind, sogar zu 76 Prozent. (Zahlen: SPIEGEL online 2012).

Auch hier haben wir es wieder mit dem bekannten Phänomen zu tun: Weil die Verschlechterung der Sehkraft, der Reflexe und auch der Beweglichkeit, z. B. im Halsbereich (für den Schulterblick) so langsam vonstatten geht, wird sie von den Betroffenen kaum bemerkt. **Dementsprechend sollten sich eigentlich alle Führerscheinbesitzer regelmäßig einem Gesundheitstest unterziehen.** Das gilt auch für jüngere Autofahrer, die Risikofaktoren aufweisen, etwa weil sie bestimmte Arzneimittel einnehmen. Die Politik setzt bislang auf freiwillige

Untersuchungen und freiwilliges Fahrsicherheitstraining, das aber laut ADAC-Pressesprecher Ralf Collatz bislang kaum nachgefragt wird. Selbst der Arzt hat in diesem freiwilligen Szenario keine Möglichkeit, jemanden bei Fahruntauglichkeit „aus dem Verkehr" zu ziehen. Eigentlich müsste, wie in anderen europäischen Ländern auch, eine verpflichtende Regelung zur Fahrtauglichkeitsuntersuchung und zum Fahrsicherheitstraining her. Denn immerhin führt in diesem Fall die Lüge unseres Körpers beim Thema „Fahrtauglichkeit" zu Tausenden schwerer Unfälle. Damit ist sie eine Fehleinschätzung von vielen, wie etwa beim Fahren unter Alkohol und Fahren mit zu hoher Geschwindigkeit, die neben weiteren Unfallursachen im Jahr 2012 zu 3603 Verkehrstoten und 384.100 Verletzten führten.

Sinnestäuschung „Blinder Fleck"

Blinder Fleck: Wir haben eine Stelle in unserem Gesichtsfeld, an der wir nichts sehen. Das können Sie einmal ausprobieren, indem Sie Ihr rechtes Auge zuhalten und mit dem linken das „X" fixieren. Der Abstand zum Papier sollte etwa 20 Zentimeter betragen. Das ist nur ein Richtwert, Sie können aber auch etwas näher herangehen und sich dann langsam entfernen, bis das „O" verschwindet.

BEIM FOLGENDEN TEST SEHEN SIE, DASS IHNEN IHR GEHIRN EINE **„HEILE" WELT** VORGAUKELN WILL:
Anleitung: Das linke Auge zuhalten und mit dem rechten den Punkt fixieren. Mit einem Abstand von ca. 15 cm zum Buch beginnen. Vergrößert man dann langsam den Abstand, kann man sehen, wie der fehlende Teil des Musters ersetzt bzw. ergänzt wird, auch wenn keine „Informationen" über eine Sehzelle übertragen werden. Die lückenhafte Information wird also durch das Gehirn vervollständigt. Diesen Prozess nennt man „filling-in".[1]

O   X

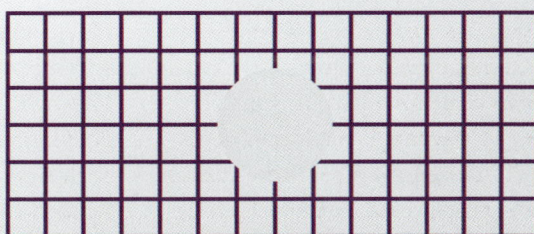

Übergewicht macht hungrig: Würden Sie mit vollem Tank zur Tankstelle fahren? Wohl eher nicht. Genau das passiert aber vielen, die an Übergewicht leiden. Sie steuern immer wieder die „Tankstelle" Kühlschrank an. Und das viel häufiger als früher, als sie noch schlanker waren. Dabei sind durchaus noch massive „Energiereserven" in der Körpermitte vorhanden. Die Steuerung des Hungers ist nach allem, was wir heute wissen, ein wesentlich komplizierterer Regelkreis als beim Auto der Zusammenhang: Tank auf Reserve ⮕ Tankstelle ansteuern. (Oder bei der Wohnungsheizung: Temperatur zu niedrig ⮕ Heizung springt an.) Der Mensch kennt auch den Appetit, also das Essen ohne Hunger, etwa in fröhlicher Gesellschaft, weil es gut schmeckt, oder weil er abgelenkt vor dem Fernseher weiterisst, selbst wenn sein Magen schon voll ist. Offenbar steuern auch starke Lust- und Frustzentren unseren Appetit. Eine alleinige Reduktion der Kalorien kann dann kaum zum Erfolg führen.

Mit diesen Beispielen möchte ich eines deutlich machen: **Eine Gesundheitsstörung zu erkennen, ist oft extrem schwierig, weil wir vielfältigen grundsätzlichen Täuschungen sowohl seitens unseres Körpers als auch unseres Geistes erliegen können.** Deswegen möchte ich Ihnen drei Dinge ans Herz legen: Beginnen Sie durch die Lektüre dieses Buches, sich mit den Besonderheiten und Marotten Ihres Körpers und Ihres Gehirns auseinanderzusetzen. Wenn Ihnen gesundheitlich etwas ungewöhnlich vorkommt, suchen Sie das offene Gespräch mit Ihrem Arzt. Auch wenn Sie meinen, bei Ihnen sei alles in Ordnung, gehen Sie bitte zur Krebs- und zur Herz-Kreislauf-Vorsorge. **Warten Sie nicht darauf, dass/bis sich Ihr Körper meldet!** Denn dann könnte es schon zu spät sein. Damit will ich Ihnen keine Angst machen, sondern Sie vielmehr dazu ermutigen und Sie darin bestärken, sich ausgiebiger um sich selbst zu kümmern!

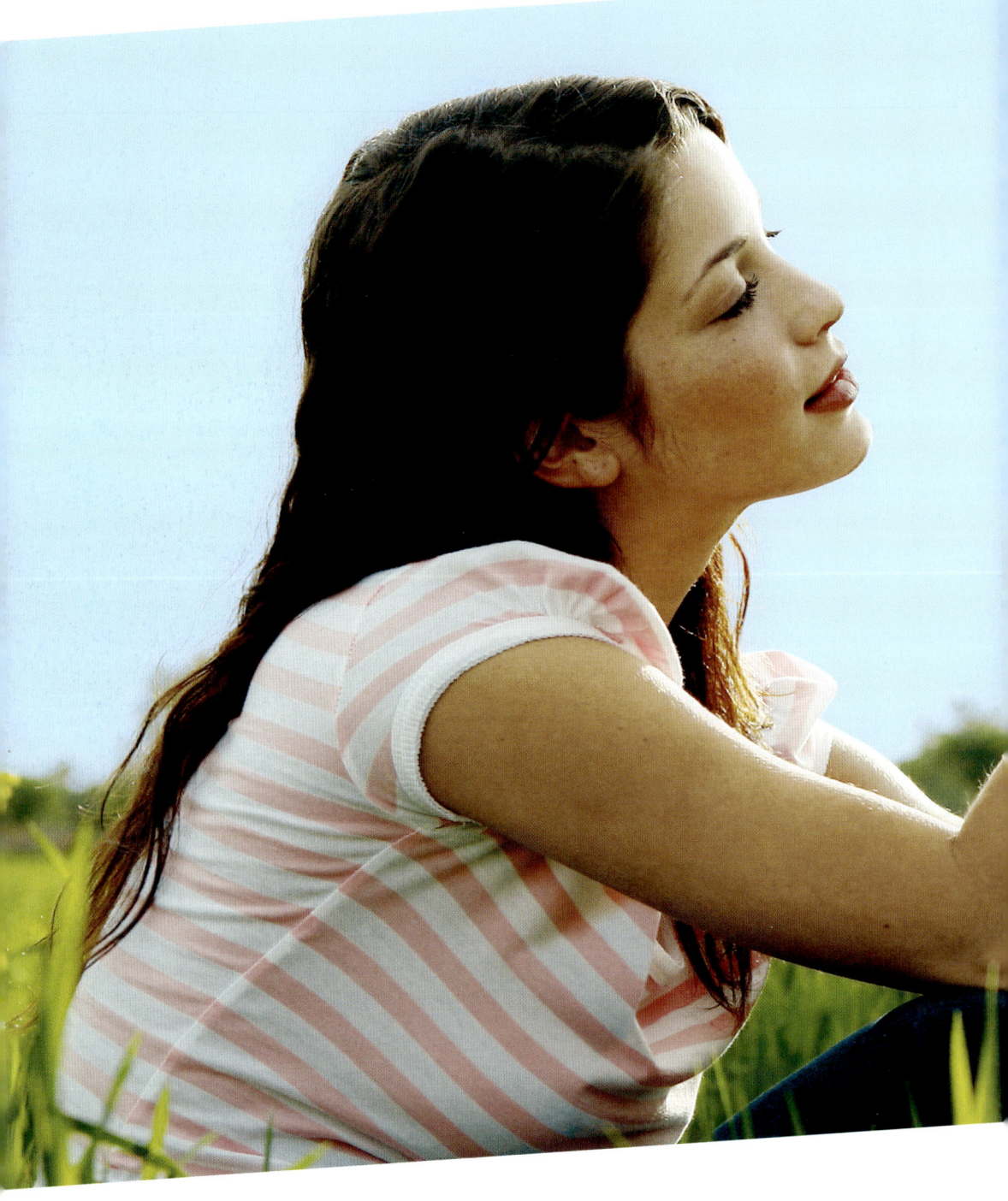

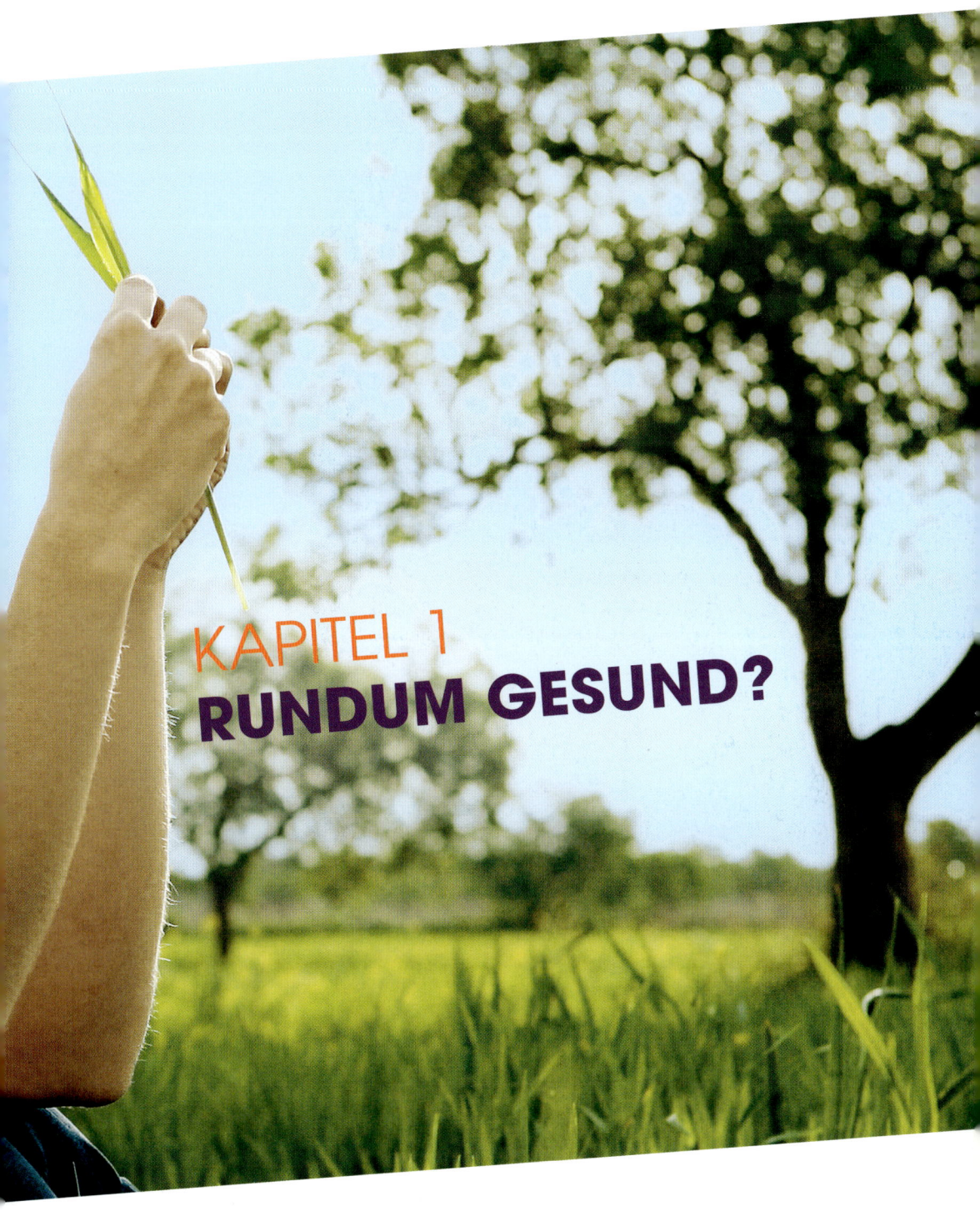

KAPITEL 1
RUNDUM GESUND?

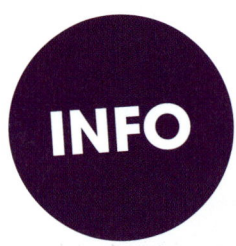

IN DIESEM KAPITEL

➲ **ERFAHREN SIE,**
DASS UNS UNSER KÖRPER OFT NICHT VOR GESUNDHEITSGEFAHREN WARNEN KANN.

➲ **BEOBACHTEN SIE**
HERRN ESSER BEI SEINEM ARZTBESUCH.

➲ **LESEN SIE,**
WARUM ES VORTEILE HABEN KANN, ÜBERGEWICHTIG ZU SEIN.

➲ **ERHALTEN SIE**
DIE EFFEKTIVSTEN TIPPS, WIE SIE GESUND BLEIBEN ODER WERDEN.

WIE GESUND
SIND WIR DENN WIRKLICH?

Die Wahrscheinlichkeit, gesund zu bleiben, steigt, wenn alle die Gesundheit betreffenden Lebensumstände im Gleichgewicht sind, wenn eine Balance besteht zwischen Stress- und Ruhephasen, zwischen Freizeit, Familie und Beruf, zwischen sportlicher Betätigung und Regenerationsphasen und wenn auf eine ausgewogene Ernährung geachtet wird, die Treibstoff und Reparaturmaterial für all diese Aktivitäten liefert.

Wie wichtig diese Balance ist, machen zwei Zahlen deutlich: **Durchschnittlich wird die menschliche Gesundheit zu 70 Prozent vom Lebensstil bestimmt, während „nur" 30 Prozent der individuellen gesundheitlichen Entwicklung in den Genen verankert oder dem Altern geschuldet sind.**

In meiner Praxis erlebe ich es täglich: Beim überwiegenden Teil meiner Patienten ist eben dieses harmonische Verhältnis ins Ungleichgewicht geraten – beim einen mehr, beim anderen weniger. Ob wir gesund sind, bleiben oder es

wieder werden wollen, hängt also ganz entscheidend von der Erhaltung oder Wiederherstellung dieser Balance ab.

Wir können die Wahrscheinlichkeit, ob eine Krankheit ausbricht, beeinflussen und die Wahrscheinlichkeit, eine Krankheit früh zu erkennen, erhöhen. **Verhalten Sie sich im Leben wie im Straßenverkehr: Mit Umsicht und Voraussicht kommen Sie besser an.** Aber auch im Straßenverkehr geschehen manchmal kuriose Dinge.

Stellen Sie sich vor, Sie sitzen in Ihrem Wagen und checken die Tankanzeige. Sie signalisiert: Der Tank ist voll. Doch als Sie in die Nähe einer Tankstelle gelangen, stellen Sie fest, dass Ihr Auto einfach abbiegt und auf die Zapfsäule zusteuert. Die Nadel der Tankanzeige fängt an zu zittern, und Sie vermuten, dass Ihnen Ihr Auto signalisieren will, Sie sollten doch tanken. Sie zweifeln an der Korrektheit der Anzeige, steigen aus und versuchen zu tanken, aber der Tank ist tatsächlich voll.

Was sich wie eine Geschichte aus *Cars* anhört, passiert vielen übergewichtigen Menschen täglich. Natürlich im übertragenen Sinn: Sie werden quasi „magisch" von ihrem Kühlschrank angezogen. Und zwar umso mehr, je übergewichtiger sie sind, also je voller ihr „Tank" ist.

RUND **60 PROZENT** ALLER DEUTSCHEN SIND **ÜBERGEWICHTIG**

Stellen Sie sich nun vor, Sie seien Heizer auf einer Dampflok und müssten dafür sorgen, dass immer genügend Kesseldruck da ist, um den Zug anzutreiben. Geht es bergauf, weist Sie der Lokführer an, etwas mehr Kohle in den Kessel zu schaufeln, um den Kesseldruck zu erhöhen. Geht es bergab, können Sie verschnaufen. Als guter Heizer behalten Sie die Kesseldruck-Anzeige immer im Blick.

Die menschliche „Kesseldruck-Anzeige" hingegen scheint schwer bis gar nicht lesbar zu sein. Anders ist es nicht zu erklären, dass immer noch 30 Prozent (Herold 2011) aller Patienten mit Bluthochdruck nichts von Ihrer Erkrankung wissen und ihnen deshalb womöglich der „Kessel" frühzeitig um die Ohren fliegt.

INSGESAMT **45 PROZENT** ALLER MENSCHEN IN EUROPA **HABEN BLUTHOCHDRUCK**

Diese „Geschichten" erlebe ich als Arzt jetzt seit gut 20 Jahren. Genauso erlebe ich die Konsequenzen aus diesem Verhalten. Was sich hier vielleicht amüsant liest – der Vergleich mit Dampflok und Auto –, ist auf die Gesundheit des Menschen übertragen oft desaströs.

Die Konsequenzen bestehen fast immer in unnötigem und – vor allem – vorzeitig eintretendem Leid, das ich beobachte, wenn die betreffenden Patienten dann zu mir kommen. Denn sowohl der im Beispiel gewählte Bluthochdruck als auch starkes Übergewicht führt gehäuft zu eigentlich vermeidbaren Folgeerkrankungen, wie etwa zu Schlaganfällen, Herzinfarkten oder Gelenkverschleiß.

Deswegen interessierte mich die Frage, warum unser Körper für bestimmte Gefahren kein Warnsystem besitzt. Oder weshalb wir, wenn er uns doch warnt, bei aller Intelligenz oftmals nicht in der Lage sind, seine Warnungen zu verstehen, oder wieso wir – falls wir sie verstehen – quasi sehenden Auges weitermachen. Das war für mich ein entscheidender Grund, dieses Buch zu schreiben.

Wie erfahren Sie, ob Ihr Wagen noch genug Motoröl hat? Entweder Sie schauen auf die Wartungsanzeige oder Sie kontrollieren es mit dem Ölstab. Ohne einen solchen Check werden Sie vielleicht erst dann, wenn Ihr Wagen irgendwo auf der Straße liegen bleibt, merken, dass etwas nicht stimmt.

❗ NÜTZLICHE INFO

Eine schlechte Lebensführung, aber auch Stress kann zu einer vorzeitigen Alterung von Körperzellen führen. So hat man zum Beispiel bei Müttern, deren Kinder chronisch krank waren, festgestellt, dass der dadurch ausgelöste Dauerstress offenkundig eine Verkürzung der Telomere bewirken kann. Telomere sitzen an den Enden der Chromosomen, in denen das Erbgut einer Zelle aufbewahrt wird. Ich vergleiche sie auch gerne mit Zündschnüren, da sie bei jeder Zellteilung kürzer werden. Die Telomere und ihre Länge gelten als Gradmesser für das Alter einer Zelle, für ihre Funktionstüchtigkeit und Gesundheit, und damit für das biologische Alter des betreffenden Menschen. Mit einem geeigneten Stressmanagement und Entspannungstechniken wie Meditation kann dieser Effekt jedoch zumindest aufgehalten, wenn nicht gar erfolgreich rückgängig gemacht werden.

Am stärksten scheint regelmäßige Bewegung zu wirken. Die von Bund und Ländern finanzierte „Rebirth-active" Studie konnte nachweisen, dass sich – bei 30 Minuten täglicher Bewegung – die Telomere der weißen Blutzellen bereits nach einem halbem Jahr um 6 Prozent verlängerten. Das bedeutet, das biologische Alter lässt sich schon durch eine minimale Umstellung des Lebensstils verringern. Studienleiter Axel Haverich berichtet, dass sich andere Vitalparameter ebenfalls verbessert und die Krankheitstage im selben Zeitraum halbiert hätten.

Eine Studie der Harvard-Universität konnte zeigen, dass Menschen, die bis ins Alter körperlich aktiv sind, (im Durchschnitt!) 20 Jahre länger gesund bleiben als Menschen, die nie im Leben Sport getrieben haben.

Rauchen hingegen beschleunigt die Alterung entscheidender Teile der DNA um durchschnittlich 4,6 Jahre. Bei Fettleibigkeit erhöht sich dieser Wert auf neun Jahre, gemessen an der Länge der Telomere. Zu diesem Ergebnis kommt eine Studie des St. Thomas-Hospitals. Eine Frau, die 40 Jahre lang täglich eine Packung Zigaretten geraucht hat, beschleunigte ihre Alterung um 7,4 Jahre. Laut Studienleiter altert der ganze Körper durch das Rauchen, nicht nur das Herz oder die Lungen.

Beim Menschen verhält es sich mitunter ähnlich. Oft läuft alles gut, vor allem, wenn wir den Motor der „Maschine Mensch" nicht überdrehen (siehe Kapitel 2: „Stress"), über gute Nahrung für genügend „Ersatzteile" sorgen (siehe Kapitel 4: „Ernährung"), regelmäßig die Ventile freiblasen (siehe Kapitel 5: „Bewegung") und das zulässige Ladegewicht nicht überschreiten (Kapitel 3: „Metabolisches Syndrom"). Aber oftmals läuft es leider auch nicht so gut, weil wir uns nicht mit der Bedienungsanleitung beschäftigen. Auch haben wir häufig ein Problem mit unserer Wartungsanzeige: Entweder sie leuchtet nicht – oder sie wird nicht beachtet. Wie anders ist es zu verstehen, dass es oft so lange dauert, bis wir merken, dass bei uns gesundheitlich etwas nicht stimmt?

Der Mensch ist ein sehr anpassungsfähiges Wesen – so anpassungsfähig, dass er bis heute überlebt hat. Der Lebensstil unserer modernen Wohlstandsgesellschaft ist geprägt durch Tätigkeiten, die meist im Sitzen ausgeübt werden, und jederzeit verfügbare Nahrung im Überfluss – mit den daraus resultierenden gesundheitlichen Folgen, wie beispielsweise erhöhte Cholesterin- oder Blutzuckerspiegel. Diese ganze Entwicklung vollzog sich für uns Menschen jedoch im Verhältnis zur gesamten Evolutionsgeschichte insgesamt so plötzlich und schnell, dass wir in uns noch keine Warnsysteme ausbilden konnten. Und sollte dann doch einmal ein rotes Lämpchen aufleuchten, wird es von unserem Gehirn ausgeblendet.

Aber auch andere Mechanismen führen dazu, dass wir das Blinken innerer „Wartungsanzeigen" nicht wahrnehmen wollen. Viele Menschen bemerken durchaus, dass sich ihr Gesundheitszustand infolge von Krankheiten verschlechtert oder wissen, dass sie zur Krebsvorsorge gehen sollten. Doch gerade im Zusammenhang mit Herz- und Tumorerkrankungen sind häufig Ängste im Spiel, die uns solche Termine verdrängen lassen: Nur 16 Prozent der Männer und 48 Prozent der Frauen nehmen Krebs-Früherkennungsuntersuchungen in Anspruch.

**Ein uraltes Warnsignal, das uns sagen will: „Halt, hier stimmt etwas nicht!",
war und ist der Schmerz.** Dieses Signal kommt immer an, offensichtlich, weil es bedeutet, dass Gefahr für Leib und Leben drohen könnte. Das Problem dabei: Bis die Knie oder der Rücken

wegen Übergewicht schmerzen, sind im Körper schon viele andere Reaktionen unbemerkt abgelaufen und haben Schaden angerichtet.

➲ **FAZIT:** OFT SIND WIR SELBST GAR NICHT IN DER LAGE, UNSEREN GESUNDHEITSZUSTAND RICHTIG ZU BEURTEILEN.

Die beste und objektivste Überprüfung Ihres Gesundheitszustands erfolgt in jedem Fall durch einen Großen Gesundheits-Check bei Ihrem Arzt, der am besten eine entsprechende präventivmedizinische („Vorsorge") Ausbildung haben sollte („Großer Gesundheits-Check" siehe Seite 179ff.).

Mithilfe der den einzelnen Kapiteln vorangestellten Testfragen können Sie aber auch selbst schon gesundheitlich Bilanz ziehen. Haben der Stress im Job oder in der Familie, das viele Essen mit den Geschäftspartnern oder die fehlen-

EIN BEISPIEL AUS MEINER PRAXIS

Ich habe einen Patienten, der bei 178 Zentimetern Körpergröße 170 Kilogramm auf die Waage bringt.

Das bedeutet für ihn: Er kann sich die Schuhe nicht mehr selbst zubinden, kann nicht mehr ohne Pausen in den 2. Stock hinauflaufen und hat seine untere Körperhälfte schon seit Jahren nicht mehr gesehen. Seltsamerweise erzählt er mir trotzdem, er fühle sich eigentlich noch ganz wohl.

de Bewegung schon Spuren bei Ihnen hinterlassen? Sind Sie möglicherweise bereits vorzeitig gealtert? Wenn ja: Was ist zu tun? Wie muss Ihre persönliche „Gesundheitsreform" aussehen? Welche Maßnahmen sind die richtigen?

Aus meiner Erfahrung sind die Ergebnisse dieser Tests zudem in der Lage, Ihnen einen zusätzlichen Motivationsschub zu vermitteln (siehe auch Seite 33f.), wenn es darum geht, Ihre ganz persönliche Gesundheitsvorsorge endlich in die Tat umzusetzen. Das lässt Sie den Weg zu mehr Gesundheit sehr viel leichtfüßiger gehen.

HERR ESSER HETZT ZUM ARZT ...

Herr Esser steht mal wieder unter Zeitdruck, denn er hat einen Termin bei mir und will pünktlich sein. Er blickt auf die Uhr. Das kann er eigentlich schon jetzt kaum noch schaffen. Er steigt hektisch ins Auto, versucht fluchend den Zündschlüssel ins Schloss zu fingern und fährt schließlich mit quietschenden Reifen los. Als er sich während der Fahrt gerade anschnallen will, klingelt sein Handy. Auch das noch! Keine Hand frei. Er lässt den Gurt sausen und fingert in seiner Sakkotasche nach dem Telefon. Kurzer Blick aufs Display. Sein Chef! Da muss er rangehen. Doch in seiner Hektik drückt er den roten statt des grünen Knopfs. So ein Mist! „Den ruf' ich besser gleich zurück", denkt er und schaut

erneut aufs Display. In letzter Sekunde sieht er im Augenwinkel, dass etwas auf ihn zukommt. Sein Vordermann steht!

Er tritt voll auf die Bremse. Wieder quietschen seine Reifen. Der Wagen kommt zum Stillstand, gerade noch rechtzeitig. „Idiot!" Ein Adrenalinstoß fährt ihm durch den Körper. Das Herz schlägt ihm bis zum Hals. Er schaut in den Spiegel: Sein Kopf ist rot angelaufen.

Sein Chef kommt ihm wieder in den Sinn. Der Rückruf! Er schaut nach unten: Mit etwas zittrigen Fingern versucht er, sich durch die Menüs zu klicken. Eigentlich ging das mit dem Rückruf doch ganz einfach … Irgendwie kommt er aber gerade nicht drauf. Egal. Nach einigem Suchen findet er die Nummer des Chefs und wählt. Hinter ihm wird gehupt. Er drückt sein Handy ans rechte Ohr, da sieht es die Polizei von draußen nicht gleich. Schalten geht jetzt aber leider nicht mehr. Der Motor dreht hoch – Herr Esser hört kaum etwas. Er muss abbiegen. Einhändig lenkt er nach rechts und vernimmt im selben Augenblick ein Fluchen: „Hey, verdammt noch mal …!!!" und eine Fahrradklingel.

„Guten Tag, Schmitz hier", meldet sich sein Chef. „Ähh", stammelt Herr Esser gerade noch und bremst, während er den schimpfenden Radfahrer neben sich sieht, der offensichtlich ebenfalls eine Vollbremsung hingelegt hat und sich jetzt an Essers Autodach festhält. Als Esser endlich steht, überholt ihn eine Gestankwolke. Der Geruch kommt ihm bekannt vor. Er schaut auf seine Handbremse und kann es nicht fassen: Die war die ganze Zeit angezogen! Wie aus einer anderen Welt hört er seinen Chef in den Hörer schreien: „Hallo – wer ist denn da?", und der Fahrradfahrer macht seinem Ärger mit einer eindeutigen Geste Luft …

Auch der Rest von Herrn Essers Anreise verlief keineswegs entspannt. Er taucht keuchend mit ziemlicher Verspätung bei mir auf.

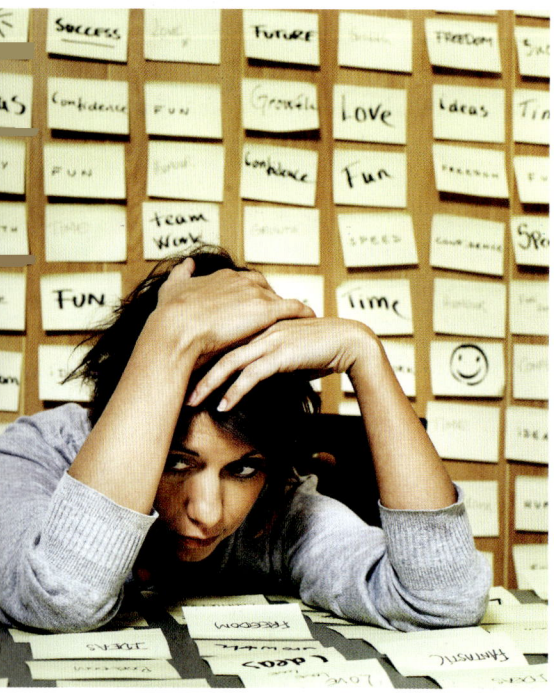

HERR ESSER: „Puuh – hallo, Herr Doktor, lassen Sie mich bitte noch kurz meinen Schweiß abwischen. Sorry, ich bin noch völlig außer Atem! Also, ich bin hier wegen meines Gewichts. Das geht so einfach nicht mehr weiter. Ich bin 175 Zentimeter groß und wiege fast 140 Kilo. Das ist doch nicht normal."

DR. K.: „Das ist in der Tat nicht normal, Herr Esser. Haben Sie denn auch irgendwelche Beschwerden? Können Sie noch über mehrere Stockwerke die Treppe hinauflaufen? Oder wird Ihnen da die Luft knapp?"

HERR ESSER: „Treppen steige ich nur ungern. Klar, da bin ich dann schon ganz schön aus der Puste. Ich nehm' lieber den Aufzug, wenn's einen gibt."

DR. K.: „Und wie sieht es mit Ihrem Blutdruck aus, mit den Cholesterin- und den Blutzuckerwerten? Sind die mal gemessen worden?"

HERR ESSER: „Ja, und die Werte sind alle erhöht. Aber die stören mich nicht wirklich. Dagegen nehme ich Medikamente. Damit geht es mir eigentlich ganz prima, ich fühl' mich nicht besonders krank. Wenn ich ehrlich bin, stört mich vor allem mein Äußeres. Mit so einer Figur ist es einfach schwierig, noch passende Kleidung zu finden. Und ich bin mir ziemlich sicher, dass meine Kolleginnen und Kollegen hinter meinem Rücken schon lange ihre Witzchen reißen. Neulich hab' ich zufällig noch gehört, wie mein Chef zu einem Kollegen sagte, ich sähe mittlerweile aus wie ein schlecht gestopfter Wäschesack. Das tut dann schon weh … "

DR. K.: „Wenn Sie das alles so stört, Herr Esser, warum nehmen Sie dann nicht einfach ab?"

HERR ESSER: „Ach, das hab' ich doch schon versucht! Etliche Male, mit verschiedenen Diäten. Das war auch teilweise erfolgreich. Aber eben nur für kurze Zeit. Später hab ich immer wieder zugenommen. Und schließlich war ich danach immer noch schwerer als vorher. Und genau deshalb sitze ich ja nun hier."

DR. K.: „Warum hat es denn mit keiner Diät langfristig geklappt?"

HERR ESSER: „Irgendwann hab' ich eben wieder ‚normal' gegessen, ich meine, so wie vor der Diät. Was diese Diäten einem so an Ernährung vorschreiben, das hält man irgendwann einfach nicht mehr durch. Deswegen trau' ich mich auch nicht, mit dem Rauchen aufzuhören, denn dann soll man ja erst recht zunehmen."

DR. K.: „Essen Sie denn eigentlich regelmäßig?"

HERR ESSER: „Na ja, was man so ‚regelmäßig' nennt. Also morgens hab' ich keine Zeit, muss eben früh raus wegen des Jobs. Da gibt's nur Kaffee und 'ne Zigarette. Mittags schling' ich manchmal im Schnelldurchgang was aus der Kantine runter oder ess' vor dem PC schnell ein Schokohörnchen. Hab' eben häufig sehr viele Termine. Abends kann ich es dann aber kaum noch aushalten. Bevor das richtige Abendessen auf dem Tisch steht, hab' ich mir dann meist schon mit irgendwelchen Kleinigkeiten aus dem Kühlschrank den Bauch vollgeschlagen. "

DR. K.: „Wird bei Ihnen denn richtig gekocht, oder gibt's eher was aus der Mikrowelle?"

HERR ESSER: „Zum richtigen Kochen bleibt bei uns in der Regel nicht viel Zeit, wir essen deshalb auch viel Fertiggerichte. Die Familie will ja schließlich auch zu ihrem Recht kommen."

DR. K.: „Wie lange schauen Sie denn so fern pro Abend?"

HERR ESSER: „Drei bis vier Stunden. Zur Entspannung. Nebenbei check' ich dann auf meinem Smartphone noch die letzten E-Mails. "

DR. K: „Essen Sie denn auch vor dem laufenden Fernseher zu Abend?"

HERR ESSER: „Klar. Eigentlich immer. Wenn ich nicht noch mit ein paar Freunden ein Glas trinken geh', um den

Stress aus dem Büro zu vergessen. Dann hol' ich mir auf dem Weg vorher noch kurz eine Pizza. Die zieh' ich mir dann unterwegs rein."

DR. K.: „Haben Sie viel Stress, oder geht's?"

HERR ESSER: „Ach, Herr Doktor, das ist kaum noch zum Aushalten. Andauernd ist irgendwas. Mein Chef macht mir mächtig Druck. Und meine Mitarbeiter lassen mich dann hängen. Wenn ich einem von denen sage, er soll das und das noch erledigen, sagt mir der glatt ins Gesicht: ,Nö, Herr Esser, Sie wissen, dass Sie mich nicht zwingen können, denn ich bin seit über zehn Jahren im Betrieb. Ich hab jetzt frei.' Also muss ich das alles auch noch selbst wegarbeiten."

DR. K.: „Schlafen Sie gut? Sind Sie tagsüber fit oder eher müde?"

HERR ESSER: „Bin oft ziemlich gerädert. Wenn ich endlich eingeschlafen bin, bekomme ich meist von meiner Frau den Ellenbogen in die Rippen, weil ich schnarche. Dann passiert es häufig, dass ich nachts wach liege und die Gedanken endlos kreisen: um den Job und was ich noch alles erledigen muss. Dann ist es häufig vorbei mit dem Schlafen."

DR. K.: „Treiben Sie Sport?"

HERR ESSER: „Na, wann denn? Ich weiß, ich sollte vielleicht wieder anfan-gen, wie früher, aber … Nee, dafür hab' ich einfach keine Zeit mehr. Außerdem glaube ich, ich kann eh machen, was ich will: Ich hab das wohl von meinen Eltern, die waren auch kräftig gebaut."

DR. K.: „Wie viel rauchen Sie denn so pro Tag?"

HERR ESSER: „Ich hab's jetzt schon reduziert auf 'ne Schachtel am Tag. Jetzt nehmen Sie mir die nicht auch noch weg! An irgendwas muss man ja schließlich mal sterben."

Solche Gespräche führe ich häufig in meiner Praxis. Und häufig bekomme ich schon in einem solchen Erstge-spräch viele Informationen darüber, was den Betreffenden so belastet, aber auch darüber, was ihn hat krank werden lassen. Lassen Sie uns diese typische Gesprächssituation einmal gemeinsam analysieren:

Warum kommt Herr Esser denn überhaupt zu mir? Nicht, weil ihn sein Bluthochdruck stört oder sein hoher Cholesterinwert. Nicht, weil er heute schon bei leichter Anstrengung schneller außer Atem ist als früher, oder weil er mehr schnarcht. Auch nicht, weil er Stress hat. Das alles wird ihm teilweise bewusst, andernteils verdrängt er es auch wieder oder nimmt ein paar Tab-letten dagegen. Er kommt wegen seines *ganz offensichtlichen* Problems: wegen seines Übergewichts.

Diese Situation kenne ich nur allzu gut: Auch andere Patienten suchen häufig erst dann Rat bei mir, wenn sich bei ihnen eine Krankheit voll entwickelt hat und sich nicht länger leugnen und verdrängen lässt. Aber bleiben wir für den Augenblick mal bei Herrn Esser und seinen Sorgen.

ZUM GLÜCK **DICK!**

Übergewicht sieht jeder, und darunter leiden viele, auch Herr Esser. Aber genau dieses optische Manko bewirkt, dass Herr Esser seine Probleme (endlich!) zur Kenntnis nimmt. Durch sein Übergewicht ist er motiviert, seine Lebensbedingungen und sein Verhalten zu ändern. So gesehen hat das Übergewicht auch etwas Gutes. Denn ohne dieses sichtbare Symptom, das eigentlich nur die Spitze des Eisbergs ihrer Gesundheitsstörungen darstellt, würden viele Menschen gar nichts ändern wollen und auch nicht bemerken, dass in ihrem Körper schon lange etwas völlig schiefläuft! (Siehe dazu auch Kapitel 3, „Das metabolische Syndrom", vor allem die Abschnitte auf den Seiten 83, 84 und 86.)

Schon der Begriff „Wohlfühlgewicht" wiegt uns in trügerischer Sicherheit, kann aber (lebens-)gefährlich in die Irre führen. Eben diese Eigenschaft des Körpers, sich auf fast alles einzustellen, sich an alles zu gewöhnen und sich mit vielem „wohlzufühlen", trägt mit dazu bei, dass viele Warnsignale übersehen werden, vor allem wenn sie sich langsam

ausbilden. Der einzige Vorteil: Die (allmählich auftretenden) Einschränkungen als Folgen des Alterns werden durch diesen Gewöhnungsprozess erträglicher.

Diese Eigenschaft des „Sich-Gewöhnens" und der Versuch der Kompensation wird uns aber heute immer mehr zum Verhängnis: Nicht nur, dass wir den Bluthochdruck oder -zucker und eine dadurch zunehmende Gefäßverkalkung nicht wahrnehmen, weil wir dazu kaum in der Lage sind (siehe Seite 46f.). Wir blenden aus, dass wir immer stärker schnaufen, wenn wir wandern oder Treppen steigen. Dass wir langsam, aber sicher Jahr für Jahr zunehmen. Dass unser Schlaf immer schlechter wird, dass wir tagsüber weniger fit sind, als wir es früher einmal waren. Dass wir inzwischen vielleicht regelmäßig morgens nicht mehr richtig frühstücken, dafür aber immer abends vor dem Fernseher in uns hineinmampfen. Dass wir weniger Zeit für unsere Freunde haben. Weil wir mehr arbeiten.

Erst wenn der Körper unter all diesen Belastungen zu kollabieren beginnt, merken wir, dass uns unser „Wohlgefühl" getrogen hat.

Mein Rat lautet selbstverständlich: Warten Sie bitte nicht, bis Ihre Knie kaputt sind oder Sie einen Herzinfarkt erlitten haben! Sorgen Sie vor! Auch wenn Sie sich (momentan noch) wohlfühlen: Beginnen Sie den Dialog mit Ihrem

Körper! Lesen Sie weiter und lernen Sie sich selbst besser kennen.

Und: Lassen Sie sich spätestens ab dem 35. Lebensjahr regelmäßig vom Arzt untersuchen und machen Sie einen Gesundheits-Check! Dann wissen Sie, woran Sie sind und können die Ursachen für eventuelle Leiden oder drohende gesundheitliche Gefahren beseitigen. (Die dabei hilfreichen Gesundheits-Checks zum „Selbermachen" finden Sie am Anfang der jeweiligen Kapitel, die Beschreibung des Großen Gesundheits-Checks beim Arzt in Kapitel 6.)

SIND SIE SICH SELBST WICHTIG GENUG?

Bei Herrn Esser ist es – wie bei den meisten Menschen – der Job, der den Tagesablauf vorgibt. An zweiter Stelle stehen in der Regel die Familie und Freunde, die, wie es Herr Esser mir gegenüber ausdrückte, „auch zu ihrem Recht kommen wollen".

Wir lassen häufig zu, dass andere unseren Tagesablauf bestimmen. Aber wir verbringen auch viel zu viele Stunden vor dem Fernseher oder Computer – in der Annahme, uns so am besten entspannen zu können. Zweifellos sind Job und Familie wichtig. Es kann aber nicht angehen, dass immer andere an erster Stelle stehen und Sie permanent „die zweite Geige spielen". Die entscheidende Frage ist also: Wie wichtig sind Sie sich? Wenn Sie sich nicht rechtzeitig auch um sich und Ihre

Gesundheit kümmern, *müssen* Sie sich später viel Zeit für Ihre Krankheit(en) nehmen! Denn eine Erkrankung fragt nicht, ob Sie gerade Zeit für sie haben! Und einmal krank, haben Sie womöglich wirklich keine Zeit und Energie mehr für Freunde, Familie und Job!

Eigentlich gleichen wir Gärtnern, die für verschiedene Gärten zuständig sind. Da gibt es vor allem einen sehr großen: den Arbeitsgarten, den Sie intensiv hegen und pflegen und schauen, dass alles grünt und blüht, damit Ihr Chef zufrieden ist und Sie für Ihre Tätigkeit genug Geld bekommen. Dann gibt es da noch den Familiengarten und den Freundesgarten, den Elterngarten, den Freizeitgarten. Ganz weit hinten, ziemlich abgelegen, da existiert vielleicht noch diese kleine Parzelle, das Paargärtchen für Sie und Ihren Partner, für das Sie nur mehr selten Zeit aufbringen und nur schnell noch mal nachgießen, bevor hier alles vertrocknet. Ach ja, und dann ist da noch der Ich-Garten, der auch gepflegt werden will. Aber was blüht denn eigentlich dort? Nur Arbeit? Oder können in Ihrem Ich-Garten Ihre wirklichen Bedürfnisse und Wünsche wachsen und gedeihen? Man kann einfach nicht gleichzeitig und gleich oft in allen seinen Gärten sein. Eine Patientin, 40 Jahre alt, erzählte mir, sie wolle eigentlich noch Kinder haben. Aber gerade jetzt habe sie doch dieses verlockende Jobangebot bekommen … Was ich denn davon hielte und ob Sie nicht auch noch später Kinder bekommen könne? Ich empfahl Ihr eine Gedankenreise und fragte sie, wer wohl die Glückwunschrede zu Ihrem 80. Geburtstag halten würde. Damit war Ihre Entscheidung gefallen.

DAUERSTRESS – ERSCHÖPFUNGS- DEPRESSION – **BURN-OUT**

Mein Patient, Herr Esser, befindet sich offensichtlich im Dauerstress. Er wird nicht nur in der Arbeit unter Druck gesetzt. Er setzt sich auch selbst unter Druck. Wenn er endlich (abgehetzt!) zu Hause angekommen ist, schaltet er den Fernseher ein. Er fühlt sich ausgelaugt und hungrig. Eigentlich will er sich entspannen. Aber Herr Esser verwechselt hier zwei Dinge. Auch als „Nichtsportler" kann er nach acht Stunden am Schreibtisch *nicht körperlich müde* sein, denn er hat fast ausschließlich gesessen. Wenn er in sich hineinhörte, würde er die „Lüge" seines Körpers entlarven und bemerken, dass er nur geistig erschöpft ist. Was er bräuchte, wäre eine Pause für sein Gehirn und nach so vielen Stunden des Stillsitzens endlich eine Aktivität für seinen Körper. Aber was macht Herr Esser? Er beschäftigt sein Gehirn weiter, indem er ihm bunte Flimmerbilder aus dem Pantoffelkino anbietet, mit dem Smartphone seine E-Mails checkt und das Ganze – natürlich! – schon wieder im Sitzen.

Soviel Dauer-Input wird zum Dauerstress. Und der macht Appetit. Deswegen geht Herr Esser, schon bevor das Abendessen vor dem Fernseher(!) auf dem Tisch steht, an den Kühlschrank und schlägt(!) sich den Bauch voll – aber ohne jeden Genuss!

Zusätzlichen Stress macht sich Herr Esser durch seine falsche Zeiteinteilung und Unkonzentriertheit, wie etwa auf der Fahrt zum Arzt. Nach dem Beinahe-Unfall ist sein Adrenalinspiegel so hoch, dass ihm nicht mehr einfällt, wie er seinen Chef einfach und schnell zurückrufen kann und er sich erst umständlich durch die Menüs klicken muss. Ein Phänomen, das man auch von nervenaufreibenden Prüfungen oder vor Vorträgen kennt. Denken ist unter viel Adrenalin sehr schwierig, heraus kommt das berühmte „Brett vorm Kopf". Nur eines ginge dann gut: weglaufen! Denn Adrenalin ist ein Flucht- und Kampfhormon.

Und auch nachts kann Herr Esser nicht richtig auftanken, da er schlecht schläft. Durch sein Schnarchen und die Atemaussetzer (Folgen seines Übergewichts) findet er nicht wirklich in den erholsamen Tiefschlaf. Die Stresshormone Adrenalin und Cortisol bleiben hoch und befeuern seinen Bluthochdruck und seinen Appetit.

Diese Konstellation kann gesundheitlich nicht lange gut gehen. Ihm drohen über kurz oder lang nicht nur weitere körperliche Konsequenzen wie Herz- oder

Hirninfarkt, sondern auch der Seeleninfarkt, nämlich die Erschöpfungsdepression ("Burn-out"). Daher rate ich Herrn Esser dringend zu einem Gespräch mit unserer Psychologin. Die Schuld an dem sich abzeichnenden Burn-out suchte Herr Esser anfangs übrigens bei seinem Arbeitgeber. Denn das entlastete ihn von einer "Mitschuld". Wir konnten Herrn Esser aber klarmachen, dass er durch seine *gesamte* Lebensweise erheblich daran beteiligt ist, aber dadurch vor allem eines hat: eine gute Möglichkeit, dem beginnenden Burn-out zu entrinnen!

ESSEN **OHNE GENUSS**

Übergewichtige gelten als Genießer, obwohl sie erstaunlicherweise oft kein sinnliches Verhältnis zum Essen haben. Statt es zu genießen und das Essen zu einem alltäglichen bewussten kleinen Fest der Sinne zu machen, schieben sie sich Fertiggerichte in die Mikrowelle. Gegessen wird vor dem Fernseher – häufig allein, statt am Familientisch – oder im Gehen zwischendurch.

Kennen Sie das? Sie schauen fern und "plötzlich" greifen Ihre Finger verwundert in die leere Chipstüte. Die Chips, die wir während eines spannenden Films konsumieren, nehmen wir nicht wirklich wahr. Was wir nicht bewusst tun und erleben, können wir auch nicht bewusst genießen. **Konzentrieren Sie sich auf eine Sache und machen Sie diese richtig!** Unser Bewusstsein ist nicht multitaskingfähig. Wir können zwar mehrere Dinge gleichzeitig tun, aber eben nicht *bewusst* – bewusst geht immer nur *eines*. Bei zwei gleichzeitigen Tätigkeiten, wie Autofahren *und* Telefonieren, läuft das Autofahren auf Autopilot, also automatisch und unbewusst ab, und das Telefonieren bewusst: Die Unfallhäufigkeit vervierfacht sich. Sieht nicht gerade nach Multitasking-Fähigkeit aus! Essen Sie während Sie fernsehen, ist Ihre Aufmerksamkeit bei dem spannenden Krimi oder der Liebesromanze und nicht beim Essen: Also essen Sie mehr! *Und* haben keinen bewussten Genuss. Multitasking?! Das Gehirn *will* den Genuss aber und versucht offenbar, ihn sich doch noch zu holen – durch noch mehr Essen.

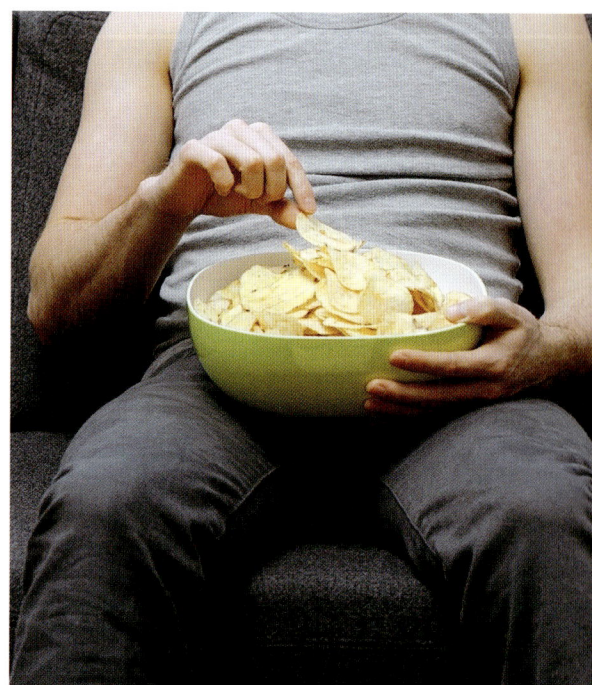

Oft führt das zu einem regelrechten Teufelskreis. Wer als Übergewichtiger mehr isst, als er eigentlich wollte, bekommt anschließend ein schlechtes Gewissen. Bei vielen setzt dann ein fataler Reflex ein: Zur Gewissensberuhigung – schlechtes Gewissen bedeutet Stress – wird weitergegessen. Und dazu gesellt sich ein Gefühl, das einem in etwa sagt: „Jetzt ist es ohnehin egal!" Spätestens hier möchte ich fragen: „Wie bitte?" und „Stopp!" rufen!

Ich bringe meinen Patienten dann folgendes Beispiel: „Wenn Sie mit Ihrem Wagen einen Unfall hatten und gegen einen Baum gefahren sind, steigen Sie dann aus, begucken sich den Schaden und sagen dann: ‚Jetzt ist es eh schon egal!', setzen zurück und fahren noch mal dagegen?"

Die bessere Alternative zum Nebenbei-Essen: Zelebrieren Sie Genuss. Machen Sie den Selbstversuch: Schalten Sie mal den Fernseher aus beim Essen, auch wenn Sie alleine essen oder wohnen. Nur *Sie* und das *Essen*. Setzen Sie sich ganz bewusst an den Esstisch und konzentrieren Sie sich auf den Geruch und den Geschmack, z. B. indem Sie nach jedem Bissen Messer und Gabel weglegen und 15 Mal auf jeden Bissen kauen.

Essen ohne TV und andere Ablenkungen funktioniert übrigens auch mit Partner oder Familie. Viele meiner Patienten haben nach diesem Selbstver-

such das erste gute Gespräch bei Tisch seit Langem geführt.

Mehr dazu in Kapitel 4. Da geht's rund um das Thema „Essen". Genuss ohne Reue. Ich zeige Ihnen, wie Sie das hinbekommen.

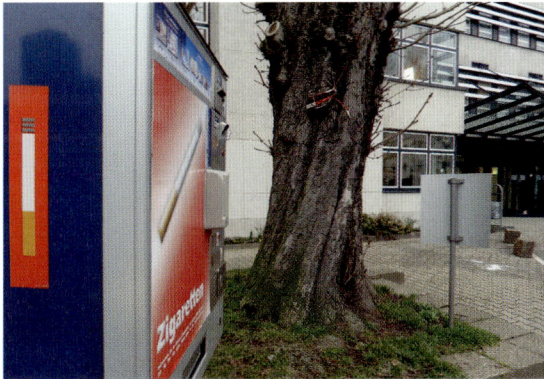

Umsatzsteigerung für Hersteller und Helfer: Zigarettenautomat auf krankenhauseigenem Gelände vor dem Haupteingang einer Kölner Klinik.

DIE NIKOTINFALLE

Rauchen ist extrem gesundheitsschädlich und derzeit weltweit der Killer Nummer 1, gefährlicher als Übergewicht und Unfälle zusammen. Trotzdem hören viele Menschen nicht auf zu rauchen – aus Furcht, an Gewicht zuzulegen. Aber stimmt das denn? Wenn Rauchen schlank machte, gäbe es doch keine übergewichtigen Raucher! Gehen wir immer noch dem alten Lucky-Strike-Werbeslogan auf den Leim: „Reach for a Lucky instead of a sweet!" („Greif zur Lucky, statt zu was Süßem!")? Wenn man innerhalb eines umfassenden Abnehmprogramms mit Anti-Stress- und Sportprogramm aufhört zu rauchen, kommt es nicht zur Gewichtszunahme. Und selbst, wenn Sie zunehmen: Der gesundheitliche Nutzen des Nichtrauchens ist so immens, dass er selbst eine Zunahme des Gewichts um 10–20 Kilogramm wettmacht! Ein moderat Übergewichtiger, der sich viel bewegt und vernünftig ernährt, lebt gesünder als jeder normalgewichtige qualmende Stubenhocker. Weltweit ist der Genuss von Tabak für fünf Millionen Tote pro Jahr verantwortlich. Rauchen ist die größte Einzelursache für Erkrankungen und vorzeitige Todesfälle in Europa. **Allein in Deutschland sterben *täglich* mehr als 300 Menschen an Krankheiten, die auf ihren Tabakkonsum zurückzuführen sind!** Auch altern Raucher generell schneller als Nichtraucher und verkürzen ihre Lebenserwartung um durchschnittlich sieben bis acht Jahre. Sind das nicht alles gute Gründe, endlich mit dem Rauchen aufzuhören? Denken Sie dran: *Nur wenn der Raucher raucht, fühlt er sich so gut, wie sich der Nichtraucher immer fühlt.* Und dabei verliert er pro Zigarette 11 Minuten Lebenszeit.

SENKEN SIE MIT NUR FÜNF EINFACHEN VERHALTENSÄNDERUNGEN IHR HERZINFARKTRISIKO UM 62%!

Stellen Sie sich vor, es gäbe eine Tablette, die Ihr Infarktrisiko um 62 Prozent senken könnte. Die Pille wäre vermutlich der Renner – gleichgültig, wie viel sie kostete. Leider existiert eine solche Pille nicht. Aber es gibt etwas, das noch besser wirkt und zudem preiswert ist: fünf einfache Verhaltensänderungen!

Im Verlauf einer großen Studie mit über 42000 männlichen Teilnehmern wurde überprüft, wie sich Nichtrauchen, Normalgewicht (Body-Mass-Index = BMI unter 25), körperliche Aktivität von mindestens 30 Minuten pro Tag, mäßiger Alkoholgenuss von maximal 30 Gramm täglich und eine gesunde Ernährung auf das Herzinfarktrisiko auswirken. Über 16 Jahre hinweg wurden die Daten der Männer, die zwischen 40 und 75 Jahre alt waren, gesammelt und ausgewertet.

In der Gruppe der Männer, denen es gelang, alle günstigen Verhaltensregeln durchzuhalten, traten 62 Prozent weniger Herzinfarkte auf als bei den Männern, die keine einzige be-herz-igten. Doch in der Studie war es wie im richtigen Leben: Alle fünf Regeln für ein gesundes Leben einzuhalten, gelang nur 4 Prozent der Männer!

Doch auch wer nur eine einzige der gesunden Verhaltensänderungen umsetzte, konnte sein Infarktrisiko immerhin noch um 21 Prozent senken, bei zwei Verhaltensänderungen wurde das Risiko bereits um 26 Prozent gesenkt!

Wie hoch Ihr Herzinfarktrisiko in den nächsten zehn Jahren ist, können Sie auf meiner Homepage (www.dr-kurscheid. de) errechnen.

Die große Interheart-Studie 2004 an rund 30.000 Teilnehmern konnte zeigen, dass neun kontrollierbare Risikofaktoren für 90 Prozent aller weltweiten Herzinfarkte verantwortlich sind[2] (siehe auch Seite 86ff.).

Statt sich dieser wirkungs-vollen und nebenwirkungs-freien Maßnahmen zu bedienen, um gesund zu bleiben, verfallen viele Patienten immer noch auf Methoden, die im Vergleich wirkungslos sind, von denen sie sich aber erhoffen, sie könnten damit um eine Verhaltensänderung herumkommen. Doch so wie der Plastikbagger aus dem letzten Überraschungsei Ihres Kindes die Ausschachtungsarbeiten für das Fundament Ihres neuen Hauses nicht übernehmen kann, so sind Kügelchen, Nädelchen und so manche Medikamente nicht zur Behandlung von Übergewicht und Wohlstandssyndrom geeignet. Dazu bedarf es der wirksamen Verhaltensmaßnahmen aus Kapitel 4, Seite 107ff.

ZAUBERWORT **MOTIVATION**

Motivation ist die treibende Kraft, um ein Ziel zu erreichen. Darunter verstehe ich bei gesundheitlichen Zielen die Bereitschaft, auf ein bestimmtes gesundheitsförderndes Verhalten umzusteigen.

Die Motivation speist sich bei jedem von uns aus einer anderen Quelle (siehe Seite 35). Mit zunehmendem Leidensdruck, aber auch zunehmendem Wissen sammeln wir innerlich die Argumente für eine Veränderung. Bis es irgendwann „Klick" macht und wir dazu bereit sind, „weil es so nicht mehr weitergehen kann" wie mein Patient Esser es eingangs formulierte. Dann ist die Motivation da. Aber die alleine reicht eben noch nicht aus.

SELBSTREGULATION:
DER SCHOKORIEGEL-TEST
Stellen Sie sich vor, Sie sind 4 Jahre alt. Sie sitzen mit Ihrem Onkel am Tisch. Ihr Onkel sagt: „Ich muss kurz was erledigen und nach nebenan gehen. Wenn du willst, dass ich zurückkomme, kannst du mit diesem Glöckchen hier klingeln. Ich komme dann sofort und du kriegst von mir einen Schokoriegel zur Belohnung für dein Warten. Wenn du aber wartest, bis ich von alleine zurückkomme, bekommst du zwei Schokoriegel."

Welcher Typ sind Sie? Warten Sie, um *später zwei* Schokoriegel zu bekommen, oder wollen Sie lieber *jetzt einen* Schokoriegel?

Die Fähigkeit, seine Bedürfnisse aufzuschieben, hat Walter Mischel zwischen 1968 und 1974 mit einem ähnlichen Experiment an Kindern untersucht. Ein paar Jahre später untersuchte er die Kinder erneut, die inzwischen Jugendliche waren. Dabei stellte er fest, dass die, die hatten warten können, später kompetenter in schulischen und sozialen Bereichen waren, besser mit Frustration und Stress umgehen und Versuchungen widerstehen konnten und eine höhere schulische Leistungsfähigkeit zeigten.[3] Diese „erfolgreicheren" Kinder waren also in der Lage, eine hohe Selbstregulation an den Tag zu legen. Denn sie waren imstande, ihr Bedürfnis, *sofort* einen Schokoriegel zu bekommen, zurückzustellen und dem erstrebenswerteren mittelfristigen Ziel, „zwei Schokoriegel", unterzuordnen. Unter Selbstregulation verstand Mischel also die Fähigkeit, Absichten durch zielgerichtetes und realitätsgerechtes Handeln zu verwirklichen. Ich nenne das auch gerne *Beharrungsvermögen* oder die Fähigkeit, mal bei einer Sache zu bleiben, oder auch Selbstdisziplin.

Unser Beispielpatient Herr Esser ist sicherlich eher der Typ, der sofort das Glöckchen schwingt, weil er den einen Schokoriegel sofort haben will. Er ist auch derjenige, der sich von seinem Ziel, abzunehmen, gerne ablenken lässt, weil Dinge „dazwischenkommen".

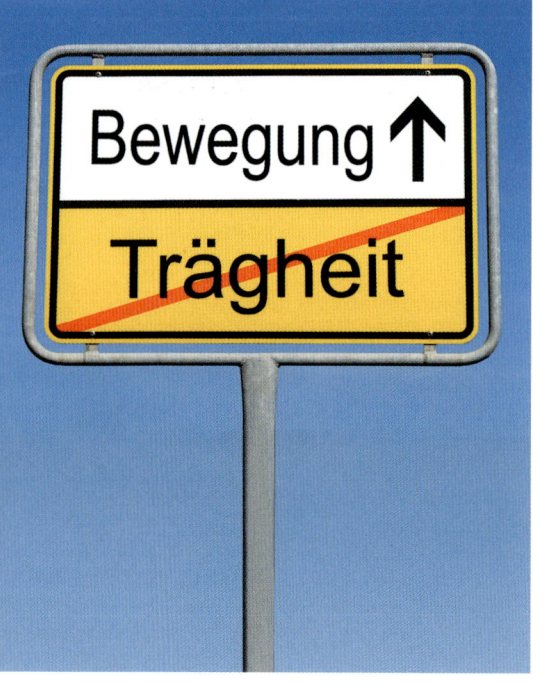

Wir kennen das auch aus eigener Erfahrung: Wenn wir konzentriert einen Text am PC schreiben wollen, aber eine neue E-Mail oder SMS eingeht, sind wir versucht, diese sofort zu öffnen, so wie wir sofort ans Handy gehen wollen, wenn es klingelt. Wer seine Ablenkbarkeit kennt, sollte in Zeiten, wo er konzentriert etwas erledigen will, Ablenkung vermeiden – etwa das Handy auf lautlos stellen und die E-Mail-Benachrichtigung deaktivieren.

Der sogenannte innere Schweinehund hält uns immer wieder davon ab, unsere Vorsätze umzusetzen, nicht nur zu Beginn eines neuen Jahres. Dieser „Schweinehund" scheint seine Nahrung aus verschiedenen Quellen zu beziehen: Die Haupthindernisse bei der Verhaltensänderung sind neben einer schwachen Motivation und einem geringen Beharrungsvermögen eine unrealistische oder sogar eine fehlende Zielsetzung.

Um beim Beispiel Gewichtsreduktion zu bleiben: Setzen Sie sich ein Ziel! Am besten mit dem Arzt oder der Diätassistentin festlegen, wie viel Kilo weniger für eine gute Gesundheit notwendig sind. Am besten schriftlich. Falls das 30 Kilo sind, wie bei Herrn Esser, dann definieren Sie sinnvollerweise Zwischenziele, an denen dann eine Belohnung winkt. Stellen Sie sich genau vor, wie Sie sich fühlen werden, wenn Sie eines Ihrer Ziele erreicht haben. Was werden die anderen sagen? Ihre Arbeitskollegen? Wie fühlen Sie sich, wenn Sie ohne Anstrengung in den 5. Stock hochlaufen können? Wie wird es Ihre Frau finden, wenn Sie wieder in die schicke enge Jeans passen? Wie geht es Ihrem Gesundheitsgewissen, wenn Sie die Weichen in Richtung Zukunft gestellt haben? Was wird Ihr Kind sagen, wenn Sie wieder mit ihm herumtollen können?

Aber rechnen Sie auch mit Hindernissen und planen Sie, damit umzugehen. Bilden Sie am besten Wenn-dann-Sätze: „Wenn ich Hunger auf etwas Süßes bekomme, trinke ich erst mal einen Schluck Wasser." „Wenn das nicht reicht, esse ich ein Stück Obst." „Wenn es regnet, ziehe ich zum Laufen mein Super-Regenzeug an."

Zu falschen Zielen werden wir oft auch durch falsche Versprechungen verleitet. Gerade die Diäten, die uns den größten Gewichtsverlust versprechen, finden wir attraktiv. Dabei sind es genau die, bei denen wir garantiert dieses zu hoch gesetzte Ziel verfehlen. Weil man eben keine 10 Kilo in einer Woche abnehmen kann, auch keine 5, vor allem keine 5 Kilogramm Fett. Ein halbes Kilogramm Fett pro Woche ist da schon realistischer. Dafür müssten Sie immerhin schon 7 Stunden joggen *oder* 7 Portionen Spaghetti mit Soße weniger essen. Oder 3,5 Stunden joggen und 3,5 Teller Spaghetti weniger essen. Damit sind wir schon bei der *Umsetzung*, die gut vorbereitet und auf die betreffende Person persönlich zugeschnitten sein muss, damit deren innerer Schweinehund uns nicht „sabotiert".

Eine schlechte Umsetzung wäre, wenn Herr Esser versuchte, einfach nur sein Schokohörnchen mittags wegzulassen, weil er dann abends noch mehr Hunger hätte. Gut für ihn wäre hingegen,

DAS RICHTIGE MOTIV ZIEHT

Unser innerer Antrieb speist sich nach Prof. Steven Reiss aus verschiedenen Motiven, zum Beispiel Macht, Unabhängigkeit, Anerkennung, Ehre, Familie, Status, Wettkampf, Eros, Essen, körperlicher Aktivität und weiteren. Ist etwa das Motiv „Wettkampf" stark ausgeprägt, kann man es für ein gesundheitliches Ziel nutzen. Kehren wir zu unserem Beispiel zurück: In unserer Patienten-Familie Esser sind der Vater mit seinen stolzen 140 Kilogramm sowie die Mutter und beide Töchter übergewichtig. Bisher haben sie es nicht geschafft, abzunehmen und das Rauchen aufzugeben. Beim Coaching finden wir heraus, dass Ehrgeiz, Wettbewerb und Familiensinn für alle wichtige Motive sind. Wir nutzen dies, indem wir einen Wettbewerb eröffnen: Wer täglich auf dem Hometrainer fährt, kann Punkte sammeln, je nachdem, wie lang die gefahrene Strecke ist. Der entstehende Wettkampf führt (neben einer Ernährungsberatung) dazu, dass die Pfunde purzeln und der Vater so weit abgenommen hat, dass er gemeinsam mit der Familie wieder „richtige" Radtouren unternehmen kann.

morgens mit einem gesunden, nicht zu üppigen Frühstück zu beginnen und mittags in der Kantine langsam und ausgewogen zu „speisen". Und dafür abends eher weniger und kohlenhydratarm zu essen, also z. B. ein kleines Steak mit Salat oder Gemüse.

Damit Herr Esser seine geplanten sportlichen Aktivitäten, etwa Radfahren bei schlechtem Wetter, nicht gleich wieder einstellt, muss er für diese Situation gleich einen Plan B parat, also vielleicht die Schwimmsachen fertig gepackt zu Hause oder im Auto liegen haben.

GUTE ARGUMENTE FÜR
EIN GESÜNDERES LEBEN

Finden Sie also heraus, welche Motive Sie am ehesten in Bewegung bringen. Gleichzeitig sollten Sie mögliche Gründe für eine Verhaltensänderung sammeln: Wichtige Argumente können die Tests zum Gesundheits-Check in den einzelnen Kapiteln liefern, denn sie halten Ihnen den objektiven Spiegel vor. Sie zeigen Ihnen nicht, wie Sie sich sehen möchten, sondern wie die Medizin Ihre Gesundheit einschätzt. Aus den Baustellen, die Sie dann entdecken, kann eine große Motivation erwachsen, nicht so weiterzumachen wie bisher, sondern etwas zu ändern.

NEUE ERKENNTNISSE

In einer sich schnell wandelnden Welt bildet die Gewinnung neuer Erkenntnisse die Voraussetzung zum Überleben. Alte Erfahrungen helfen oft nicht weiter. In der Medizin gelangt man aber nur dann zu verlässlichen neuen Erkenntnissen, wenn man das Wissen aus gut konzipierten Studien ableitet. Das sind sie, wenn sie von ihrem Design her in der Lage sind, eine Ursache-Wirkungsbeziehung (Kausalität) herzustellen. Diesem Feld widmet sich die evidenzbasierte (nachweisorientierte) Medizin.

Ein *zeitlicher* Zusammenhang wird häufig für einen *ursächlichen* gehalten. So kann es gleichzeitig eine Erhöhung der Anzahl der Störche in Norddeutschland *und* eine Erhöhung der Geburtenrate geben. Deswegen sind beide Ereignisse trotzdem nicht kausal verknüpft. Dieser Zusammenhang wird nur in Märchen als kausal suggeriert.

Um auf einen ursächlichen Zusammenhang zu testen, sollte etwas Neues, z. B. ein neues Medikament, an einer möglichst großen Zahl von Teilnehmern untersucht werden. Dabei sollten mindestens zwei Gruppen gebildet werden, wobei die eine Gruppe das neue Medikament erhält und die andere ein Placebo, d. h. ein wirkstofffreies Präparat. Die Verteilung auf die Gruppen sollte dem Zufall überlassen (randomisiert) werden, und weder der untersuchende Arzt noch die Versuchspersonen sollten wissen, wer was bekommt („doppelblind"). Sonst würde die Erwartungshaltung das Ergebnis verzerren.

Leider gibt es wenige solcher guten Interventionsstudien, denn sie sind aufwendig und teuer. Häufiger sind sogenannte Beobachtungsstudien, speziell in der Ernährungswissenschaft. In diesen Studien wird *rückwirkend* nach kausalen Zusammenhängen geschaut. Diese können jedoch per se dabei gar nicht aufgedeckt werden (siehe mein Beispiel mit den Störchen). Trotzdem werden die Ergebnisse solcher Rückschauen oft als kausale Zusammenhänge ausgegeben, weil sich damit gute Schlagzeilen machen lassen. Deswegen vergeht auch kein Tag, an dem nicht weitere angeblich sensationelle Ergebnisse auftauchen.

So soll beispielsweise Kaffee inzwischen gegen fast alles helfen.

Besonders schlimm war es beim Cholesterin. Dabei ist eine Verwechslung aufgetreten: Etwa so, wie wenn Sie aus dem Fenster schauen und dabei bemerken, dass die Häuser Ihrer beiden Nachbarn brennen. Dann beobachten Sie da draußen noch die vielen Leute mit Schläuchen, die umherlaufen und könnten denken: „Die haben Feuer gelegt!"

Ähnlich erging es jahrzehntelang dem Cholesterin. Es ist nicht das Böse, sondern das Gute! Das Gute, das sich um

UNSERE LERNFÄHIGKEIT – SCHUTZ VOR ZIVILISATIONSKRANKHEITEN?

Die Lernfähigkeit unseres Gehirns ist die Voraussetzung und die treibende Kraft bei der raschen Entwicklung der menschlichen Zivilisation. Die Auswüchse der Zivilisation mit jederzeitiger Verfügbarkeit hochkalorischen Essens, wenig Bewegung, Dauerstress und Aufbrechen von Familiengemeinschaften führte zu Erkrankungen wie dem metabolischen Syndrom (siehe Kapitel 3). Auf diese neuen Gefahren reagiert weder unser Körper noch unser Geist reflexhaft, also von selbst. Ganz im Gegenteil: Unser Gehirn verschlimmert durch seine Eigenschaften die Situation!

Es scheint nicht nur egoistischer zu sein, als von Prof. Peters vermutet. Es ist zudem faul, ist ein Gewohnheitstier, will immer die Kontrolle behalten, lässt sich aber aufgrund seiner Neugier immer wieder gerne ablenken. Es hat nur sein Wohlergehen im Sinn. Trotzdem ist es unser bestes Stück. Denn ohne unser Gehirn

hätten wir uns nicht so erfolgreich gegen andere Spezies durchgesetzt.

Die gute Nachricht: Unser IQ wächst weiter, von Generation zu Generation. Dieses Phänomen ist bekannt als „Flynn-Effekt". Vor allem das Denken in Kategorien (Kant!) fällt uns immer leichter. Ein Beispiel: Was haben Hase und Hund gemeinsam? Auf diese Frage, sagt Flynn, hätte sein Vater noch geantwortet: „Mit Hunden jagt man Hasen." Heute würde jedes Schulkind wissen und sagen, dass es sich bei beiden um Säugetiere handelt. Aus einem rein praktischen Denken wurde so ein eher abstraktes Denken in Kategorien (siehe Seite 12f.). Es bleibt also zu hoffen, dass diese IQ-Steigerung dazu führt, dass wir auch lernen können, angemessen und „vernünftig" mit Gesundheitsgefahren umzugehen und verstandesmäßig gesteuert zur Vorsorge gehen, wissend, dass Körper und Verstand uns eben oftmals nicht warnen können.

die *Entzündung* in den Gefäßwänden kümmert und den Schaden eindämmen will – wie die Feuerwehr. Die Entzündung ist ausgelöst durch Transfette, Zucker und Weißmehl! Genau das, was wir seit der Verteufelung von Fett und Cholesterin besonders viel essen. (Nur eine sehr kleine Fraktion des LDL-Cholesterins, die besonders kleinen und dichten „small dense"-Partikel, scheinen keine guten Eigenschaften zu besitzen.) Einen Wirkungsnachweis durch solche hochwertigen Studien muss heute jedes moderne Arzneimittel vorweisen können. Da das erstens nicht der Fall ist und zweitens von keinem Patienten verlangt werden kann, dass er sich mit solchen Studien beschäftigt, ist mein Rat, unbedingt den Arzt danach zu fragen. Statt einfach „irgendwas" zu machen, von dem man vielleicht mal „irgendwo" gelesen hat. Wer trotzdem selbst nachschauen will: Unter http://www.patienten-information.de/patientenleitlinien hat die Bundesärztekammer patientenverständliche Behandlungsleitlinien ins Netz gestellt.

GEWOHNHEITEN HINTERFRAGEN UND SEIN VERHALTEN ÄNDERN –
FÜR MINDESTENS 6 MONATE

Haben Sie schon mal einen guten Vorsatz gefasst wie diesen: „Ab heute bin ich im Fitness-Studio keine Karteileiche mehr! Ab heute leg' ich los! Nur noch schnell nach Hause. Zum Umziehen." Daheim fällt Ihr Blick aufs Sofa: „Hmm, noch kurz fünf Minuten ausruhen." Sie

setzen sich. „Ahh, wie angenehm!" Ein Blick auf die Uhr. Um den Kurs noch zu schaffen, müssten Sie sich jetzt ziemlich ranhalten. Aber irgendwie haben Sie jetzt gar keine Lust auf Stress. Sie schalten den Fernseher ein – „mhm, eine Tüte Chips wäre jetzt schön" …

Am nächsten Tag sind Sie von sich enttäuscht. Die Chipstüte ist leer. „Verdammt noch mal, es muss doch irgendwie möglich sein, meine alten Gewohnheiten zu ändern?!" Goethe hat einmal gesagt: „Es ist nicht genug, zu wollen, man muss auch tun."

ABER WIE?
WIE BRECHE ICH DEN WIDERSTAND MEINER GEWOHNHEITEN?

40 Prozent unserer Entscheidungen basieren nicht auf bewussten Entscheidungen, sondern sind Gewohnheit, besagt eine Studie der Duke University. Aha, da ist sie wieder, die Eigenschaft des Gehirns, alles zu kontrollieren. Denn bei Gewohnheiten wie dem Sofa weiß unsere Denkzentrale, was jetzt kommt. Die *guten* Gewohnheiten bemerken wir kaum, die *schlechten* können Beziehungen, die Arbeit, den Geldbeutel und die Gesundheit belasten. Charles Duhigg behauptet, Angewohnheiten seien so hartnäckig, weil sie *Belohnungen* für unsere Psyche bereithalten. Das kann das Gespräch sein, wenn Sie sich mit Arbeitskollegen draußen zum Rauchen treffen, oder die Extra-Pause, wenn Sie sich einen Kaffee kochen.

Jeder Gewohnheit geht erst ein Bedürfnis, oder allgemeiner gesagt, ein *Auslöserreiz* voran, den sich das Gehirn merkt. Beispiel: müde-Sofa-TV. Nach genügend „Übung" reicht es dann oft schon, dass Sie Ihr Sofa nur sehen (ohne müde zu sein), um sich hinzusetzen und den Fernseher einzuschalten: Eine Gewohnheit ist entstanden.

Um Gewohnheiten umzuprogrammieren, müssen Sie den Auslöser und die Belohnung identifizieren. Fragen Sie sich einmal, was dem Impuls, sich einen Kaffee zu machen oder eine Zigarette zu rauchen oder ein Stück Schokolade zu essen oder doch noch mal bei Facebook reinzuschauen, vorangegangen ist. Sind Sie müde geworden? Brauchten Sie Entlastung? Sind Sie auf ein Problem gestoßen? Sehnten Sie sich nach sozialem Kontakt?

Notieren Sie sich diese Auslöser, denn wer seine Auslöser kennt, kann sie meiden.

Wer um die Macht des Sofas weiß, kann direkt von der Arbeit zum Sport fahren. Oder wenn Sie wirklich hundemüde sind: Meditieren Sie fünf Minuten lang – z. B. auf dem Parkplatz des Fitness-Studios –, bringen Sie dazu den Fahrersitz in die Liegeposition und entspannen Sie sich.

Sie wollen vielleicht mit dem Rauchen aufhören, aber die Tasse Kaffee oder das Bier ist immer wieder der Auslöser, sich doch wieder eine anzuzünden? Erleichtern Sie sich die Situation: Ersetzen Sie den Kaffee durch Tee. Meiden Sie andere Raucher, die Ihnen eine Zigarette anbieten könnten. Und Bier ist nicht nur ein starker Auslöser, es schwächt auch Ihren Willen, gegenüber dem Nikotin standhaft zu bleiben. Versuchen Sie also mal, den Alkohol wegzulassen. Auch das Bier hat einen Auslöser? Nämlich die Freunde in der Kneipe oder auf der Party? Experimentieren Sie mit Ersatzlösungen. Vielleicht sollten Sie sogar den Freunden Bescheid geben und sie zwei Wochen

KLEINE ÜBUNG FÜR DIE DISZIPLIN

Nehmen Sie sich am Abend etwas für den nächsten Tag vor und notieren Sie es schriftlich. Es sollte etwas Kleines sein, bei dem Sie Ihren inneren Schweinehund aber schon bellen hören, z. B. das Zimmer aufräumen, fünf neue Vokabeln lernen, eine Minute Bauchmuskeltraining machen.

➥ Klein ist wichtig, um die Hemmschwelle niedrig zu halten. Wenn Sie dann erst einmal angefangen haben, sagen Sie sich wahrscheinlich: „Och, jetzt mach

ich doch noch etwas mehr oder ein bisschen weiter!"

➥ Aufschreiben bewirkt, dass Ihr Vorhaben wie ein Vertrag mit Ihnen selbst ist: Sie werden es nicht vergessen, und wenn es erledigt ist, können Sie es zufrieden durchstreichen.

➥ Dann sollte auch eine kleine Belohnung winken. Nein, nicht die Zigarette! Aber vielleicht ein Telefonat mit einem Freund oder ein neues Hemd, ein Stück Schokolade, ein Spaziergang.

lang erst mal nicht sehen. Oder Sie laden Ihre Nichtraucherfreunde zum (Karten-)Spielen zu sich ein. Auf eine Apfelschorle.

⮕ WICHTIG: **Bieten Sie Ihrem Gehirn eine Ersatzbelohnung, die ihm das gleiche gute Gefühl verschafft, aber ohne negative Nebenwirkungen!**

Wenn Sie sich erst einmal auf eine Verhaltensänderung einlassen und sie konsequent fortführen, haben Sie die Chance, daraus eine gute Gewohnheit zu machen und sie zu etablieren. Das kann sechs Monate dauern. Die neue Gewohnheit erfährt dann irgendwann eine emotionale Umbewertung. Sie wird zur „guten alten" Gewohnheit. Dann werden Sie es nicht mehr anstrengend finden, sich regelmäßig zu bewegen, sondern angenehm. Sie werden es sogar vermissen. Sie werden automatisch mehr von den Dingen essen, von denen Sie eigentlich heute schon wissen, dass sie besser für Sie sind, und diese Dinge werden Ihnen auch schmecken. Je eher Sie damit anfangen, desto leichter fällt es. Also: Wie wär's mit heute?

Im Kasten auf Seite 39 finden Sie Vorschläge, wie Sie sich innerlich und damit Ihre Disziplin stärken können.

NUR GEISTIG MÜDE, ### NICHT KÖRPERLICH

Jedem von uns steht pro Tag dieselbe Zeitspanne von 24 Stunden zur Verfügung. Die Frage ist, was wir damit

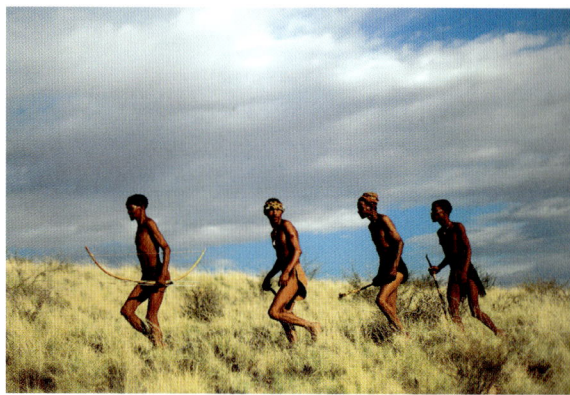

Ausdauernde Läufer: Buschleute in der Kalahari auf der Jagd

anstellen. Menschen, die angeblich keine Zeit für Bewegung und gute Ernährung haben, finden oftmals problemlos Zeit, drei bis vier Stunden pro Tag fernzusehen. Gerne wird als Begründung das *Ausruhen* genannt.

Doch wovon ruhen wir uns da eigentlich aus? Noch vor wenigen Jahrzehnten arbeiteten viele Menschen mindestens zehn Stunden pro Tag körperlich sehr hart und verbrannten dabei jede Menge Kalorien. Mittlerweile haben wir jedoch den Wandel von der Agrar- und Industriegesellschaft zur Dienstleistungsgesellschaft vollzogen: Nur vergleichsweise wenige Menschen müssen heute noch körperlich schwer arbeiten. Genetisch sind wir jedoch über unsere Erbanlagen auf zweierlei programmiert: auf Bewegung einerseits (wir tragen nach wie vor die Gene des Savannen-Jägers in uns, der auf seiner Suche nach Nahrung kilometerweit laufen musste) und auf Entspannung und Ausruhen andererseits. Ausruhen war in der Frühzeit wichtig, weil es ja durchaus sein konnte, dass man am nächsten Tag wieder auf die Jagd musste. Leider fällt die Jagd heutzutage regelmäßig flach; aber wir ruhen uns trotzdem aus, ja, wir schonen uns buchstäblich zu Tode (siehe Kapitel 5)! Körperlich müde sind wir heute, weil wir körperlich *nicht ausgelastet* sind, müde bestenfalls von geistiger Arbeit! Und gerade der Geist kann sich mit Fernsehen kaum entspannen (siehe Seite 78).

Wissenschaftliche Studien zeigen: Je weniger wir tun, desto schneller sind wir müde. Andererseits: Je mehr Ausdauer- und Krafttraining Sie betreiben, desto leistungsfähiger werden Sie, auch in geistiger Hinsicht. Haben früher Säbelzahntiger und Co. die Menschen in Bewegung gehalten, so müssen Sie das heute leider selbst übernehmen. Das ist neu für uns, und dazu bedarf es anfangs einiger Selbstdisziplin. Die lohnt nicht nur in unserem „Brötchen-Job", sondern auch unserem Job, gesund zu bleiben.

Übrigens erhöht jede Stunde Fernsehen laut einer australischen Studie mit 8800 Teilnehmern[4] die Sterblichkeit aufgrund von Herz-Kreislaufversagen um 18 Prozent. Die erhöhte Sterblichkeit betraf übrigens auch Schlanke. Wenn man bedenkt, dass der Deutsche im Durchschnitt dreieinhalb Stunden täglich fernsieht, lässt dies wenig Gutes hoffen.

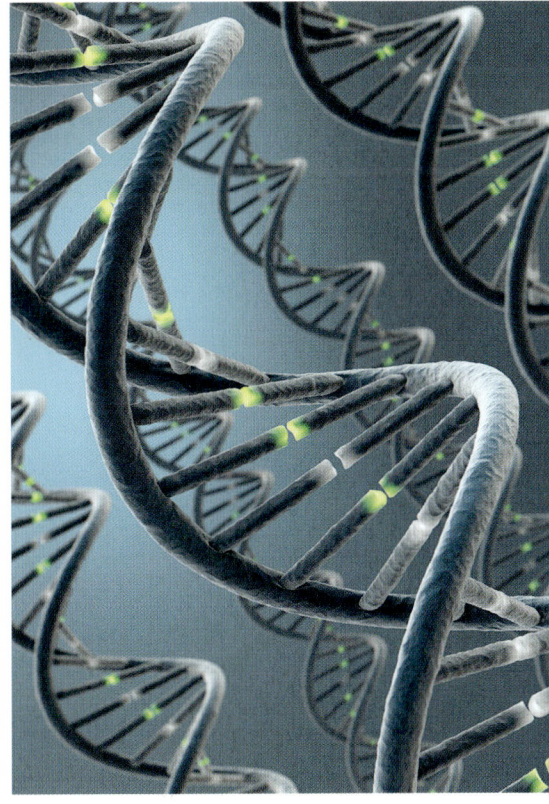

Unser Bauplan – die DNA mit ihrer charakteristischen Doppelspirale (Doppelhelix)

DER GEN-SCHWINDEL:
WIR SIND NICHT HILFLOS AUSGELIEFERT!

Wie Herr Esser verweisen viele meiner Patienten im Verlauf der ersten Bestandsaufnahme (Anamnese) gerne darauf, dass sie vermutlich genetisch vorbelastet sind, weil auch die Eltern bereits übergewichtig waren. Sie befürchten, jeder Versuch abzunehmen, sei von vornherein zum Scheitern verurteilt, weil man gegen die Macht der Gene schließlich nicht ankommen könne …

Diese Geisteshaltung ist zudem für unser Gehirn und unseren inneren Schweinehund bequemer, denn beide können sich sagen: „Ich kann (und brauche) nichts (zu) tun!"

Aber gerade umgekehrt „wird ein Schuh draus": Gerade wenn ich „schlechte" Gene mitbekommen habe, muss ich mir bei meiner Lebensführung besondere Mühe geben. Tue ich das nicht, setzen sich die Erbanlagen durch und kommen voll zur Entfaltung. Wir können mit unserem Verhalten beeinflussen, wie stark unsere Anlagen „durchschlagen". Hatten die Eltern eine Venenschwäche, die sie an mich vererbt haben, so kann ich dies verstärken, indem ich inaktiv und übergewichtig bin, oder abschwächen, ja neutralisieren, indem ich schlank und fit bleibe. Heute wissen wir: **Wir werden nicht nur von unseren Genen beeinflusst, sondern können auch umgekehrt durch unser Verhalten unsere Gene beeinflussen!**

EPIGENETIK ODER:
KEINE DIKTATUR DER GENE!

Viele gehen davon aus, dass es sich bei der uns in die Wiege gelegten Veranlagung um ein unabwendbares Schicksal handelt, um das Drehbuch unseres Lebens, in dem Verlauf und Ende bereits festgeschrieben sind. Doch heute steht fest: Sie können mitschreiben!

Wir selbst bestimmen zum maßgeblichen Teil durch unser Verhalten, ob unser Leben gesund verläuft und lange währt – oder ob es eingeschränkt ist und vorzeitig endet. Es wird immer klarer, dass wir vor allem durch unsere Ernährung und unser Bewegungsverhalten, aber auch dadurch, wie wir mit Stress (Rauchen!) und Entspannung umgehen, unmittelbar auf unsere Gene einwirken und diese an- und abschalten können. Genau damit beschäftigt sich der relativ junge Forschungszweig der Epigenetik.

Vergleichen Sie es mit den geografischen Bedingungen einer Stadt. Diese sind – wie die genetische Ausstattung Ihres Körpers – nicht zu ändern. San Francisco beispielsweise steht in einer sehr erdbebenträchtigen Region. Dagegen können die Einwohner dieser Stadt nichts ausrichten. Aber ob ein Erdbeben seine zerstörerische Kraft voll entfalten kann, dagegen können sie sehr wohl etwas unternehmen: Sie können ihr Verhalten darauf einstellen und ihre Häuser erdbebensicher bauen.

Ein anderes Beispiel: Alle (gesunden) Kinder sind imstande, Milchzucker (Laktose) zu verdauen. Denn im Darm wird ein wichtiges Enzym produziert, das diesen Zucker zerlegen kann: die Laktase. Die Laktase wird produziert, weil sie von unseren Genen, d. h. der Erbsubstanz, den Auftrag dazu bekommt. Gene können aber auch kurzfristig ab- und angeschaltet werden. Ein solcher „Schalter" ist der

Milchzucker selbst. Wird er nach der Stillphase nicht mehr zugeführt, weil keine Muttermilch mehr getrunken und keine Kuhmilch gegeben wird, schaltet der Körper die Produktion der Laktase teilweise oder ganz ab: Der Patient leidet dann an einer (relativen) Laktose-Unverträglichkeit. Diese Abschaltung kann dadurch auch bei Menschen wie den Mitteleuropäern vorkommen, die genetisch Laktose eigentlich zeitlebens verdauen könnten.

Ähnlich ist es bei Krankheiten: Wie zum Beispiel fettarmes Essen und Sport Krebsgene abschalten und schützende Gene aktivieren, konnte Prof. Ornish (University of California) mit einer Patientengruppe zeigen, die Prostatakrebs im Frühstadium hatte. Statt einer Operation oder Bestrahlung stellte er die Patienten auf eine streng fettarme pflanzliche Ernährung um und verordnete ihnen drei Stunden Sport pro Woche sowie eine psychosoziale Therapie. Drei Monate lang überwachten die Ärzte, ob die Empfehlungen eingehalten wurden und wie sich die Tumore entwickelten. Die Wissenschaftler konnten zeigen, dass 48 Gene im Prostatagewebe stärker und 453 Gene schwächer aktiv waren als zuvor, vor allem jene, die bei Brust- und Darmkrebs eine Rolle spielen.

Es gibt also keine Diktatur der Gene, vielmehr ist es eher wie in einer Demokratie: Sie können mitreden und vor allem mitmachen!

BEWEGUNG UND ERNÄHRUNG
AN DIESEN SCHRAUBEN MÜSSEN WIR DREHEN – UNTER ANDEREM ...

Herr Esser hat viele Gesundheitsrisiken und -probleme. Am ehesten sollte er sicherlich mit dem Rauchen aufhören. Das hat von allen Risikofaktoren den größten Einfluss auf seine Gesundheit. Dann sollte er anfangen, sich mehr zu bewegen (siehe Kapitel 5) und anders zu essen (siehe Kapitel 4). Aber dieser Rat alleine würde ihm nichts nützen.

Denn mir als Arzt ist es wichtig, bei jedem Patienten dessen persönliche Gründe für sein Verhalten aufzuspüren und so zu versuchen, an die Ursachen hinter dem Rauchen, dem Schlemmen und dem übermäßigen „couching" heranzukommen und dort etwas zu verändern. Sind die Ursachen aufgedeckt, kann ich gemeinsam mit dem Patienten an die Therapie herangehen. Wichtig sind neben der Ursachenbekämpfung auf psychologischer Seite (siehe Kapitel 2) dann die beiden Klassiker „Ernährung" und „Bewegung".

NICHTS SEHEN, NICHTS HÖREN, NICHTS SAGEN ...
WARUM WIR GESUNDHEITLICHE VERSCHLECHTERUNGEN NICHT BEMERKEN

Anfangs merkt man ohne Arztbesuch nicht unbedingt, dass der Blutdruck oder der Blutzucker steigt. Werden diese Erkrankungen beim Arzt entdeckt und

DAS GROSSE DIÄTEN-CHAOS

Lange Jahre hat man sich immer nur mit der Frage beschäftigt, was man denn essen müsse, um abzunehmen. Dabei hat man entweder alles reduziert (FdH= Futter die Hälfte!), oder einzelne Bestandteile wie Fett oder Kohlenhydrate oder Eiweiß.

Häufig fehlten dem Körper dann wichtige Baustoffe wie Mineralien, sekundäre Pflanzenstoffe, Vitamine und Eiweiß. Verzicht jedoch bedeutet oft Mangel. Diesen Mangel will der Körper so schnell es geht wieder beheben. Mit Essen, das er dann besonders gut und schnell einlagert in seine Reservedepots, um einem erneuten Mangel vorzubeugen. Für schlechte Zeiten. Denn das hat der Mensch im Laufe der Evolution über Jahrmillionen gelernt: Es gibt Zeiten des Überflusses (gute Jagdsaison) und Zeiten des Mangels. Und um letztere zu überstehen, ist der Mensch genetisch auf Vorsorge programmiert. Dieser uralte Schutzmechanismus (siehe Seite 116f.) kommt umso schneller und effektiver in Gang, je schneller und öfter sich Mangelsituationen mit Zeiten des Überflusses abwechseln. Mit anderen Worten: Je öfter man im Anschluss an eine Diät wieder „normal" isst, desto stärker reagiert der Körper mit dem Anlegen von Reserven, d. h. von Fettdepots.

Kombiniert der Betreffende seine Diät auch noch mit Inaktivität, verliert der Körper nicht nur Fett, sondern auch Muskelmasse: pro zehn Kilogramm Gewichtsreduktion rund drei Kilogramm. Mit dem Verlust von vier Kilo Muskelmasse geht natürlich auch der Bedarf an tatsächlich benötigter Energie zurück, um etwa 200 Kilokalorien (kcal) pro Tag. In der Regel führt man aber im Anschluss an eine Diät wieder so viel Energie zu, als hätte man den gleichen Energiebedarf wie vorher.

Quintessenz: Sie gehen aus jeder Diät über-gewichtiger hervor, als Sie hineingegangen sind. Jo-Jo bringt Zinsen!

mit Medikamenten behandelt, wiegt das den Patienten wieder in Sicherheit. Und oftmals kann gerade dies die Behandlung der eigentlichen Ursache und die daraus resultierende Konsequenz, nämlich eine Veränderung des Lebensstils, verzögern.

DIE VERSCHIEDENEN
GESUNDHEITSTYPEN

Herr Esser fährt Auto, wie er lebt: Gas geben, nicht nachdenken.
Ist es *Ihnen* schon einmal passiert, dass Sie mit angezogener Handbremse losgefahren sind? Wann ist Ihnen das aufgefallen? Gehören Sie eher zu den hartgesottenen Zeitgenossen vom Typ unseres Herrn Esser, die einfach *mehr* Gas geben und erst nach einigen Kilometern merken, dass es überall komisch riecht und hinten qualmt?

Oder gehören Sie zu denen, die ihr Auto gut kennen und schnell merken, dass etwas nicht stimmt, weil etwa die Beschleunigung anders ist als sonst? Und die dann nach kurzem Blick auf die Bremskontrollleuchte und die Handbremse selbige lösen?

Oder gehören Sie zu den ganz „Vorbildlichen", die *vor* dem Losfahren alles checken, indem sie um das Auto herumlaufen, die Reifen prüfen, dann einsteigen, den Zündschlüssel drehen, alle Kontrollleuchten am Armaturenbrett überprüfen, die Handbremse lösen … und dann erst losfahren? Welcher Fahrer seinen Wagen stärker schont, ist klar. Natürlich der, der erst kontrolliert und dann startet. Der Wagen dankt es meist mit einem längeren Leben.

Parallelen zu unserem Körper sind definitiv nicht zufällig. Wobei unser Körper allerdings noch wesentlich komplexer konstruiert ist als das modernste Auto.

Je komplexer ein System, desto mehr kann schiefgehen. Vielleicht auch deswegen gibt es bei modernen Autos immer mehr Warnsysteme. „Achtung, angezogene Handbremse!" oder „Kühlwasser zu heiß", sind da schon Klassiker. Warnsignale für „rechte hintere Tür offen", „Abstand zum Vordermann zu gering" oder sogar vibrierende Lenkräder, die uns aufwecken sollen, wenn wir dösend die Fahrbahnmarkierung überfahren, sind technische Errungenschaften neueren Datums.

Dabei werden dann eben auch Missstände gemeldet, die uns früher, ohne diese Assistenz- und Prüfsysteme am Auto, nicht aufgefallen wären. Wir wären dann irgendwann halt einfach liegen geblieben mit unserem Wagen.

Da dieses Buch kein Auto-, sondern ein Gesundheitsratgeber ist, stellt sich die Frage: Gibt es etwas Vergleichbares bei unserem Körper? Wenn ja, funktionieren unsere „Warnleuchten" zuverlässig?

Meine Antwort lautet: „Ja, es gibt so etwas wie ein Warnsystem bei uns, aber: Es funktioniert nur in Teilbereichen. Und noch schlimmer: Es findet aus verschiedenen Gründen oft keine Beachtung!"

UNSER **FRÜHWARNSYSTEM**

Um doch noch einmal das Bild vom Auto zu bemühen: Teilweise bekommt man unweigerlich den Eindruck, unser Körper sei bezüglich seiner Warnsysteme auf dem Entwicklungsstand eines Mittelklassewagens aus den 1950er-Jahren stehen geblieben.

Einerseits funktioniert das „Körper-Auto" ganz ordentlich, nämlich oft dann, wenn eine Bedrohung von außen kommt und unmittelbar (lebens-) gefährlich ist: Springt uns der Säbelzahntiger an (oder der Chef verbal), gehen bei uns alle Lampen an, und wir reagieren sofort. Und von der heißen Herdplatte ziehen wir die Hand auch blitzschnell zurück: Auf das Signal „Schmerz" reagieren wir ohne nennenswerte Verzögerung.

Für andere Bedrohungen von *außen* fehlen uns schlicht die Sinne, wie zum Beispiel für starke Radioaktivität, UV-Licht, toxische Substanzen wie Pflanzenschutzmittel oder andere Umweltgifte. Hierauf *können* wir nicht

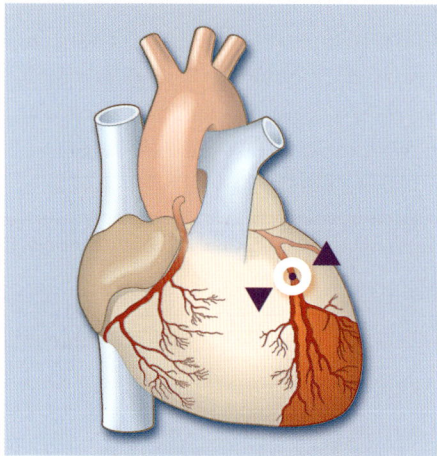

Unser Herz: Hinter dem verstopften Gefäß liegt das Infarktgebiet (dunkel markiert).

reagieren, außer wir wissen durch Messgeräte oder Information, dass gerade diese Noxen, d. h. diese schädigenden Substanzen und Strahlungen, vorliegen. Interessanterweise reicht sogar die Einbildung oder eine Fehlinformation, um ebenfalls eine Reaktion wie Unwohlsein oder Flucht auszulösen. (Siehe Placebo-Effekt, Seite 37.)

Aber es existieren noch mindestens fünf weitere Gründe, weshalb unser Warnsystem stumm bleiben kann:

⮑ GRUND 1: Wie sieht es bei einer Bedrohung oder Fehlfunktion von *innen* aus? Oft nicht viel besser! Auch hier fehlt oft die Alarmanlage. Beispiel akuter Herzinfarkt. Dabei wird ein wichtiges Blutgefäß am Herzen plötzlich verstopft. Folge: ein Teil der Herzmuskulatur wird nicht mehr durchblutet und droht abzusterben.

Lediglich bei rund 80 Prozent aller Herzinfarkte kann uns der Körper mit Schmerz warnen. Dabei ist die Schmerzlokalisation noch nicht mal eindeutig, denn: Mal schmerzt es in der Brust, mal zeigt sich der Infarktschmerz im Magen, mal im Rücken, mal im Kinn.

⮑ GRUND 2: Die übrigen 20 Prozent der Infarkte schmerzen nicht. Dann kommt es vielleicht nur zu einem Schwächegefühl, zu Schwitzen oder Übelkeit. Da sollen wir an einen Herzinfarkt denken? Wie soll das gehen, vor allem, wenn es der erste ist? Wie soll uns da unsere Erfahrung warnen? Und selbst wenn wir dann das einzig Richtige tun, und zwar die 112 wählen, können die Ärzte nur noch versuchen, den Schaden zu begrenzen. Was wir gebraucht hätten, wäre eine Warnung gewesen, *bevor* der Herzinfarkt auftrat!

Was geschieht denn vor dem Herzinfarkt? Vor dem Herzinfarkt liegt der falsche Umgang mit Dauerstress, Rauchen, das Wohlstandssyndrom, auch „metabolisches Syndrom" genannt. (Näheres in Kapitel 3.) Es besteht aus Übergewicht, Bluthochdruck, hohen Blutfettwerten und einer Zuckerverwertungsstörung, die zum Diabetes führen kann.

⮑ GRUND 3: Das sind zwar Symptome und Risiken, von denen wir heute *wissen*, dass sie uns schaden, wir *spüren* dies aber leider nicht (hoher Cholesterinwert, hoher Blutzuckerspiegel, Arterienver-kalkung) oder sehr spät (Kopfschmerz bei Bluthochdruck) oder wollen es nicht spüren und blenden es aus (dazu gleich mehr). Daher heißen diese Erkrankungen auch „subklinisch", denn sie haben keine Symptome (Krankheitszeichen). Und deswegen bleibt eine Warnung

KEINE WARNUNG BEI KREBS, HOCHDRUCK UND HOHEN BLUTFETTWERTEN

Der Fortbestand und das Weitergeben von Leben an die nächste Generation ist wahrscheinlich das wichtigste übergeordnete Ziel von Leben überhaupt. So auch für die Gattung Mensch. Alle anderen Ziele sind dem Überleben der Gattung wahrscheinlich untergeordnet. Daher ist das Wichtigste unter dem Aspekt des Fortbestandes der Menschheit zunächst die Fortpflanzung und Aufzucht der Nachkommen. Dies geschah über Tausende von Generationen sehr früh, d. h. Vater und Mutter waren noch sehr jung. So ist aus geschichtlichen Quellen zum Mittelalter bekannt, dass Frauen und Männer seinerzeit meist um das 20. Lebensjahr Nachwuchs bekamen. Diese Eile war geboten, denn die damalige Lebenserwartung lag – wie wir aus der Geschichtsforschung zuverlässig wissen – weit unter der heutigen.

Dementsprechend unwichtig muss es aus Sicht der Natur gewesen sein, ein Warnsystem einzurichten, das beispielsweise vor hohem Blutdruck warnt, der dann, wenn er einmal entstanden ist, mit einer zeitlichen Verzögerung von 15 bis 20 Jahren die Rate für Schlaganfälle in die Höhe treibt – dieses Datum erlebte das Durchschnittsindividuum meist ohnehin schon nicht mehr.

Ebenso verhielt es sich vermutlich mit Tumoren. Die Wahrscheinlichkeit ihrer Entstehung verhält sich proportional zum Alter des Betreffenden, d. h. alte Menschen entwickeln häufiger gut- und bösartige Tumore als junge. Die meisten

Menschen erreichten jedoch – gerade im Mittelalter – kaum ein höheres Alter. Und wenn doch, so hatten sie jedenfalls vorher schon für Nachkommen gesorgt. Damit war ihr Daseinszweck erfüllt.

Außerdem bewegten sich die Menschen früher mehr, allein schon deshalb, weil es noch keine Maschinen gab, die ihnen die Arbeit abnahmen und keine Autos, die ihnen die Beine ersetzten. Daher müssen Herz-Kreislauf-Erkrankungen seltener gewesen sein.

Früher starben die meisten Menschen an Infektionen und Verletzungen, heute an Herz-Kreislauf-Erkrankungen, vor allem Punkt 1-3 sowie 5 der Grafik auf Seite 49.

Erst in den letzten 150 Jahren hat sich unsere Lebenserwartung so erhöht, dass es – im Sinn guter Lebensqualität und Lebenslänge – zunehmend relevant wäre, wenn uns ein solches körpereigenes Frühwarnsystem rechtzeitig aufschreckte: bei Bluthochdruck, Cholesterinerhöhungen und Krebs. Und erst seit jüngster Zeit existieren auch Mittel und Möglichkeiten, konkret auf solche Warnungen (die meist vom Arzt kommen) zu reagieren, etwa durch eine Verhaltensänderung, durch Medikamenteneinnahmen oder Operationen.

Die Frühwarnsysteme des Körpers haben sich also nicht so schnell mitentwickelt, wie unsere Lebenserwartung gestiegen ist. Da es auch keinen Selektionsdruck in diese Richtung gibt, steht dies auch nicht zu erwarten.

unseres Körpers meist aus. Aber gerade hier haben Sie heutzutage grandiose Möglichkeiten, Ihrem Warnsystem ein rettendes Update zu verpassen: mithilfe Ihres Arztes und von etwas Technik (siehe Kapitel 6).

↪ GRUND 4 ist das Prinzip der Reizschwelle. „Als Reizschwelle wird die geringste Stärke einer physiologischen oder chemischen Einwirkung (sprich: ein Reiz) auf einen Organismus oder Neuron bezeichnet, die imstande ist, bei diesem Organismus bzw. Neuron eine Reaktion bzw. ein Aktionspotenzial auszulösen", sagt Wikipedia. Beispiele dafür gibt es zahlreiche: Wächst ein Krebsgeschwür in uns heran, spüren wir davon zunächst einmal nichts. Manchmal sogar über Jahre. Erst wenn es tastbar ist oder Beschwerden verursacht, kann es uns auffallen. Doch dann kann es für eine Behandlung bereits zu spät sein.

Bauen wir langsam ab, bekommen wir das in der Regel gar nicht mit. Viele 45-Jährige fühlen sich oft noch so fit wie mit 20. Beim Leistungstest in meiner Praxis bestätigt sich das jedoch fast nie.

Bauen wir jedoch von einem Tag auf den nächsten ab, wie bei einer Verstopfung einer Lungenarterie (sogenannte Lungenembolie) oder einer Grippe, wird uns das meist schon bewusst.

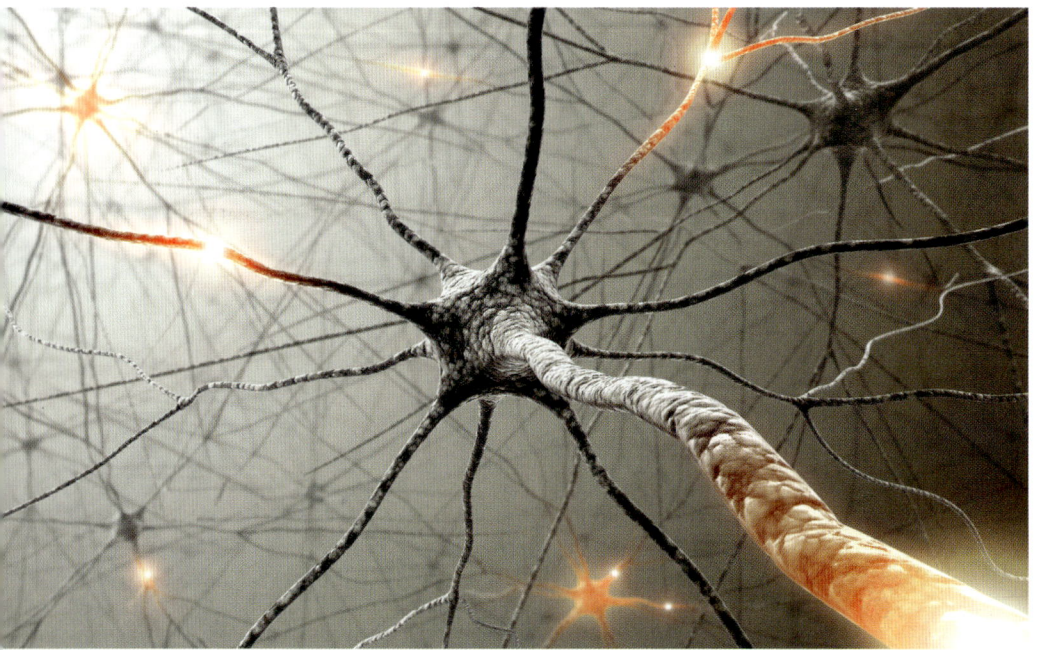

Nervenzellen, die Signale an einander weiterleiten

Todesfall-statistik 2011

Chronische ischämische Herzkrankheit	77.369
Akuter Myokardinfarkt	56.779
Herzinsuffizienz	49.995
Bösartige Neubildung der Bronchien und der Lunge	41.495
Schlaganfall, nicht als Blutung oder Infarkt bezeichnet	26.819
Sonstige chronische obstruktive Lungenkrankheit	21.716
Pneumonie, Erreger nicht näher bezeichnet	21.079
Hypertensive Herzkrankheit	18.367
Bösartige Neubildung des Dickdarms	18.072
Bösartige Neubildung der Brustdrüse (Mamma)	17.029

GRÜNDE, WARUM WIR AUF **WARNUNGEN DES KÖRPERS** NICHT REAGIEREN

1. Kein (typischer) Schmerz

Wir hatten das Beispiel eben schon: Ein Herzinfarkt schmerzt in „nur" 80 Prozent der Fälle. Und dieser Schmerz kann untypisch sein, wird also nicht in der Herzgegend, sondern beispielsweise im Kinn oder Arm wahrgenommen. Einen solchen Schmerz kann man als Patient bloß dann deuten, wenn man ihn schon einmal erlebt und überlebt oder die fehlende Erfahrung durch (angelesenes oder anders vermitteltes) Wissen ersetzt hat. Denn unser neuer Lebensstil gebiert neue Gefahren, auf die wir mit neuem Wissen reagieren sollten – doch trotz aller Informationsmöglichkeiten kommt es noch heute häufig dazu, dass der betroffene Patient nicht reagiert.

2. Andere Erklärung

Weil wir den Schmerz oder die Beschwerden mit etwas anderem, vermeintlich Harmlosem verwechseln. Oder weil es Erklärungen dafür gibt: „Ich habe doch gestern diesen schweren Bierkasten getragen, dabei muss ich mich verhoben haben." Wer allerdings genau in sich hineinhört, wird vielleicht doch *noch weitere Zeichen* feststellen, wie Kaltschweißigkeit oder Übelkeit oder eine Enge der Brust oder Angst. Diese Achtsamkeit legt aber nicht jeder an den Tag, weil wir uns gerne

3. Ablenken lassen

Wir sind ständig mit irgendetwas beschäftigt, aber nicht mit uns selbst. Arbeit, TV, PC, Smartphone, Zeitung, Urlaub, Freunde … Wenn wir vermeintlich viel zu tun haben, blenden wir alles Störende aus, leider auch oft die Signale unseres Körpers. Und wann schauen wir mal achtsam nach innen,

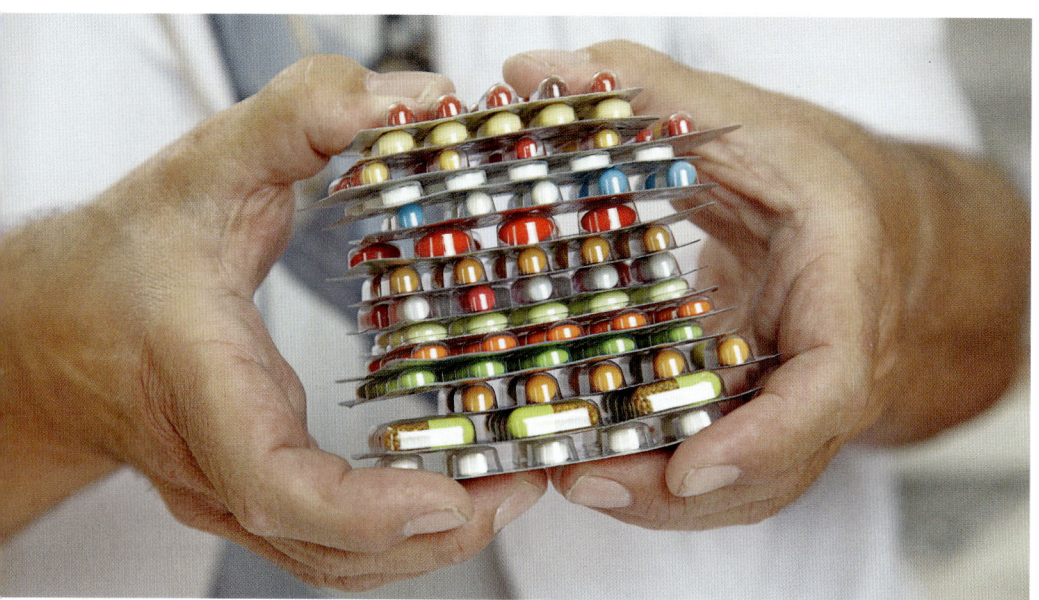

nach uns? Wer meditiert denn noch regelmäßig? Franz von Sales hat einmal gesagt: „ Eine halbe Stunde Meditation ist absolut notwendig – außer wenn man sehr beschäftigt ist. Dann braucht man eine ganze Stunde."

4. Apropos ausblenden

Gegen viele Beschwerden wie Bluthochdruck und die Enge in der Brust nehmen viele Patienten Medikamente. Das bedeutet: *Sie können viele Zeichen auch gar nicht mehr bemerken!* Und wenn ein akuter Schmerz dazukommt? Dafür gibt es doch Schmerztabletten! So tragen die Medikamente, die eigentlich nur eine Stütze, eine Überbrückung, darstellen sollen, bis sich der Körper selbst repariert oder der Arzt eingegriffen hat oder der Lebensstil umgestellt wurde, zur Verschlimmerung mit bei.

Häufig werden Medikamente leider auch zur Dauereinrichtung. Bitten Sie daher regelmäßig Ihren Arzt, vor allem, wenn Sie etwas an Ihrem Lebensstil verändert haben – sich vielleicht mehr bewegen oder abgenommen haben oder anders essen –, die Notwendigkeit der Tabletteneinnahme noch einmal kritisch zu überprüfen. Vielleicht können Sie die Dosis reduzieren oder die Tabletten sogar ganz absetzen.

5. „Wir werden alle nicht jünger!"

Den Spruch hören wir dann und wann, wenn jemand sein Leid klagt. In der Tat ist ein gewisser Abbau im Alter normal. Aber was ist normal? Wenn die Haare grauer werden und die Haut faltiger? Aber wie faltig? Sollte ich mich mit meinen ehemaligen Schulkameraden vergleichen? Oder vorsichtshalber doch mit denen, die älter sind und denen es schlechter geht? Auch die Geisteshaltung spielt eine Rolle. Ich habe Patienten, die gehen mit 75 Jahren selbstverständlich ins Fitness-Studio. Und es gibt Patienten, die winken bei dem Thema sofort ab: „Ach, Herr Doktor, das ist doch nichts mehr in meinem Alter". Ich erwidere dann: „Gerade in Ihrem Alter würde ich gehen." Und dass wir beim Thema Selbsteinschätzung flunkern, zeigt auch die neueste Umfrage unter den Deutschen zum Thema „Zufriedenheit mit der Gesundheit". In der GEDA-Studie (Gesundheit in Deutschland aktuell 2012) wurde die Gesundheit der Deutschen 2003, 2009 und 2010 verglichen. Dabei zeigte sich, dass die Deutschen immer kränker wurden, sich aber gleichzeitig immer besser fühlten, d. h. ihre Gesundheit für besser hielten als in den Jahren zuvor. Während also bei den Frauen die Adipositas (BMI >30) von 12,5 auf 16 Prozent und bei den Männern von 12,8 auf etwas über 16 Prozent anstieg und der Diabetes bei den Frauen von 7 (2003) auf 9 Prozent (2009 und 2010) hochging, legten die Männer beim Diabetes um 3,5 Prozent zu. Gleichzeitig fühlten sich 2010 7 Prozent der Frauen zufriedener mit ihrer Gesundheit als noch 2003, nämlich 49 Prozent. 56 Prozent der Männer waren 2012 mit ihrer Gesundheit zufrieden.

Diese Diskrepanz kann tatsächlich in der Schwierigkeit begründet liegen, seine Gesundheit selbst zu beurteilen, weil der Körper schweigt. Es kann aber auch damit zu tun haben, dass die Raucherquote stark gesunken ist – auf zuletzt 26 Prozent /33,9 Prozent (Frauen/Männer). Beide Geschlechter haben sich dafür etwas mehr bewegt.

Wenn es Ihnen schwerfällt, den normalen Alterungsprozess vom vorzeitigen Abbau zu unterscheiden, und wenn Sie wissen wollen, ob Sie innerlich älter oder jünger sind, als es die Anzahl Ihrer Geburtstagskerzen signalisiert, dann machen Sie dazu doch den Test unter http://www. dr-kurscheid.de/wie-alt-bin-ich-wirklich

6. Falsches Heldentum

Das Nichtbeachten von Signalen kann auch und gerade bei der Generation 60+ etwas mit ihrer Erziehung zu tun haben. Bei den Männern dieser Generation, die den Zweiten (oder gar den Ersten) Weltkrieg teilweise noch erlebt hat, war es fester Bestandteil der – wilhelminischen und später nationalsozialistischen – Erziehung, Stärke zu zeigen und Erkrankungen zu bagatellisieren oder zu verbergen. Schmerzen und Einschränkungen wurden „heldenhaft" ertragen. Die heute unter 65-Jährigen wurden von den Kriegsheimkehrern oder den nicht eingezogenen Männern erzogen und konnten von ihnen folglich auch keinen sensiblen Umgang mit ihrem Körper lernen. Und wenn der Vater im Krieg gefallen war, mussten ihn die Söhne zu Hause ersetzen und wie kleine Erwachsene funktionieren. Daraus resultierte eine Einstellung, die nur schwere Krankheiten und dauerhafte Schmerzen akzeptiert. „Wegen vorübergehender und dazu leichter Schmerzen geht man nicht zum Arzt und möchte nicht vor seiner Umwelt als Weichei dastehen."[5] Angesichts dieser Einstellung ist es besonders verheerend, dass die heutigen Wohlstandserkrankungen, etwa Übergewicht, Diabetes, Fettstoffwechselstörungen und Hochdruck, aber auch Prostata-Erkrankungen und ein erhöhter Augeninnendruck – wie bereits ausgeführt –, lange Zeit schmerz- und weitgehend symptomfrei bleiben (siehe Kapitel 3).

Wenn ich bei diesen älteren Patienten solchen Diagnosen stelle, ist eine häufige Reaktion: „Na, an irgendwas muss ich ja sterben – dann fall' ich halt um und bin tot." Zum ersten Teilsatz erwidere ich dann meist, dass es ja schon einen Unterschied mache, ob ich mit 50 oder mit 75 Jahren einen Herzinfarkt bekäme. Und zweitens sei es heute eben nicht mehr so, dass man einfach umfalle und tot sei – denn unser Hochleistungs-Medizinsystem trachtet danach, genau das zu verhindern. Der erste Herzinfarkt oder Hirnschlag würde meist überlebt, allerdings blieben dann oft Behinderungen und Leid zurück. Ich erläutere dann, dass das Risiko eines zweiten Herzinfarkts oder Hirnschlags, nachdem man bereits einen erlitten hat, extrem gesteigert ist. Dieses Szenario wird tatsächlich häufig von vielen Patienten verdrängt oder ist schlicht nicht wahrnehmbar,

denn die solchermaßen behinderten und gezeichneten Patienten bekommt man ja draußen selten zu Gesicht. Sie nehmen nicht mehr voll am Sozialleben teil, sondern befinden sich meist in Reha-Einrichtungen oder sogar in Pflegeheimen.

Gleichwohl bieten schwerwiegende Erkrankungen mit einem erheblichen Leidensdruck dann die Chance, notwendige gesundheitsfördernde Verhaltensänderungen umzusetzen, das bedeutet, im Sinne einer nachgelagerten Prophylaxe („sekundäre Prävention") ein zweites „Zuschlagen" der Erkrankung, d. h. einen weiteren Herz- oder Hirninfarkt zu verhindern. Ratschläge zur Gewichtsabnahme oder zur Rauchabstinenz können dann auf fruchtbaren Boden fallen.

Bei Männern der Generation 50+ begegne ich – viel häufiger als bei Frauen – einem „Maschinenbild" des menschlichen Körpers. Aus ihrer Sicht muss man(n) auf den Körper nicht achtgeben, da defekte Teile ausgetauscht und nachlassende Funktionen wieder gesteigert werden können. Zu diesem Zweck greifen sie zu Alkohol, Nikotin und Drogen sowie Medikamenten, etwa Schlaf-, Schmerz- und Potenzmitteln. Aus denselben Gründen nehmen Männer über 50 selten an Vorsorgeuntersuchungen teil.

Einen neuen Zugangsweg zu ihnen fanden wir in unserer Praxis, die als Teil des „Prevent.on-Netzwerks" Mitarbeiter von Unternehmen durchcheckt. Vor dem Hintergrund des Fachkräftemangels und der gleichzeitig steigenden Lebenserwartung haben die Unternehmen, aber auch die Arbeitnehmer den Wunsch, dass entsprechend qualifizierte Mitarbeiter dem Unternehmen auch jenseits der 67 erhalten bleiben. (Immerhin ist das der Wunsch von mehr als der Hälfte aller Arbeitnehmer!)[6] Dies geht aber nur, wenn sich der Mitarbeiter dann noch in einer einigermaßen guten körperlichen wie auch geistigen Verfassung befindet.

⮞ **FAZIT:** JA, ES EXISTIERT EIN – WENN AUCH RUDIMENTÄRES – FRÜHWARN-SYSTEM DES KÖRPERS, DAS UNS AUF DAS EIN ODER ANDERE HINWEIST.

Aber: Bei den häufigsten Todesursachen unserer Zeit, den Herz-Kreislauf- und Tumor-Erkrankungen, lässt es uns fast völlig im Stich.

Trotzdem können und sollten wir etwas tun

1. Wir können lernen, in den Dialog mit unserem Körper einzutreten und besser auf ihn zu hören.
2. Wir können uns mehr Kenntnisse über Gesundheitsrisiken aneignen.
3. Wenn wir unser Leben weder beeinträchtigen noch gar verkürzen wollen, müssen wir unseren Lebensstil ändern.
4. Wir können das oft fehlende Frühwarnsystem unseres Körpers durch medizinische Untersuchungen ergänzen und verbessern.

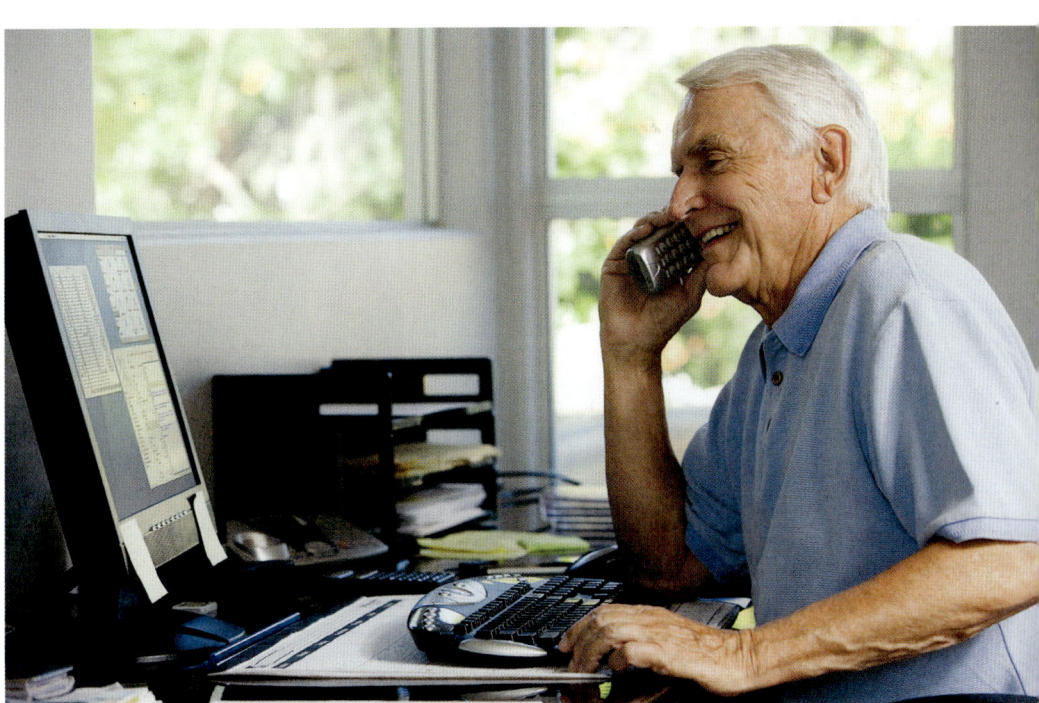

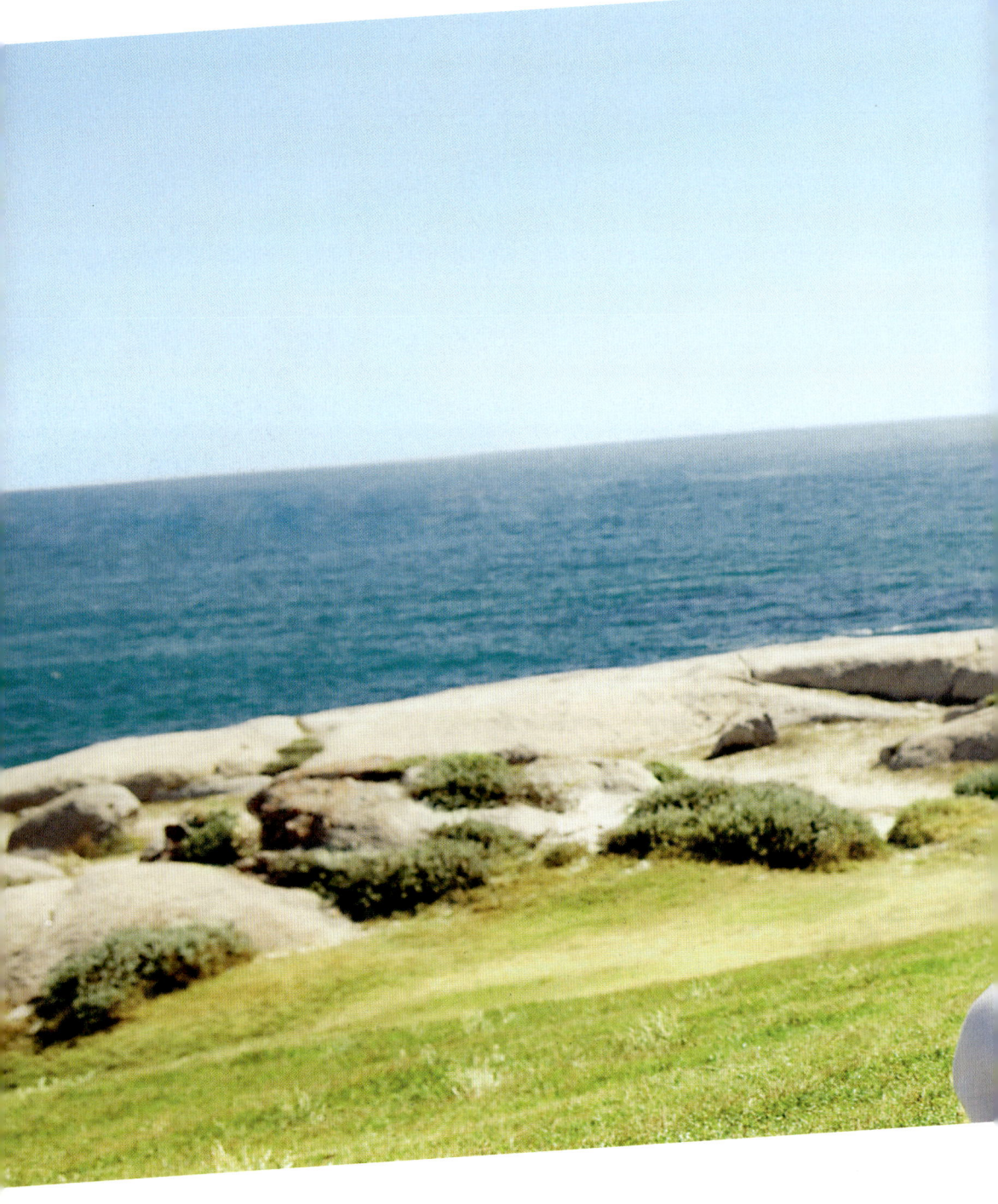

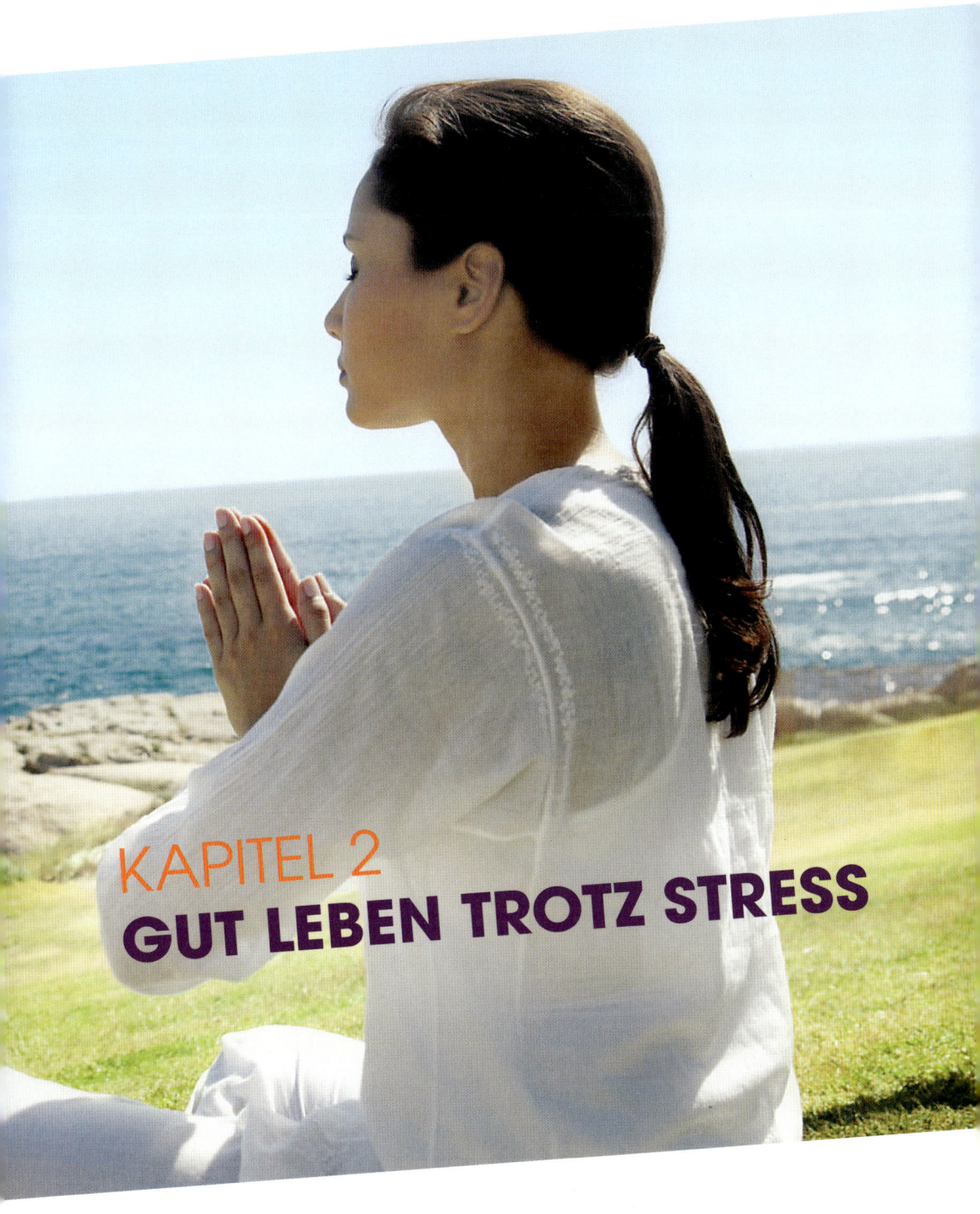

KAPITEL 2
GUT LEBEN TROTZ STRESS

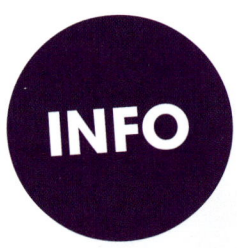

IN DIESEM KAPITEL

⊃ **LESEN SIE,**
DASS DAS RICHTIGE VERHÄLTNIS
VON ENTSPANNUNG UND ANSPANNUNG
WICHTIG IST FÜR DIE GESUNDHEIT.

⊃ **TESTEN SIE**
SELBST, WO IHRE GESUNDHEIT
GEFÄHRDET IST.

⊃ **ERFAHREN SIE,**
WAS SIE IN PUNCTO STRESS,
ENTSPANNUNG UND SCHLAFEN
TUN KÖNNEN, UM WIEDER IN DIE
BALANCE ZU GELANGEN.

GESUNDHEIT HEISST **BALANCE!**

Die Welt lebt von ihren Gegensätzen. Ob Tag oder Nacht, ob schwarz oder weiß. Auch der Körper ist zum Glück nie gleichförmig: Stress und Entspannung, müde oder fit, hungrig oder satt. Eines ist nicht ohne das andere denkbar, und der beständige Wechsel macht das Leben spannend. Damit der Körper gesund bleibt, muss aber beides ausgewogen sein. Diese Balance ist nicht für jeden gleich.

So braucht der eine mehr Schlaf als der andere oder verträgt mehr Stress als der andere. Das muss jeder für sich ausloten. Dazu gibt es jetzt hier im Kapitel „Balance" einen Test für Sie zur Selbsteinschätzung. Aber auch hier gilt: Unsere Selbsteinschätzung trügt häufig. Daher sollten Sie regelmäßig mit Ihrem Arzt nicht nur über Ihren Körper, sondern auch über Themen wie Belastungen, Schlaf und Job sprechen.

KLEINER **BALANCE-TEST**
WELCHE ANTWORT KOMMT IHRER EINSCHÄTZUNG AM NÄCHSTEN? MEHRFACHNENNUNGEN SIND MÖGLICH.

1. WIE GUT IST IHR SCHLAF?
- O A) Ich habe Schwierigkeiten einzuschlafen, es gehen mir oft noch Dinge durch den Kopf.
- O B) Ich habe Schwierigkeiten durchzuschlafen, oft wache ich nachts auf und grüble dann.
- O C) Mein Schlafrhythmus ist sehr unregelmäßig, ich schlafe, wenn ich Zeit dazu habe.
- O D) Ich bin tagsüber oft müde.
- O E) Ich bin tagsüber fit.

2. GÖNNEN SIE SICH REGELMÄSSIGE ENTSPANNUNGSZEITEN, Z. B. MEDITATION, ENTSPANNENDE MUSIK, MITTAGSSCHLÄFCHEN, SPORT, LESEN, TREFFEN MIT FREUNDEN?

- A) Nein, dafür habe ich keine Zeit.
- B) Ja, das schaffe ich 1-2 Mal pro Woche.
- C) Ja, mindestens 5 Mal pro Woche.

3. WIE IST IHRE LEBENSEINSTELLUNG?

- A) Ich bin meist gut gelaunt und blicke nach vorn.
- B) Ich bin eher der Realist und sehe die Dinge, wie sie sind.
- C) Meine Erfahrung zeigt, dass der Tag meist nichts Gutes bringt.

4. WIE AUSGEWOGEN IST DAS VERHÄLTNIS BERUFLICH : PRIVAT (WORK-LIFE-BALANCE) BEI IHNEN?

- A) Meine Freizeit ist mir wichtig, ich achte täglich darauf, dass sie nicht zu kurz kommt.
- B) Meine Freizeit ist mir wichtig, aber es gelingt mir wegen des Jobs leider nur 2-3 Mal pro Woche, sie zu genießen.
- C) Mein Job nimmt mich sehr in Anspruch. Mir gelingt es höchstens ein Mal pro Woche, Freizeit für mich „herauszuschinden".

5. WIE SIND SIE MIT IHREN TÄGLICHEN AUFGABEN/MIT IHREM BERUF ZUFRIEDEN?

- A) Meine Arbeit gibt mir die Möglichkeit, selbst zu bestimmen, wann ich mit der Erledigung einer Aufgabe beginne.
- B) Ich habe kaum Handlungsspielräume bei meiner Tätigkeit.
- C) Ich erledige meine Aufgabe generell gerne.
- D) Ich erledige meine Aufgaben meist sehr ungerne, ich wünsche mir dringend etwas anderes.

6. WIE GUT IST IHR SOZIALES LEBEN?

- A) Ich lebe in einer Partnerschaft und habe gute Freunde.
- B) Ich lebe alleine, aber ich habe gute Freunde.
- C) Ich habe derzeit weder einen Partner noch gute Freunde.

PUNKTEWERTUNG

FRAGE	1	2	3	4	5	6	SUMME
ANTWORT	A/B/C/D/E	A/B/C	A/B/C	A/B/C	A/B/C/D	A/B/C	
PUNKTE	2/2/3/7/0	5/3/0	0/3/5	0/3/5	0/4/0/5	0/3/7	

AUSWERTUNG

0–3 PUNKTE (GRÜNER BEREICH)

Ihr Leben ist in Balance! Sie sind mit Ihrem Job zufrieden, haben einen guten privaten Ausgleich und schlafen gut. Wenn auch bei den anderen Tests zur Ernährung, zur Bewegung und zur Gesundheit alles in Ordnung ist, haben Sie von Ihrer Seite aus alles richtig gemacht. Der Rest ist Schicksal – und Gene.

4–10 PUNKTE (GELBER BEREICH)

Bei Ihnen kommen wichtige Bereiche wie die Erholung neben dem Job zu kurz. Daran sollten Sie arbeiten und unbedingt dieses Kapitel lesen. Wenn auch die anderen Tests eher schlecht ausfallen, sollten Sie Ihren Lebensstil grundsätzlich ändern, wenn Sie gesund alt werden wollen.

ÜBER 10 PUNKTE (ROTER BEREICH)

Ihr Leben ist aus der Balance! Dadurch ist Ihre Gesundheit gefährdet. Wenn auch die anderen Tests bei Ihnen eher schlecht ausfallen, sollten Sie Ihren Lebensstil dringend ändern! Am besten besprechen Sie diese Gesundheitsthemen mit Ihrem Arzt.

Wer bei diesem Test mehr als drei Punkte gesammelt hat, hat sich vielleicht in der Geschichte unseres gestressten Beispielpatienten, des Herrn Esser, wiedererkannt.

Daher hier ein paar Hintergrundinformationen zum Thema „Anspannung und Entspannung".

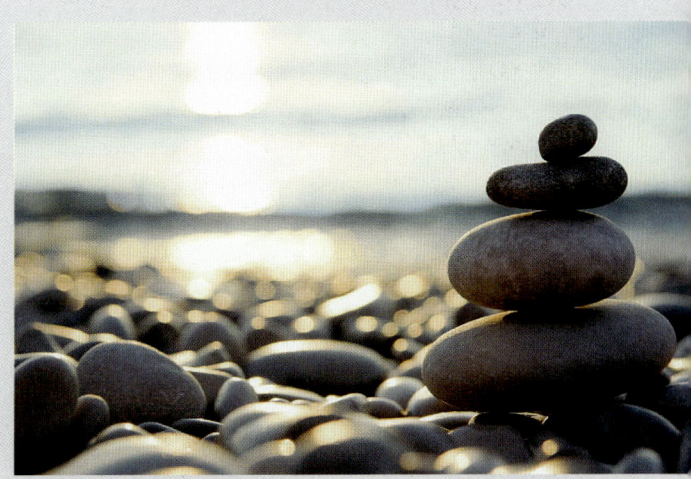

STRESS VERÄNDERT –
ERST DAS DENKEN,
DANN **DEN KÖRPER**

Herr Esser ist auf dem Weg zu mir, seinem Arzt. Er hat Stress! Termindruck! Immer, wenn er mal Auto fährt, so sagt er, seien diese ganzen „Idioten" unterwegs. Und dann bimmele auch noch ständig sein Handy. Er hat schon den ganzen Tag Stress, wie auch die Wochen davor, ja eigentlich schon jahrelang. Herr Esser ist so ein Typ, wie er mir später erzählt, der hat immer viel zu tun. Der hilft auch gerne anderen. Der ist auch in seiner Freizeit gerne mal für den Chef da, telefonisch und natürlich per E-Mail. Herr Esser sieht auch gerne fern. Zur Entspannung. Und isst gerne – auch zur Entspannung. Und legt von Jahr zu Jahr immer mehr Gewicht zu.

„Der Dauerstress führt bei Ihnen zum Übergewicht!", sage ich ihm. Herr Esser sieht mich ungläubig an. Also gebe ich Herrn Esser – und Ihnen, liebe Leserinnen und Leser – im Folgenden ein paar Erläuterungen.

VON **URZEIT-MONSTERN** UND **MOBILTELEFONEN**

Unsere Reaktion auf Stressoren, also unsere Stressreaktion, ist eine Überlebensstrategie aus einer Zeit, als sich der Mensch mit Riesenbären, Säbelzahntigern und anderen Bedrohungen auseinanderzusetzen hatte. Beim Anblick eines solchen „Ungeheuers" kam es zu einem Adrenalinstoß mit Erhöhung des Blutdrucks, des Pulses und Anspannung der Muskulatur sowie zu einer beschleunigten Atmung. Der Körper stellte sich auf eine Höchstleistung ein, die zwei Reaktionen ermöglichen sollte: entweder Kampf oder – wenn der nicht zu gewinnen gewesen wäre – Flucht.

Dieses urtümliche Stresssystem funktionierte bei unseren Vorfahren offensichtlich gut, denn sonst wären wir heute wahrscheinlich nicht auf der Welt und könnten weder Bücher schreiben noch welche lesen.

In der Steinzeit waren diese Stressreaktionen also lebensrettend und blieben ohne Nachteile für den eigenen Organismus, weil im Anschluss an die Flucht oder den Kampf („Kampf" ist gleichbedeutend mit Bewegung, bei der man das Adrenalin verbrauchte) eine Entspannungsphase eintrat. In dieser Entspannungsphase saßen unsere Vorväter vielleicht mit ihren Lieben ums Lagerfeuer und verspeisten das erlegte

Tier, dabei wurden die Stresshormone abgebaut, die Muskeln lockerten sich, die Blutgefäße weiteten sich wieder.

Heute reagieren wir auf Stress nicht mit Kampf oder Flucht – also mit Bewegung – , sondern gerne unmittelbar mit essen. Stellen Sie sich das mal im Angesicht des Säbelzahntigers vor: Sie setzen sich erstmal hin und essen! Das wäre sicherlich Ihr letztes Ma(h)l gewesen …

Intuitiv ist auch heute noch in allen Stresssituationen der Flucht- bzw. der Kampfreflex sehr stark: Wer kennt nicht den intensiven Wunsch, sich einer Stresssituation einfach durch Flucht zu entziehen? Und wer kennt nicht das heimliche Bedürfnis, dem Verursacher von Stress mit einem gezielten Schlag unmissverständlich zu signalisieren, dass es einem jetzt reicht? Beide Reaktionen sind in der zivilisierten Welt mittlerweile eher unüblich und auch nicht gerne gesehen. (Karriereförderlich sind sie auch nicht unbedingt. Auch das wäre wohl Ihr letztes Mal …)

Hinzu kommen heutzutage weitere „Stressoren", d. h. Stressauslöser. Waren wir früher vital bedroht, wenn uns ein gefährliches Tier gegenüberstand, so fühlen wir uns heute vital bedroht, wenn das CD-Laufwerk des Computers klemmt oder dieser abstürzt. Wenn wir keinen Handyempfang haben, ist es besonders „schlimm". Und während wir das Handy neu starten, kommen fünf neue E-Mails auf den Bildschirm, die alle unbedingt sofort beantwortet werden müssen. Und manche Menschen, wie unser Herr Esser, schauen dabei auch noch fern und futtern gleichzeitig. Dann wundern wir uns, dass wir „Stress haben". Dauerstress. Denn es bleibt kein Platz mehr für Erholung – und wir verhalten uns, als wären wir dauerhaft von Säbelzahntigern umgeben – mit den entsprechenden gesundheitlichen Folgen.

UNSER GEHIRN IST EGOISTISCH!

Unser Gehirn benötigt Zucker. Und zwar einen bestimmten: die Glucose – auch als Traubenzucker bekannt. Normalerweise verbraucht unser Gehirn schon bis zu 50 Prozent dieses Stoffs, obwohl es selbst nur 2 Prozent unseres Körpergewichts ausmacht. Der restliche Körper muss sich also mit dem bescheiden, was das Gehirn ihm übrig lässt. Unter Stress vertilgt es allerdings bis zu 90 Prozent des zur Verfügung stehenden Traubenzuckers. „Super!", könnte man jetzt denken, „dann kann mich Stress ja schlankmachen. Und wenn ich bei Stress auch noch denke, kann ich mich quasi schlankdenken." Schön wär's!

Die Theorie vom egoistischen Gehirn von Prof. Peters besagt, dass der Zugriff des Gehirns auf die Energiespeicher bei übergewichtigen Menschen nicht richtig funktioniert. Das Gehirn schwindelt dem Körper vor, es bekomme nicht genug Zucker ab und zwingt ihn zur Aufnahme weiterer Nahrung. Und dies, obwohl die Depots (Bauch und Hüften) voll sind! Das ist ungefähr so, als führen Sie ständig mit vollem Tank zur Tankstelle. Von diesen zusätzlichen Kalorien erhält unsere egoistische Schaltzentrale aber lediglich einen so kleinen Teil, dass er ihr angeblich nicht reicht. Mit dem Rest baut der Körper seine Fettdepots auf. Die Fettablagerung erfolgt somit auf Befehl des „verlogenen" Mastprogramms des Gehirns. Für unseren Körper sei diese Methode nur eine von vielen, mit dem Dauerstress umzugehen. Und wenn es bei einem bisschen Übergewicht bliebe, wäre sie noch nicht mal die gefährlichste!

Tatsächlich führt ein geringes Übergewicht nicht zu einem Überlebensnachteil. Je nach Statistik leben Menschen mit einem BMI von 27 am längsten. Wenn man erst einmal chronisch krank ist, etwa an einer Herzschwäche oder einer Nierenerkrankung leidet, scheint man – statistisch gesehen – als Übergewichtiger sogar erst recht länger zu leben als ein Schlanker.

Menschen unter Stress legen also zwei Reaktionsmuster an den Tag: Nehmen wir an, Person A ist Schauspieler und hat vor jeder Vorstellung Lampenfieber. Dadurch ist sein Stresshormon, das Cortisol, erhöht, und sein Gehirn bekommt genug Traubenzucker aus

den Depots. Das passiert allerdings vor jeder Vorstellung, er gewöhnt sich nicht an den Stress, bleibt insgesamt aber eher schlank, entwickelt jedoch vielleicht einen Bauch. („Apfeltyp" der Adipositas, siehe Seite 86 und 196). Durch die hohen Cortisolspiegel und das Bauchfett hat unser Schauspieler aber leider ein erhöhtes Sterberisiko.

Eine Person B ist Führungskraft in einem Verlag – er gewöhnt sich an den Stress, regt sich bei seiner zehnten Buchpräsentation kaum noch auf. Sein Stresshormon Cortisol steigt nur wenig, damit erhöht sich sein Todesrisiko kaum. Weil er damit aber nicht genug Traubenzucker für sein Gehirn mobilisieren kann, isst er und nimmt zu. Er entwickelt eher den „Birnentyp" der Adipositas (siehe Seite 195). Person B wird deswegen auch eher mit Folgeerkrankungen wie Gelenkverschleiß (Arthrose) zu kämpfen haben. Nach meiner Erfahrung gibt es allerdings auch „Mischtypen" aus A und B: Herr Esser scheint so jemand zu sein.

Prof. Peters folgert daraus, dass Dicksein unter Stress ein Überlebensvorteil sei. Aber dieser Überlebensvorteil für Stressgeplagte hat in unserer Gesellschaft ein schlechtes Image. TNS Infratest hat 2012 für die Uni Göttingen eine repräsentative Befragung der Bevölkerung durchgeführt. Das Ergebnis spiegelt den zusätzlichen gesellschaftlichen Druck wider, man könnte auch sagen den Stress, unter dem Übergewichtige zusätzlich stehen: **Fast jeder vierte Deutsche hat keine gute Meinung von Übergewichtigen.** Frauen, Ältere und Westdeutsche stigmatisieren Übergewichtige mehr als Männer, Jüngere und Ostdeutsche dies tun.

Wenn also essen und das daraus resultierende Übergewicht eine Folge der „Stressbewältigungs-Strategie" des Gehirns ist, was passiert dann bei einer alleinigen Reduzierung der Kalorien? Der Stress nimmt weiter zu! Das Cortisol, unser Stresshormon, steigt! Und der Appetit wächst. Ein Teufelskreis, dem wir in unserer Praxis mit einem Programm begegnen, dass das Problem „Übergewicht" von allen Seiten herangeht.

WIE ALSO **ABNEHMEN?**

Das Gehirn „löst" in meinen Augen das Problem „Stress" genauso auf Kosten des Körpers, wie es dies bei anderen Erkrankungen tut. Es sitzt sozusagen einfach am längeren Hebel – der Körper hat kaum eine Chance. Das Gehirn selbst allerdings auch nicht – denn es ist Opfer seiner Neugier!

Die Neugier unseres Gehirns ist Segen und Fluch zugleich. Nur dank dieser Neugier ist die Menschheit heute wissenschaftlich da, wo sie ist. **Aber die Neugier kennt kein Maß und keine Begrenzung.** Musste sie bislang auch nicht, denn bis vor ein paar Jahrzehnten gab es auch täglich nicht so viel Neues, von dem wir hätten erfahren können. Durch den technologischen Fortschritt hat sich dies deutlich verändert. Telefon, Fax, Zeitung, TV, Computer, Smartphones, Tablets, E-Mails, SMS sowie Facebook und Co. überschütten uns unablässig mit Neuigkeiten, der Takt wird erhöht, die Filmschnitte kommen immer schneller.

„Hurra!" schreit da unser Gehirn. Bis es im „Burn-out" oder in der Depression landet. Und der Körper übergewichtig

D-GLUCOSE   **L-GLUCOSE**

TRAUBEN-ZUCKER: DER STOFF, MIT DEM WIR DENKEN

und krank ist oder schlank und krank, ähnlich wie ein Auto, das immer mit zu hoher Drehzahl gefahren wurde. Da hilft auch bei uns nur ein „Drehzahlbegrenzer".

Eine repräsentative Studie der Techniker Krankenkasse, durchgeführt im Februar 2013 vom Meinungsforschungsinstitut Forsa, hat ergeben: Bei einem Drittel der Befragten läuft während des Essens der Fernseher oder der PC, oder der Blick wandert aufs Smartphone. Bei den unter 25-Jährigen ist die Quote besonders hoch. Angeblich hat die Hälfte der Befragten keine Zeit oder Ruhe für eine ausgewogene Ernährung und bevorzugt daher „To-go-Produkte".

ZÜGELN SIE IHRE NEUGIER –
SCHÜTZEN SIE IHR GEHIRN
VOR SICH SELBST!

Ganz ehrlich: Dieses Buch konnte ich neben meiner Praxis und der Patientenbehandlung nur schreiben, weil ich währenddessen konsequent die E-Mail-Benachrichtigung am PC ab- und das Handy ausgeschaltet hatte. Selbstverständlich habe ich nicht parallel ferngesehen oder bei Facebook gepostet, das hätte mich zu sehr abgelenkt, sodass ich wahrscheinlich immer noch nicht fertig wäre. Wenn ich Zeit übrig hatte, habe ich die lieber mit meiner Familie verbracht.

Das ist auch mein Rat an Sie: Weniger ist mehr! Wir haben mehr davon, uns auf *eine* Sache zu konzentrieren, sei es das Schreiben, das Essen, das Fernsehgucken oder die Unterhaltung, statt alles parallel zu betreiben. Wir sind nun mal nicht „multitaskingfähig". Und wenn wir doch mehrere Dinge nebeneinander machen, dann läuft ein Teil auf Autopilot, wir bekommen es nicht *bewusst* mit (was schade ist!), und *trotzdem* belastet es unser Stresskonto.

Versuchen Sie also, die Stressmomente zu reduzieren. Dabei hilft häufig ein einziges Wort: Nein! Nur so können Sie jemandem, der mal wieder etwas von Ihnen will (das können auch Sie selbst sein!), klarmachen, dass Sie nicht mehr können oder wollen. Außerdem macht es Sinn, sich zu überlegen: „Wie gehe ich mit eventuell aufkommendem Stress um?" „Sie können die Wellen nicht aufhalten, aber Sie können lernen, auf ihnen zu reiten", hat es der Stressforscher Jon Kabat-Zinn einmal formuliert. Wer das Gefühl hat, alleine aus seiner gefährlichen Tretmühle nicht mehr herauszufinden, sollte nicht davor zurückscheuen, sich professionelle Hilfe zu suchen, bei Psychologen, Psychotherapeuten oder bei Spezialisten, die auch auf Stress-Coaching ausgerichtet sind. Meine Erfahrung hat gezeigt, dass die meisten Stressgeplagten bereits mit den folgenden Anregungen und Tipps viel erreichen können. Strukturieren Sie (sich) neu! Sie werden davon nicht nur gewichtsmäßig profitieren: **Ausgeglichene Zeitgenossen sind verträglicher, erfolgreicher und gesünder.**

✔ DIE 12 WICHTIGSTEN ANTI-STRESS-TIPPS

➲ TIPP 1

**Stellen Sie Ihre Gefühle
mehr in dem Mittelpunkt!**

Ein Rat, den ich auch Herrn Esser gab. Wo gibt es ungelöste Konflikte, die vielleicht sogar schon lange schwelen? Das können Spannungen in der Familie sein oder zu hohe Anforderungen in Schule oder Beruf oder auch Einsamkeit, die Sie immer wieder ärgern oder stressen. Seitdem Herr Esser diese Probleme mit unserer Psychologin bearbeitet und gelöst hat, klappt es auch besser mit dem Abnehmen.

➲ TIPP 2

Planen Sie Ihren Tag!

Ob privat oder beruflich: Fixieren Sie den Plan für den nächsten Tag am Abend zuvor schriftlich. Raus aus dem Kopf, rauf aufs Papier! Was Sie schriftlich fixiert haben, müssen Sie nicht mehr den ganzen Abend und die Nacht als drohendes Unwetter in Ihrem Kopf mit sich herumschleppen. Planung gibt Sicherheit. Folgen Sie bei der Tagesplanung Ihrem Biorhythmus, denn jeder Mensch ist am Tag unterschiedlich belastbar. Fügen Sie in diesen Tagesplan zeitliche „Pufferzonen" für unvorhergesehene Zeitverzögerungen ein. Und wenn möglich, planen Sie auch eine Stunde ein, in der Sie telefonisch einmal nicht erreichbar sind. In dieser Stunde können Sie in Ruhe das bisher Geleistete überdenken und mit Blick auf Qualität und Wichtigkeit noch letzte Korrekturen vornehmen. Haben Sie alle Vorgänge, die Sie beendet zu haben meinen, auch wirklich abgeschlossen? Wir vergeuden viel Zeit und Energie, wenn wir Dinge nicht zu Ende denken.

➲ TIPP 3

Lernen Sie zu delegieren!

Das ist für Perfektionisten und all diejenigen, die glauben, alles selbst am besten zu können, eine der schwersten Übungen. Doch bei genauerem Hinsehen entdecken die meisten Menschen viele Aufgaben, die sie sehr gut an andere delegieren könn(t)en. So schaffen Sie sich Freiräume. Durchbrechen Sie – Stück für Stück – bewusst etablierte Verhaltensmuster: Sie müssen nicht bei jedem Meeting anwesend sein, Sie müssen nicht jeden Brief selbst formulieren, und Sie müssen nicht jeden Vorgang selbst kontrollieren. Der Ehepartner kann auch mal den Müll entsorgen, die Steuererklärung kann auch ein Steuerberater erledigen, und die Kinder können auch mit dem Bus zur Schule fahren! Ordnen Sie privat und beruflich die Zuständigkeiten neu: Das ist kein Zeichen von Faulheit, sondern – im Gegenteil – von Organisationsstärke!

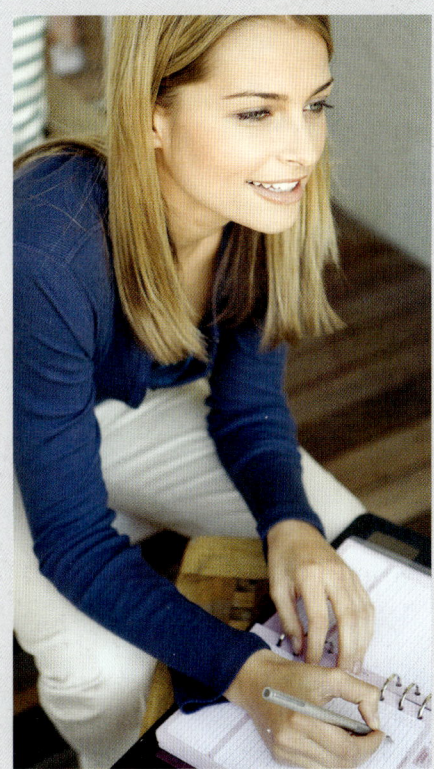

➲ TIPP 4

Setzen Sie Prioritäten!

Hinterfragen Sie Stresssituationen: Wie werde ich in einem Monat oder einem Jahr über diese Sache denken? Wie würde ein neutraler Beobachter diese Situation bewerten? Dabei gilt: Wichtigkeit geht vor Dringlichkeit. Wichtig sind all die Dinge, die zielführend sind, die Erfolg bringen und nur von Ihnen erledigt werden können. Dringend sind all die Dinge, die zwar termingebunden sind, aber delegiert werden können. Unterteilen Sie Ihren gesamten Tagesplan der zu erledigenden Aufgaben nach diesem Muster: A ist wichtig, B ist dringend, wird aber delegiert!

➲ TIPP 5

Machen Sie immer nur einen Schritt auf einmal!

Versuchen Sie nicht, mehrere Schritte gleichzeitig zu tun oder ständig an alle noch folgenden Schritte zu denken. Dabei werden Sie straucheln, denn de facto besitzen nur wenige Menschen die

Gabe des Multitaskings, und es erzeugt auch bei ihnen Stress. Konzentrieren Sie sich allein auf die im Moment wichtigste Tätigkeit und lassen Sie sich nicht von den noch vor Ihnen liegenden Aufgaben irritieren! Wichtig ist allein, was Sie im Moment zu erledigen haben.

➲ TIPP 6

Schaffen Sie Zeitfresser ab!

Stellen Sie alles in Ihrem unmittelbaren beruflichen und privaten Umfeld auf den Prüfstand: Müssen Sie wirklich auch noch den Vorsitz im Tennisverein übernehmen? Müssen Sie wirklich für die Elternpflegschaft in der Schule verantwortlich sein? Viel Zeit kann man sparen, indem man auch einmal höflich „Nein" sagt! Auch zu den eigenen Ansprüchen: Ist wirklich jeder Artikel, den Sie in der Zeitung/Fachpresse lesen, in einem Jahr noch wichtig? Muss ich mir wirklich diese TV-Sendung anschauen? Muss der Wagen wirklich schon wieder durch die Waschanlage?

➲ TIPP 7

Entrümpeln Sie Ihr Büro/Ihre Wohnung!

Die äußere Ordnung korrespondiert mit der Ordnung im Kopf: Befreien Sie also nicht nur Ihren Kopf, sondern auch Ihr Lebensumfeld von unnötigem Ballast. Er versperrt die Sicht und verhindert so die Konzentration auf das Wesentliche. Nehmen Sie im Büro und zu Hause alles in die Hand und fragen Sie sich, wann Sie es zuletzt wirklich genutzt haben und wann Sie es voraussichtlich wieder nutzen werden. Alles, was Sie in den letzten zwölf Monaten nicht genutzt haben, sollten Sie verschenken, verkaufen oder wegwerfen. Wenn Sie Schwierigkeiten haben, sich von Dingen zu trennen, gibt es einen guten Trick: Lagern Sie die aussortierten Dinge vorübergehend im Keller oder der Garage. Nach ein paar weiteren Wochen oder Monaten fällt es Ihnen leichter, sich davon zu trennen.

Ordnung ist kein Prinzip, das sich selbst genügt. Ordnung hat einen Sinn: Übersicht. Das gern zitierte „kreative Chaos" ist in aller Regel nur eine Ausrede. Räumen Sie daher Ihren Schreibtisch auf – und zwar jeden Abend, wenn Sie das Büro verlassen. Ein aufgeräumter Schreibtisch entlässt Sie mit dem Gefühl, den Tag erfolgreich abgeschlossen zu haben und verursacht Ihnen am nächsten Tag nicht sofort wieder das Gefühl völliger Überlastung.

➲ TIPP 8

Suchen Sie sich Zeitfenster für Muße …

Es ist paradox: Die Menschen leben immer länger, und dennoch haben sie immer weniger Zeit. Für viele gilt längst nicht mehr der berühmte Satz von René Descartes: „Ich denke, also bin ich", sondern nur noch „Ich eile, also bin ich". Doch die permanente Betriebsamkeit und Verfügbarkeit, befeuert von Handy und Laptop, verdrängt Zeitinseln der Muße und damit die einzige Gelegenheit, nachdenken zu können. Nachdenken wiederum ist die wichtigste Voraussetzung für die Qualität von Entscheidungen. „Niemals ist man tätiger, als wenn man dem äußeren Anschein nach nichts tut", sagte Cato der Ältere und meinte die Tätigkeit des Denkens. Dort, wo die Nachdenklichkeit keine Chance hat, beginnen Aktionismus – und Stress. Und: Statt wie ein Motor, aus dem Sie noch mehr Leistung herauskitzeln wollen, immer höher zu drehen, beispielsweise mit immer noch mehr Kaffee, bringt es wesentlich mehr, einmal zurückzuschalten! Und am besten machen Sie Pausen, *bevor* Sie Ihr Leistungstief erreicht haben (siehe Seite 73).

➲ TIPP 9

… und Zeitinseln für Sport und Bewegung!

Die beste Möglichkeit, die tagsüber aufgebaute Anspannung zu lösen, aber auch stressresistenter zu werden, besteht im Sport, denn Sport ist die Ersatzhandlung für Kampf oder Flucht, worauf unser System eigentlich wartet. Die angestauten Energien, die angespannte Muskulatur und der Stau der Stresshormone pegeln sich beim Sport wieder auf das gesunde Maß ein: Ob Sie Fußball oder Tennis spielen, ob Sie joggen oder schwimmen. Wer abnehmen will, sollte ganz besonders auf ausreichende Zeitinseln für die Bewegung achten: Drei Mal 20 bis 30 Minuten für ein Kraftsporttraining, und drei Mal 40 Minuten für Ausdauersport, also (nur!) drei Stunden pro Woche (siehe Seite 153) lautet meine Empfehlung.

Wer sich damit schwertut, Arbeitsalltag und Sorgen hinter sich zu lassen, der lenkt sich am besten mit aktionsreichen Ballsportarten ab.

Wer „keine Zeit" hat, sollte die Aktivitäten in seinen Tag einbauen: Treppen laufen, ohne Auto einkaufen gehen und die Tüten nach Hause tragen (kostenloses Krafttraining!) oder eine Station früher aus der Bahn aussteigen und den Rest der Strecke laufen.

Auch der in den USA als „weekend warrior" bezeichnete Sportlertyp tut etwas für sich. Er schafft es nicht, in der Woche Sport zu treiben, dafür macht er es am Wochenende sehr intensiv. Ist für Menschen ohne Risikofaktoren (Übergewicht, Bluthochdruck, Diabetes …) eine Alternative, sich gesund zu erhalten.

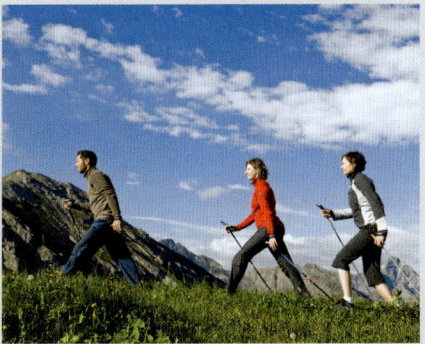

➲ TIPP 10
Machen Sie Urlaub!

Und zwar wirklich Urlaub, d. h. ohne Handy, Laptop, Fachlektüre oder Diktiergerät. In Ihrer Abwesenheit können und müssen im Büro andere für Sie einspringen! Das geht! Wer sonst zu Hause den Haushalt managt, sollte sich im Urlaub nach Möglichkeit ein Hotel gönnen. In einer Ferienwohnung oder im Ferienhaus geht es sonst weiter wie gehabt. Und das ist dann nur ein „Tapetenwechsel" und kein Urlaub. Sehen Sie zu, dass Sie möglichst drei Wochen lang verreisen können, denn bei vielen von uns setzt erst ab der zweiten Woche eine Tiefenentspannung ein, in der alle Systeme herunterfahren. Wobei neuere Untersuchungen zeigen, dass auch häufige Kurzurlaube von einer Woche den Stress reduzieren können, wenn Laptop und Handy ausgeschaltet bleiben.

Welche Form des Urlaubs auch immer Sie für sich wählen: Gestalten Sie Ihre Rückkehr in den (Berufs-)Alltag nicht zu abrupt: Zwei bis drei Tage als Übergangszeit zu Hause helfen, den Alltagsschock zu dämpfen.

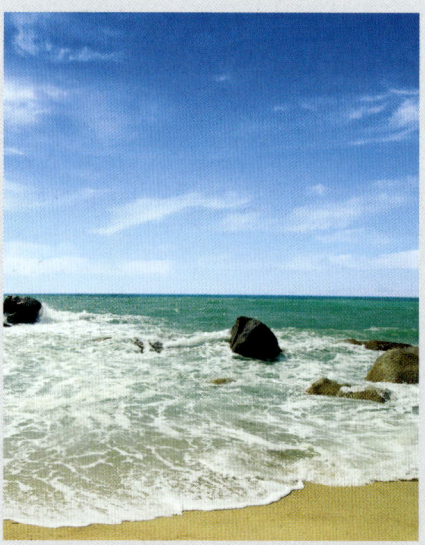

➲ TIPP 11
Üben Sie!

Berücksichtigen Sie, dass Sie sich auf Stressmomente gut vorbereiten können: Üben Sie! Wenn Sie beim ersten Vortrag noch sehr angespannt sind, wird sich das durch Üben oder Routine bei den meisten Menschen mit der Zeit geben. Wenn Sie Kinder haben, geben Sie ihnen kleine Aufgaben, wohldosierte Anforderungen, so lernen Kinder die Bewältigung („coping") und stärken ihre psychische Robustheit (siehe Tipp 12). Wenn sich die Aufregung nicht legt, z. B. weil einmal ein Vortrag schlecht lief, und Sie die Befürchtung hegen, das könnte immer wieder passieren, sollten Sie sich eventuell beraten („coachen") lassen.

Apropos üben: Sie können auch üben, auf Stress anders als mit Essen zu reagieren. Wie wäre es mit zwei Gläsern Wasser oder einem Kaugummi oder einem Spaziergang um den Block?

➲ TIPP 12
Stärken Sie Ihre seelischen Widerstandskräfte!

Um es nicht zum Burn-out kommen zu lassen, ist es wichtig, die sogenannten Resilienzfaktoren zu beachten, diejenigen Faktoren, die uns gesunderhalten und stark machen: soziale Bindungen, das Gefühl der Kontrolle (Autonomie), Spaß an dem, was wir tun, und ein starkes Selbstwertgefühl. Auf deren Entwicklung sollten Eltern bei ihren Kindern achten. Es ist auch für Erwachsene nie zu spät, diese Faktoren zu stärken: Suchen Sie sich neue Herausforderungen, sowohl beruflich wie auch privat. Pflegen Sie bestehende Beziehungen und schließen Sie neue Freundschaften. Auch soziales und bürgerschaftliches Engagement wie die Mitarbeit in einem Verein können Befriedigung verschaffen. Versuchen Sie, Ihr Spektrum immer wieder zu erweitern, auch im Alter. Bleiben Sie neugierig!

DAS
ADIPOSITAS-PARADOXON

Warum sieht es so aus, als lebten leicht Übergewichtige länger, vor allem, wenn sie chronisch krank sind? Dazu kursieren zurzeit mehrere Erklärungen:

Erstens könnte es sich um einen nur scheinbaren Vorteil gegenüber Schlanken handeln. Denn in die Überlebens-Statistik der Schlanken fließen auch diejenigen Menschen ein, die wegen einer schweren Erkrankung wie etwa Krebs so schlank sind, man könnte sie auch „abgemagert" nennen. Das sieht dann in der Statistik so aus, als sei der Schlanke wegen des Schlankseins gestorben, aber es bleibt verborgen, dass der Krebs die wirkliche Todesursache war.

Zweitens haben Übergewichtige gerade bei sogenannten konsumierenden Erkrankungen wie Krebs einfach mehr „zuzusetzen" und können von diesen Energiereserven zehren.

Drittens wäre es möglich, dass Übergewichtige eine andere medizinische Behandlung erhalten als Schlanke. Bei einem Übergewichtigen denkt der Arzt wahrscheinlich eher an Begleiterkrankungen als bei einem Schlanken, der „nur" Bauchfett hat (sogenannter „TOFI"– „Thin Outside, Fat Inside"). Gegen diese Überlegung spricht, dass – laut einer Untersuchung der Verhaltensmedizinerin Anja Hilbert – Übergewichtige ihrerseits eher ungern zum Arzt gehen und Termine häufiger absagen als andere Patienten. Ärzte wiederum würden den Adipösen weni-

ger Zeit widmen. Vor allem, wenn die Ärzte selbst einen erhöhten BMI haben, sprechen sie die Patienten seltener auf ihr erhöhtes Körpergewicht an.[7]

Viertens wird diskutiert, dass das Fettgewebe lösliche sogenannte TNF-alpha-Rezeptoren produziert, welche die bei einigen Erkrankungen, wie etwa der Herzschwäche, erhöhten Entzündungsmarker abfangen können.

Fünftens gibt es Spekulationen darüber, dass das erhöhte LDL-Cholesterin möglicherweise giftige Stoffwechselprodukte von Bakterien neutralisieren kann.

NERVENNAHRUNG:
WARUM ESSEN DEN STRESS DÄMPFEN KANN

Nahrungszufuhr dämpft das Stresssystem – und auch das lässt sich aus unserer Vergangenheit erklären: Während der Jagd herrschte gespannte Aufmerksamkeit, der Adrenalinspiegel stieg langsam an und versetzte den Menschen in die Situation, alle Kräfte zu mobilisieren und das Wild zu erlegen oder schnell vor dem Feind zu fliehen. Nach der Jagd signalisierten die ersten Bissen, dass der Stress der Jagd nun vorbei war und man zur Ruhe kommen konnte. Mit der Nahrungsaufnahme stieg der Blutzuckerspiegel. Das war für das Gehirn ein beruhigendes Signal. Das Problem ist heutzutage: Die Jagd fällt regelmäßig aus. Das bedeutet, wir „verbrennen" nicht das angestaute Adrenalin, aber auch nicht die Kalorien in unseren Fettdepots.

Beides kann uns schaden. Bei Süßem als „Nervennahrung" ist der Schaden besonders groß, da es durch den überschießenden Insulinausstoß schnell zu einem Zuckermangel im Blut kommen kann, der dann wieder „Stress" verursacht: Der Körper schreit aufs Neue nach Süßem.

STRESS MACHT STARK,
DAUERSTRESS
MACHT KRANK!

Stress kommt aus dem Englischen und bedeutet eigentlich „Druck", „Anspannung". Das ist zunächst einmal nichts Negatives, sondern oft leistungsfördernd: Körperkraft sowie Sehschärfe und Konzentration nehmen zu, allerdings auf Kosten anderer körperlicher Funktionen wie der Verdauung, Blutreinigung und der Reparaturmechanismen. Diese Anspannung entsteht, wenn äußere Reize auf uns einwirken (z. B. wenn wir einen Vortrag halten müssen), die bei uns körperliche und geistige Reaktionen hervorrufen (leichte Adrenalinausschüttung ⮕ Anspannung), welche uns wiederum besondere Anforderungen meistern lassen. Ein gesundheitliches Problem entsteht erst dann, wenn die Anspannung zu einem Dauerzustand wird, d. h. wenn keine Erholung möglich ist. Dann kann auch guter Stress (Eustress), der sich bei Erfolg oder Verliebtsein einstellt und eher die Leistungsbereitschaft und

„MANCHMAL ESSE ICH AUCH, WENN ICH HUNGER HABE ..."

Dieser Satz einer Patientin bringt auf den Punkt, dass Essen unterschiedliche Funktionen bei uns erfüllt. Nur eine davon ist das Stillen des Hungers. Eine andere die Stressbekämpfung. Essen als Trost und Antidepressivum, gegen Liebeskummer, auch als Ersatzbefriedigung – das eine oder andere Motiv kennen Sie vielleicht aus eigener Erfahrung. Aber Stress ist eine der Hauptursachen für eine Gewichtszunahme. Die Reaktionskette ist normalerweise: Ich habe Hunger – ich esse – ich bin satt. Probleme können aber entstehen, wenn sie immer so abläuft: Ich habe Stress – ich esse – ich ent- spanne mich, gönne mir eine Pause. Daher ist es wichtig, die auslösende Situation für ein bestimmtes Essverhalten zu identifizieren.

Warum essen Sie? Um diese Frage beantworten zu können, ist es sinnvoll, ein Ernährungsprotokoll zu führen, in dem Sie nicht nur auflisten, was Sie wann essen und trinken, sondern auch, warum Sie etwas essen, was Ihnen dabei durch den Kopf geht und was Sie dabei fühlen. Brauchten Sie eine Pause? War es Lust, Frust, Stress oder Langeweile? Oftmals reicht das schon, um sich bewusst zu werden, was man tut, und anschließend etwas zu verändern.

Dann können Sie – vielleicht auch mit professioneller Unterstützung – darangehen, den Auslöser, z. B. Stress, nicht weiter mit Essen, sondern mit anderen Entspannungsmöglichkeiten zu verknüpfen, die Ihrem Körper nicht schaden, sondern nutzen. Das kann ein Spaziergang sein, eine sportliche Betätigung, ein Kaugummi, Meditation oder ein Mittagsschläfchen. Überlisten Sie Ihr Gehirn!

-fähigkeit sowie das Selbstbewusst- sein steigert, schädlich werden. Noch schädlicher ist allerdings der dauerhaf- te negative Stress (Distress), so etwa das Gefühl, Ziele nicht zu erreichen oder Anforderungen nicht zu genügen, wie auch hoher Leistungsdruck, Schul- den, schwere Sorgen, ein krankhafter Perfektionismus, der eine permanente Unzufriedenheit zur Folge hat, Zeit- druck, Trauer, Mobbing am Arbeits- platz, Streit mit dem Ehepartner uvm. Kommt es allerdings regelmäßig zu einer Erholung, geht der Körper – wie nach einer körperlichen Herausforde- rung – gestärkt, schneller und „klüger" aus der Krisensituation hervor.

STRESS KANN **JEDEN** TREFFEN

Stress, das stelle ich in den Gesprächen mit meinen Patienten immer wieder fest, kennen alle. So viele Lebensent- würfe es gibt, so viele Möglichkeiten

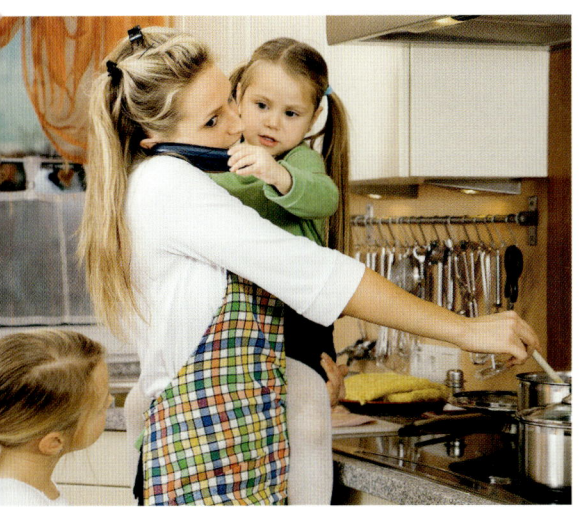

gibt es, von seinen Lebensumständen erdrückt zu werden. Als klassischer Stressjob gilt gemeinhin der des Ma- nagers. Überfüllte Terminkalender, ellenlange Arbeitstage, endlose Meetings und ein gewaltiger Erfolgsdruck, der aus kaum oder gar nicht erreichbaren Zielvorgaben resultiert, bauen natürlich enormen Stress auf.

Doch genauso unter Stress leiden kann eine Ehefrau und Mutter von zwei Kindern, für die es heißt: morgens das Frühstück bereiten, dann die Kinder in die Schule bringen, die Wäsche waschen und aufhängen, die Kinder wieder abholen, Hausaufgaben kontrollieren, dann den Sohn zum Fußballtraining, die Tochter zum Klavierunterricht fah- ren, zwischendurch einkaufen, schnell bei der pflegebedürftigen Großmutter vorbeischauen. Immer gehetzt sein und unter Zeitdruck stehen und am Ende des Tages mit dem Gefühl ins Bett gehen, nicht alles erledigt zu haben. Auch das ist kein Klischee, sondern alltägliche Wirklichkeit. „Was habe ich heute geschafft?" – anhand dieser Frage bewerten Menschen heute ihren Tag, gemäß den Werten einer leistungsori- entierten Gesellschaft. Also versuchen wir, immer mehr Programm in einem einzelnen Tag unterzubringen.

DAUERSTRESS: IMMER IN ALARMBEREITSCHAFT

Sie können solche Belastungen eine Zeit lang aushalten, doch irgendwann macht der Körper (oder die Psyche) schlapp und sendet erste Erschöpfungssignale. Diese können sich beispielsweise in Nervosität und schlechter Laune zeigen, oder Sie fühlen sich um Jahre älter, als Sie eigentlich sind. Doch diese Signale werden vielfach nicht erkannt oder ignoriert. Und wenn sie doch erkannt werden, dann reagieren wir mit Dingen, die uns noch mehr stressen, wie TV und gleichzeitig E-Mails beantworten, wie mein Beispielpatient, Herr Esser. Daher nimmt man sich keine Zeit für die eigentlich nötige Entspannung, für Sport oder Spaziergänge. **Doch Stress ist nicht harmlos!** Stress ist wie permanentes Autofahren im roten Drehzahlbereich. Auch das können Sie eine Weile machen. Aber irgendwann wird der Motor zu heiß. Wer dann die Warnsignale des Bordcomputers und die Temperaturanzeigen nicht zur Kenntnis nimmt, darf sich nicht wundern, wenn ihm der Motor oder das Getriebe bei voller Fahrt um die Ohren fliegt. So weit lassen es die wenigsten AutofahrerInnen kommen. Spätestens wenn die Temperaturanzeige aufleuchtet, gehen sie vom Gas. **Die Warnsignale des Körpers jedoch werden oft nicht wahrgenommen oder nicht als gefährlich bewertet** (ähnlich wie die Symptome des metabolischen Syndroms in Kapitel 3: Übergewicht, Bluthochdruck …, siehe Seite 86ff.) und damit letztendlich ignoriert, auch um den eigenen und gesellschaftlichen Ansprüchen gerecht zu werden, um vor den anderen nicht als (bemitleidenswert)

„schlapp" dazustehen. Die Folge ist aber genau das: ein Burn-out-Syndrom, also eine Dauererschöpfung, eine Erschöpfungs- oder Belastungsdepression, eine vorschnelle Zellalterung, ein zu hoher Blutdruck, Magen-, Darm- und Herzprobleme. Stress kann krank und alt machen! Aber diese Symptome können auch hilfreich wirken, als Notbremse, weil der Patient dann endlich sagen kann: „Ihr seht ja, ich bin krank, weil ich mich so stark engagiert habe, ich darf und sollte jetzt mal kürzer treten!"

⮑ **FAZIT:** ES GIBT GUTE GRÜNDE, ETWAS GEGEN STRESS ZU UNTER-NEHMEN, WENN MAN GESÜNDER UND LÄNGER LEBEN WILL. UND VOR ALLEM, WENN MAN ABNEHMEN WILL. DENN STRESS KANN DICK MACHEN!

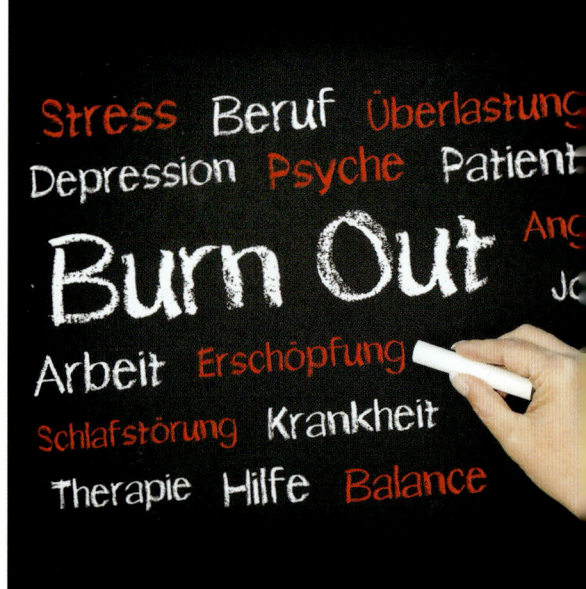

STRESS, RAUCHEN UND EIN ALTER ABERGLAUBE

Nicht das Rauchen entspannt – es sind eher die Umstände, unter denen geraucht wird: Man nimmt sich für die Zigarette eine Auszeit, trinkt dazu einen Kaffee oder ein Bier. Das Gehirn verknüpft Entspannung nun fälschlicherweise mit dem Rauchen.

Rauchen an sich macht nervös – denn das Nikotin ist ein hochwirksames Nervengift. Der Raucher hat sich zudem so sehr an das Gift gewöhnt, dass er es vermisst, ja ohne es nervös wird. Die erneute Gift-

zufuhr „belohnt" ihn mit einem Gefühl, das er – irrigerweise – für Beruhigung und Ent-Spannung hält.

Außerdem gilt es zu bedenken:
Eine schwangere Frau, die raucht, riskiert nicht nur, dass ihr Baby mit geringem Geburtsgewicht und Entwicklungsschäden auf die Welt kommt, sondern auch, dass es in späteren Jahren übergewichtig wird. Rauchende Mütter haben doppelt so häufig übergewichtige Kinder wie nicht rauchende.[8]

! NÜTZLICHE INFO

Die Amerikaner sind uns wieder mal eine Nasenlänge voraus: Sie haben festgestellt, dass derjenige produktiver ist, der mittags kurz einnickt. Einige Firmen erlauben daher ihren Mitarbeitern ganz offiziell, die Isomatte auszurollen oder stellen ihnen sogar welche zur Verfügung. Bis Sie hier bei uns auch Power Napping betreiben dürfen, ein paar Tipps für die Übergangszeit:

Eine kleine Büro-Entspannungsübung für zwischendurch
Machen Sie diese Übung z. B. im Büro und animieren Sie ein paar Kollegen, zum Mitmachen – anstelle einer Zigaretten-„Pause" und bevor Sie alle Ihr Leistungstief erreichen. Wenn das nicht funktioniert, suchen Sie sich einen ruhigen Ort, der übrigens auch die Toilette sein kann. Setzen Sie sich dazu auf den geschlossenen Toilettendeckel. Oder etwas zeitaufwendiger: Begeben Sie sich zu Ihrem Wagen auf dem Firmenparkplatz und stellen Sie die Rückenlehne in Halbliegeposition.

Spannen Sie zunächst im Sitzen alle Muskeln – Arme, Beine, Bauch, Gesicht –

an und atmen Sie dabei tief ein. Halten Sie die Spannung für zehn Sekunden, dann atmen Sie aus und entspannen. Das können Sie zwei Mal wiederholen. Anschließend gönnen Sie sich noch ein bis zwei Minuten der Ruhe, dabei zählen Sie von zehn bis null. Bei den geraden Zahlen atmen Sie ein, bei den ungeraden aus. Bevor Sie wieder zurückgehen, räkeln und strecken Sie sich. Wirkt stärker als eine Tasse Kaffee!

Die Zwei-Minuten-Büro-Express-Entspannung
Wenn Sie Entspannen bereits gewohnt sind und schnell abschalten können: Bleiben Sie einfach am Schreibtisch sitzen und stützen Sie Ihren Kopf in Denkerpose beidhändig an der Stirn so ab, als läsen Sie intensiv einen Text (was Sie bis dahin vielleicht getan haben).

Dann schließen Sie die Augen, genießen, finden Ihr Gleichgewicht und atmen ruhig ein und entspannt aus. Aber möglichst nicht einschlafen!

Diese Übungen helfen Ihnen natürlich auch außerhalb Ihrer Arbeitssituation!

GE-RUH-SAME NACHT!
WESHALB SCHLAF SO WICHTIG IST …

Herr Esser hat Ein- und Durchschlaf-
störungen. Andere Patienten brüsten
sich gar damit, dass sie mit nur drei oder
vier Stunden Schlaf auskommen. Doch
Schlafmangel oder schlechter Schlaf
kann für sich genommen bereits ein
Stressfaktor sein. Und im Verein mit
weiteren Stressfaktoren verstärken sich
die schädlichen Folgen gegenseitig.

Damit sind diese Menschen in guter
Gesellschaft. **In Deutschland leiden
rund 40 Prozent der Bevölkerung unter
Schlafproblemen,** 15 Prozent weisen
sogar behandlungswürdige Schlafstörungen auf. Vor allem die 35- bis 55-Jäh-
rigen werden von Schlafentzug gequält,
also jene Altersgruppe, die durch den
Beruf – und im Fall von Nachwuchs –
durch die Doppelbelastung Beruf/Fami-
lie besonders gefordert ist.

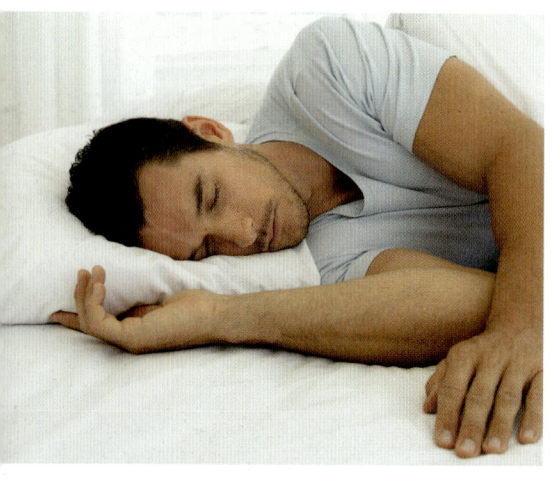

SCHLAFEN SIE GUT – **UND REICHLICH!**

Schlafmangel rächt sich: Ihre Konzentration, Ihre Leistungs- und Lernfähigkeit leiden darunter! Es gibt mittlerweile zahlreiche Untersuchungen und
Studien, die eindeutig belegen, dass
Schlafmangel oder schlechter Schlaf die
Konzentrationsfähigkeit der/des Betreffenden erheblich senkt und mithin die
Fehlerquote bei Entscheidungen erheblich erhöht – ob beim Chirurgen im OP
oder bei der übernächtigten Sekretärin
im Straßenverkehr …
Bei einem Experiment mit Ärzten an
der Universität Michigan stellte sich
heraus, dass Ärzte, die einen normalen
Acht-Stunden-Tag hinter sich gebracht
hatten, trotz eines im Anschluss ange-
trunkenen Alkoholpegels von 0,5 Pro-
mille noch um ein Vielfaches fitter und
konzentrierter waren als Kollegen, die
nach ihrem Acht-Stunden-Tag noch
einen Bereitschaftsdienst auf der Inten-
sivstation absolviert hatten. In einem
Fahrsimulator geriet die nüchterne, aber
nach 24 Stunden Dienst unter Schlafentzug leidende Gruppe weitaus öfter von
der Fahrbahn oder überschritt häufiger
die zugelassene Höchstgeschwindigkeit.
Das Risiko eines Unfalls erhöhte sich
um knapp 170 Prozent, das Risiko eines
chirurgischen Fehlers gar um 460 Prozent. Ein gesunder Schlaf ist aber auch
besonders wichtig, um tagsüber Erlern-
tes dauerhaft im Gedächtnis abzuspei-
chern und damit abrufbar zu machen.
**Der Mensch lernt nämlich vorzugs-
weise nachts.**

Bereits nach einer Viertelstunde fällt er in den Tiefschlaf, den sogenannten Deltaschlaf, in dem Fakten, Zahlen, Vokabeln und Sprachzusammenhänge abgespeichert werden. Im Tiefschlaf regeneriert sich der Körper am intensivsten. Hier ist auch die Weckschwelle besonders hoch, d. h., wir werden durch innere und äußere Stressoren in der ersten Nachthälfte nicht so schnell wach wie in der zweiten. Anschließend beginnt ein 90-Minuten-Zyklus, in dem sich Deltaschlaf-Phasen mit den sogenannten REM-Phasen (*Rapid Eye Movement*) abwechseln. In den REM-Phasen bewegen sich die Augen unter den geschlossenen Lidern rasch hin und her. In dieser Zeit ist das Gehirn aktiver als im Wachzustand. Es „verdaut" jetzt: Es werden prozedurale Fertigkeiten im Gedächtnis abgelegt, d. h. Tätigkeiten mit einem festen Handlungsablauf, typisch für viele Sportarten, aber auch für das Autofahren oder andere Formen der Maschinenbedienung. Diese REM-Phasen sind für unsere Psyche besonders wichtig. REM-Entzug setzt man beispielsweise gezielt zur kurzzeitigen Behandlung von Depressionen ein. Im alten China gab es die Todesstrafe durch Schlafentzug.

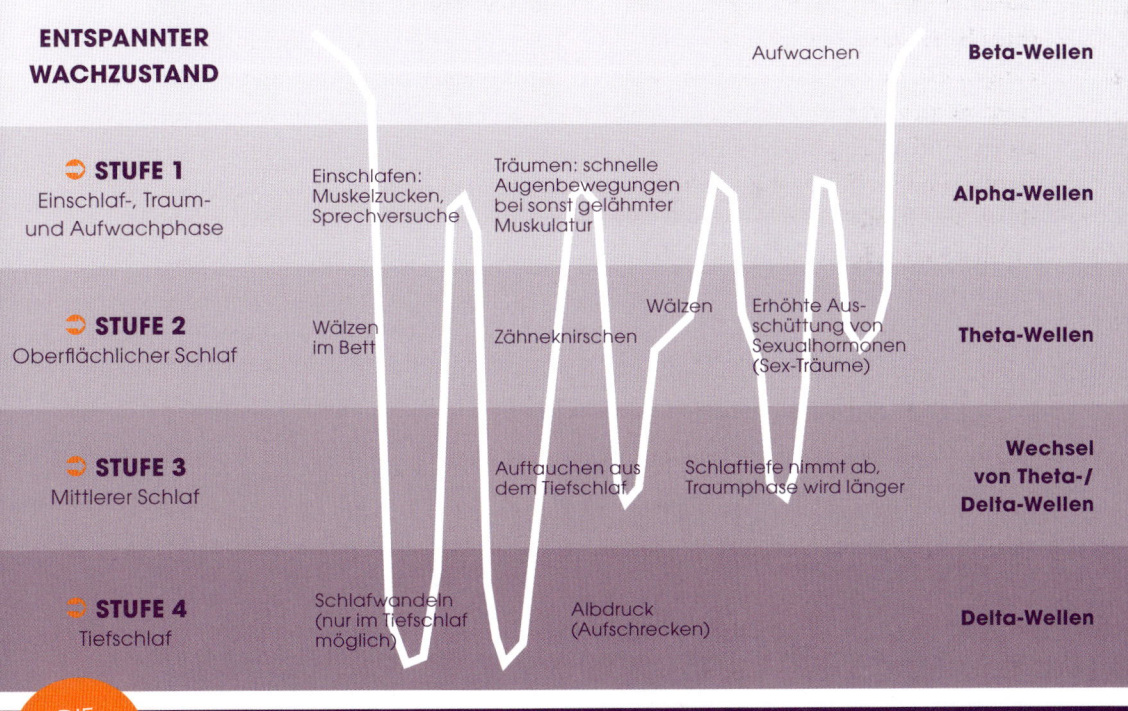

ENTSPANNTER WACHZUSTAND

Aufwachen — **Beta-Wellen**

STUFE 1
Einschlaf-, Traum- und Aufwachphase

Einschlafen: Muskelzucken, Sprechversuche

Träumen: schnelle Augenbewegungen bei sonst gelähmter Muskulatur

Alpha-Wellen

STUFE 2
Oberflächlicher Schlaf

Wälzen im Bett

Zähneknirschen

Wälzen

Erhöhte Ausschüttung von Sexualhormonen (Sex-Träume)

Theta-Wellen

STUFE 3
Mittlerer Schlaf

Auftauchen aus dem Tiefschlaf

Schlaftiefe nimmt ab, Traumphase wird länger

Wechsel von Theta-/ Delta-Wellen

STUFE 4
Tiefschlaf

Schlafwandeln (nur im Tiefschlaf möglich)

Albdruck (Aufschrecken)

Delta-Wellen

DIE SCHLAF-PHASEN

| Stunden | 0 | 1 | 2 | 3 | 4 | 5 | 6 | 7 | 8 |

WENN SIE GANZE WÄLDER UMSÄGEN
UND KEINE LUFT MEHR BEKOMMEN

Je übergewichtiger meine Patienten sind, desto mehr schnarchen sie. Denn auch im Hals- und Rachenbereich nimmt das Fettgewebe zu. Dadurch werden die Luftwege zunehmend eingeengt. Der Atemwiderstand steigt. Aber mit viel Anstrengung und unter lautstarkem „Sägen" schafft es die Atemmuskulatur noch, einzuatmen. Das ist ständige Schwerstarbeit. Manchmal gelingt es nicht mehr: Es kommt zu Atemaussetzern (Schlafapnoe). Diese können bis zu 30 oder mehr Sekunden dauern. Der Schnarchende bekommt das kaum mit, während die Bettgenossin oder der Bettgenosse dabei oft in Panik gerät. 30 Sekunden können sehr lang sein. Im Schnarchenden läuft aber kurz vor dem Ersticken eine Alarm- und Stressreaktion ab: Adrenalin wird ausgeschüttet, er wird wach oder fast wach – atmet – und schläft wieder ein. Über eine ganze Nacht gesehen findet er kaum oder gar nicht mehr in den Tiefschlaf, der Schlaf ist also nicht erholsam. Morgens fühlt er sich wie gerädert, tagsüber kommt es zum Sekundenschlaf, etwa vor der roten Ampel – manchmal kann das aber auch bei voller Fahrt geschehen!

DICK UND KRANK
DURCH SCHLAFMANGEL?

Wer schlecht oder zu wenig schläft, wirbelt zu allem Übel auch seinen Hormonhaushalt komplett durcheinander. Denn auch der arbeitet nachts. So sorgt das Wachstumshormon vor allem nachts dafür, dass Fett verbrannt wird (siehe Seite 88).

❗ NÜTZLICHE INFO

Bei starkem Schnarchen ist eine Schlafdiagnostik wichtig: Lassen Sie sich von einem schlafmedizinisch versierten Arzt untersuchen. Er wird Ihnen zur weiteren Abklärung ein Gerät zur Schlafüberwachung mitgeben, das Sie über Nacht tragen und das Sie nicht weiter stören wird. Es zeichnet auf, wie Sie atmen, ob Sie schnarchen, welche Pulsfrequenz Sie haben und ggf. Ihre Hirnströme. Falls sich herausstellt, dass Sie zu lange und zu viele Atemaussetzer haben, kann er Ihnen eine Kieferspange verschreiben, die den Unterkiefer ein wenig nach vorne zieht. Dadurch bleibt im Rachen mehr Raum für die Luft. Oder er verschreibt Ihnen ein Gerät mit Atemmaske, das Sie während der Nacht tragen und das einen bestimmten Druck in Ihren Atemwegen aufrechterhält. Dadurch verschließt das überschüssige Gewebe im Rachen nicht länger die Luftröhre. Patienten berichten mir regelmäßig am ersten Morgen danach, dass sie sich seit Jahren nicht mehr so gut und ausgeschlafen gefühlt haben.

UND: Guter Schlaf bildet die Voraussetzung für eine Gewichtsabnahme. Denn wenn Sie schlecht schlafen, sind Ihre Stresshormone (Cortisol, Adrenalin) erhöht und verhindern nachts den Fettabbau. Gelingt es Ihnen, wenn vielleicht auch mit den genannten Hilfsmitteln, einen guten Schlaf zu finden, fällt Ihnen auch die Gewichtsabnahme leichter, was wiederum den Schlaf verbessert.

Vor allem Übergewichtige sollten also darauf achten, ausreichend und gut zu schlafen. Auch die Zellteilung vollzieht sich vor allem nachts. Sie ist allein in der Zeit zwischen null und vier Uhr acht Mal aktiver als mittags. Findet diese Zellteilung nicht in ausreichendem Maß statt, kann sich das Körpergewebe nicht hinlänglich erneuern, und der Stoffwechsel verlangsamt sich. Die Folgen sind ein vorzeitiges Altern der Zellen und eine Zunahme der in Körperfett umgewandelten Nahrungsenergie.

Eine Studie zeigt zudem, dass Menschen mit einer Schlafdauer unter sieben Stunden übergewichtiger sind. Wahrscheinlich auch deswegen, weil sie tagsüber dann zu müde sind, um sich zu bewegen, und weil dick machende Stresshormone ausgeschüttet werden. Wer wenig schläft, hat zudem einfach mehr Zeit zum Essen.

Der Bundesbürger hat ein Recht auf körperliche Unversehrtheit (Art. 2 Abs. 2 Grundgesetz). Erholsamer Schlaf ist eine Voraussetzung dafür, dass wir gesund bleiben. Leider hält sich die Politik nicht an ihre eigene Verpflichtung und schützt die Nachtruhe nicht ausreichend. Denn sie erlaubt Nachtflug. Nächtlicher Fluglärm ist schädlicher als anderer Lärm (kein Ausweichen möglich, kommt von oben, an- und abschwellend). Lärmstudien von Prof. Eberhard Greiser und anderen Forschern belegen, dass im Umfeld von

Flughäfen Kinder Lernschwierigkeiten aufweisen, die Erkrankungsrate steigt (vor allem Bluthochdruck, Schlaganfälle und Herzinfarkte) und häufiger Medikamente verordnet werden, nicht nur Schlafmittel. Fast nirgends werden die Lautstärkevorgaben der Weltgesundheitsorganisation eingehalten. Vom Nachtflug profitieren nur einige wenige, die Nachteile – Krankheiten und Behandlungskosten – werden, wie so oft, von der Allgemeinheit getragen.[9]

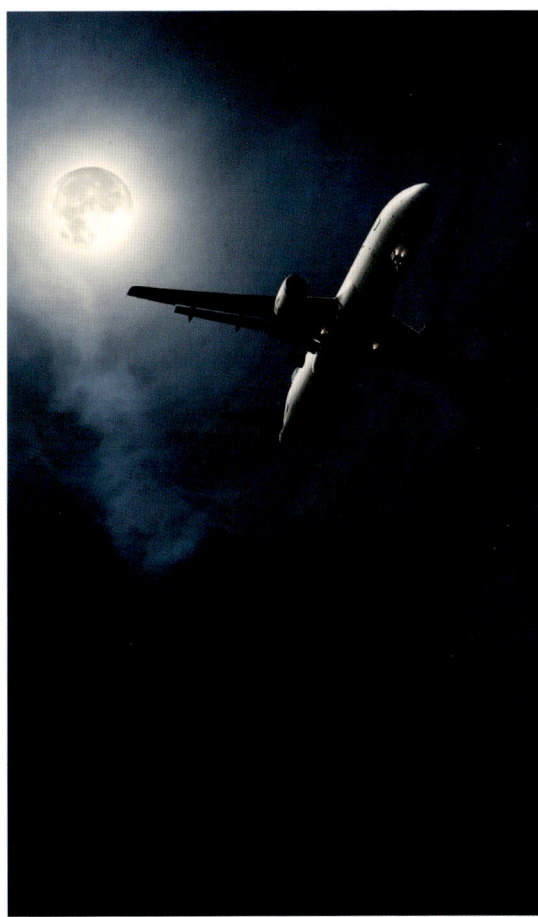

✓ DIE 10 WICHTIGSTEN TIPPS FÜR EINEN GESUNDEN SCHLAF

Die meisten Menschen brauchen sieben bis acht Stunden Schlaf. Die Schlafwissenschaft unterscheidet zwischen unterschiedlichen Schlaftypen, die sich durch einen (genetisch bedingt) unterschiedlichen Schlaf- bzw. Wach- und Aktivrhythmus auszeichnen.

Die meisten Menschen liegen irgendwo zwischen den beiden Extremen, die mit jeweils 15 Prozent aber immerhin fast ein Drittel aller Schläfer ausmachen. Die einen bezeichnet man als „Eulen" (Langschläfer), ihr kreatives Aktivitätshoch pendelt sich ebenso wie ihre optimalen Entscheidungsphasen sehr viel später am Tag ein als bei der zweiten Gruppe, den Frühaufstehern, den sogenannten Lerchen.

Alle Schlaftypen können von den folgenden Tipps profitieren. Denn meistens verbergen sich hinter Schlafstörungen lediglich schlechte Gewohnheiten, deren Abschaffung bereits zu einer deutlich höheren Schlafqualität führt.

➲ TIPP 1
Keine „Aufputschmittel" vor dem Schlafengehen!

Fernsehkonsum treibt das Stresshormon Cortisol nach oben. Zudem kann das Dauergeflacker in den Abendstunden Hirnregionen wie den Hypothalamus irritieren, der über den Tag- und Nachtrhythmus wacht. Forscher der Stanford University haben bei Schülern festgestellt, dass eine Reduzierung der wöchentlichen Fernsehdauer von 15 auf neun Stunden zu einer starken Abnahme des Körpergewichts und des Taillenumfangs führte. Die „Nurses Health Study", an der über 50.000 Krankenschwestern teilnahmen, zeigte, dass ausgiebiges Fernsehgucken den größten Einfluss auf die Gewichtszunahme hat. Mehr als mangelnde Bewegung oder falsche Ernährung.

TV kann tödlich sein! Eine australische Studie konnte zeigen, dass pro Stunde Fernsehkonsum die Sterblichkeit um 11 Prozent stieg, die Sterblichkeit für Herz-Kreislauf-Erkrankungen sogar um 18 Prozent. In Deutschland beträgt die durchschnittliche Zeitdauer für täglichen Fernsehkonsum rund dreieinhalb Stunden![10]

Zudem: Blaues Licht, wie es Fernseh- und Computerbildschirme sowie Schreibtischleuchten aussenden, macht wach und stört folglich, wenn man anschließend einschlafen will. Schalten Sie also eine halbe Stunde vor dem Schlafengehen den Fernseher aus. Auch laute Musik, heftige Diskussionen oder anstrengender Sport spät abends werden Sie nicht zur Ruhe kommen lassen. Mindestens drei Stunden vor dem Zubettgehen keinen Kaffee und teinhaltigen Tee mehr trinken!

➲ TIPP 2
Fixieren Sie abends schriftlich die Planung für Ihren nächsten Tag!

Was Sie an Aufgaben oder zu lösenden Problemen auf dem Papier „niedergelegt" haben, nehmen Sie nicht mehr mit aufs Kopfkissen.

➲ TIPP 3
Ziehen Sie eine Promillegrenze!

Mit einem Glas Alkohol intus schläft mancher Mensch etwas schneller ein, mehr Alkohol jedoch zerstört die Schlafstruktur, d. h., der Schlaf bleibt sehr oberflächlich, der erholsame Tiefschlaf wird nicht mehr erreicht. Das gestresste Nervensystem wird zwar zunächst beruhigt, meldet sich aber oft mitten in der Nacht mit Herzklopfen und Wachliegen zurück.

➲ TIPP 4
Nachts aufwachen – bis 28 Mal ist ganz normal!

Schlechte Schläfer legen sich mit dem Prinzip der *Self Fulfilling Prophecy*, der sich selbst erfüllenden Prophezeiung, zu Bett: Sie erwarten einen schlechten Schlaf, also wachen sie irgendwann auf und sehen sich in ihrer Erwartung bestätigt. Den Rest der Nacht wälzen sie sich dann herum, weil die Panik, wieder keinen Schlaf zu bekommen und dann tagsüber groggy zu sein, sie nicht schlafen lässt. Ein guter Schläfer wacht auch auf, misst dem aber keine Bedeutung bei. Bis zu 28 Mal(!) in der Nacht aufzuwachen, gilt als normal. Falls Sie aber nicht länger als drei Minuten wach liegen, können Sie sich später nicht mehr daran erinnern.

TIPP 5
Regelmäßige Bettgeh-Zeiten einführen!
Auch wenn Ihnen Ihr Körper sagt: „Du bist doch noch fit!", folgen Sie lieber Ihrem bekannten Schlafrhythmus, den Sie weder durch endloses Lesen noch durch Zapping-Orgien am Fernseher über-strapazieren sollten. Haben Sie nämlich einmal den natürlichen „toten Punkt" überwunden, fällt Ihnen das Einschlafen doppelt schwer.

TIPP 6
Nutzen Sie Entspannungsrituale zum Einschlafen!
Ob Sie noch eine halbe Stunde an der frischen Luft spazieren gehen, ein wenig entspannende Musik hören, ein heißes Bad bzw. eine heiße Dusche nehmen (beides entspannt die Muskulatur) oder noch eine Tasse Beruhigungstee (Früch-te- oder Kräutertee – keinen Schwarztee) trinken – Regelmäßigkeit hilft. Konditionie-ren Sie so Ihren Körper auf die Signalwir-kung dieser Rituale: Gleich geht's ins Bett!

TIPP 7
Mit vollem Bauch träumt sich's nicht gut ...
Drei Stunden vor dem Schlafengehen sollten Sie nichts Schweres mehr essen. (Und als Übergewichtiger: bitte abends keine Kohlenhydrate, siehe Seite 132.)

TIPP 8
Tagsüber möglichst hell – nachts lieber dunkel – und ruhig!
Licht aktiviert. Aber nachts sollten Sie es im Schlafzimmer eher dunkel haben. Denn Licht hemmt, und Dunkelheit fördert die Bildung des Schlafhormons Melatonin.
Schalten Sie Lärmquellen aus, soweit es geht. Dazu sind auch Ohrstöpsel erlaubt. Und denken Sie daran: **Wir nehmen viele Dinge wahr, ohne wahrzunehmen, dass wir sie wahrnehmen!**

TIPP 9
Achten Sie aufs Klima!
Ihr Schlafzimmer sollte gut belüftet und nicht überheizt sein. 18 Grad Celsius rei-chen voll und ganz. Auch gute Matratzen sind wichtig, sie sollten – ebenso wie die Bettdecken – feuchtigkeitsregulierend sein. Lassen Sie sich im Fachhandel beraten und sparen Sie bitte nicht am falschen Ende!

TIPP 10
Quälen Sie sich nicht herum!
Unterbrechen Sie den Einschlafprozess, wenn er nicht erfolgreich verläuft. Statt sich stundenlang im Bett herumzuwäl-zen und mit Ihrem schlechten Schlaf zu hadern, sollte Sie lieber aufstehen und irgendetwas tun, beispielsweise lesen, bis Ihnen die Augen von alleine zufallen.

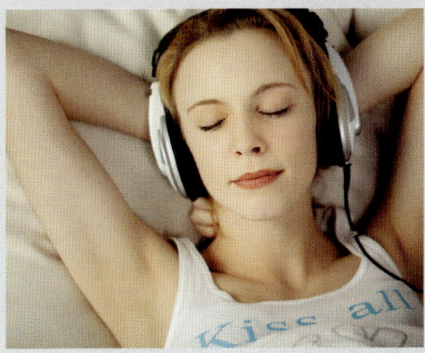

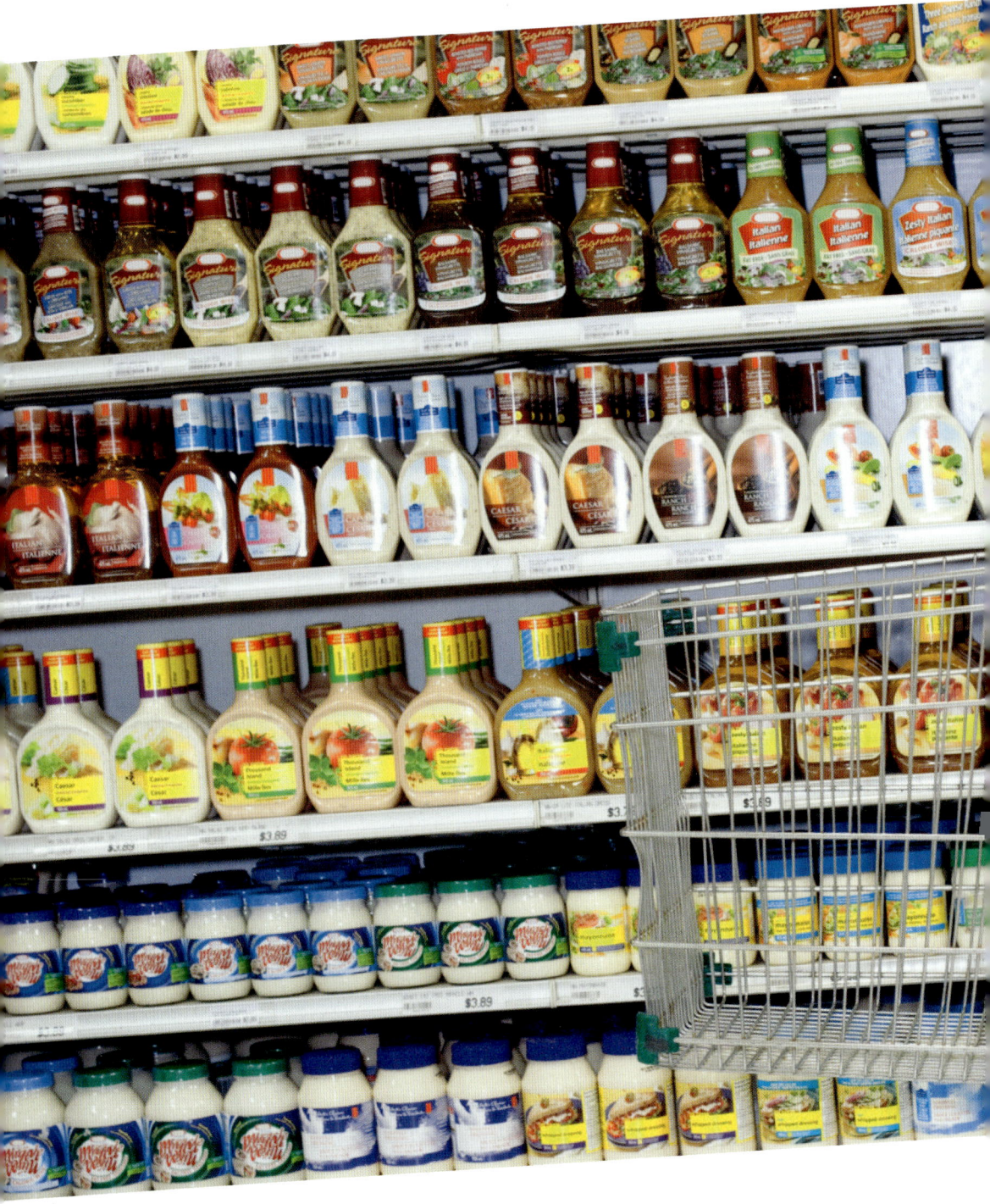

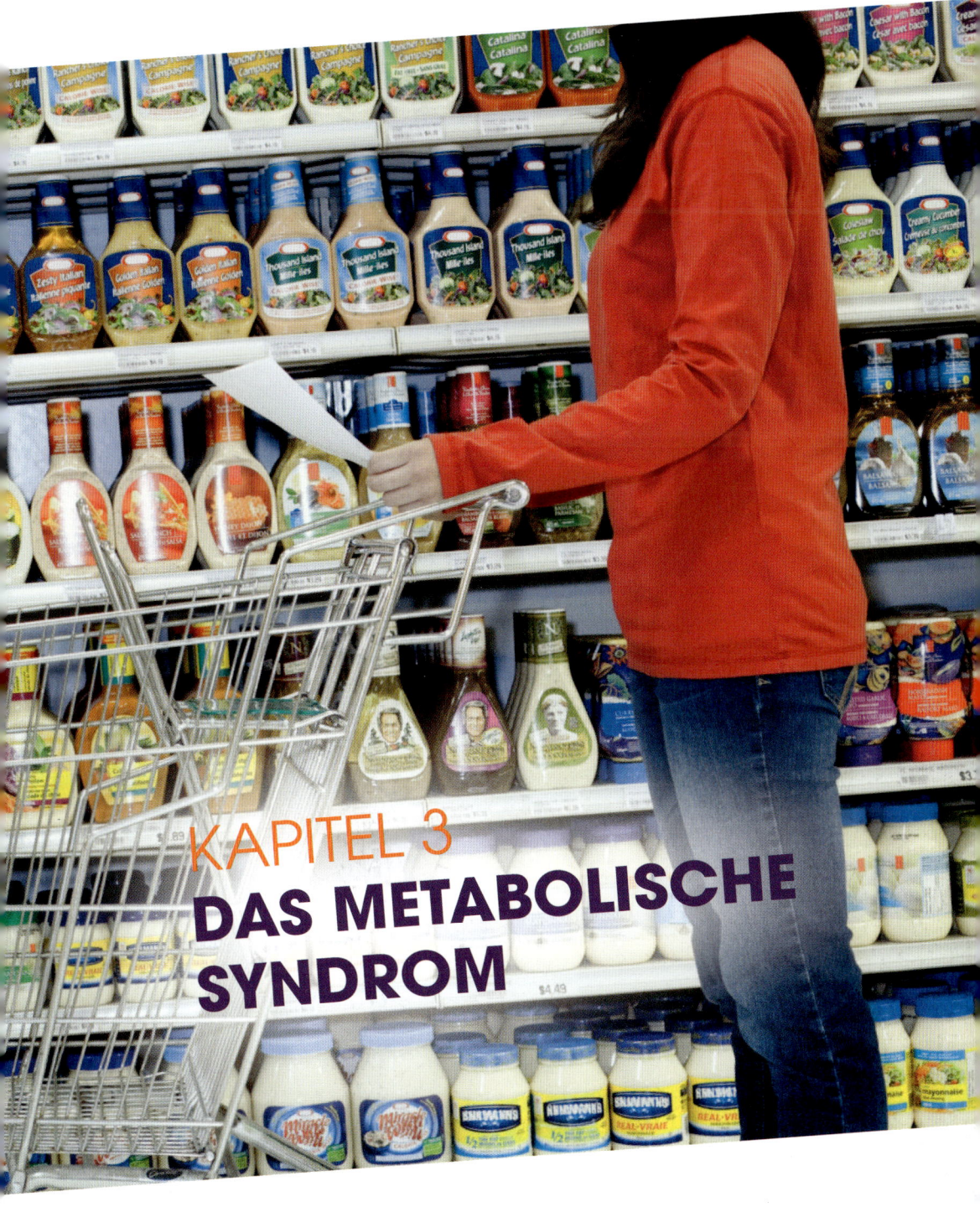

KAPITEL 3
DAS METABOLISCHE SYNDROM

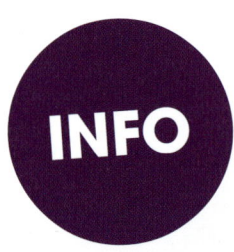

IN DIESEM KAPITEL

↪ **LESEN SIE,**
WO GENAU UND WIE DER WOHLSTAND
UNSERE GESUNDHEIT BEDROHT.

↪ **ERFAHREN SIE**
IM SELBSTTEST, WIE STARK SIE GEFÄHRDET SIND.

↪ **LERNEN SIE**
BEHANDLUNGSMETHODEN KENNEN, DIE
VIEL EFFEKTIVER SIND ALS MEDIKAMENTE.

SIND WIR OPFER UNSERER WOHLSTANDS-GESELLSCHAFT?

DAS **METABOLISCHE** SYNDROM

„Medizin ist die Kunst, den Patienten die Zeit zu vertreiben, während der Körper mit der Selbstheilung beschäftigt ist", spottet der Volksmund.

Die Selbstheilungskraft des Körpers ist *der* Reparaturmechanismus unserer Gesundheit. Nicht die Ärzte. Wir alle setzen leider häufig alles daran, diese Selbstheilungskräfte zu schwächen, ohne es überhaupt zu bemerken. Mit falschem Essen, zu wenig Bewegung und dem falschen Umgang mit Stress sowie falscher Prioritätensetzung. **Unser Körper hat sich noch nicht an die modernen, stressigen, bewegungsarmen Zeiten mit einem ständigen Nahrungsmittelangebot angepasst.** Es erinnert ja auch (bis auf den Stress) ans Paradies. Warum sollte er *daran* etwas ändern wollen, warum sollte er uns warnen?

Weil uns die Folgen die Freude am Leben nehmen und uns früher ins Grab bringen! Ich verstehe meine ärztliche Aufgabe so, dass ich dem Patienten offen sage, welches Verhalten seinen Selbstheilungskräften entgegensteht und welches ihnen förderlich wäre.

Früher starben die Menschen vor allem an Infektionskrankheiten. Heute an ihrem Unvermögen, sich auf einen angemessenen Lebensstil einzustellen.

Herrn Esser geht es so schlecht, weil es ihm so gut geht. Er leidet am Wohlstandssyndrom, das unter Medizinern auch „metabolisches Syndrom" genannt wird. Dem alljährlich veröffentlichten Bundesgesundheitsbericht zufolge steht ein Großteil der häufigsten Krankheiten in Zusammenhang mit der Ernährung. Und eines der größten ernährungsbedingten Probleme ist die Zunahme der übergewichtigen bzw. adipösen Menschen. Der DEGS-Studie des Robert Koch-Instituts von 2012 zufolge sind 67 Prozent aller Männer und 53 Prozent aller Frauen übergewichtig, d. h., ihr BMI liegt über 25. Der Anteil der Adipösen (BMI über 30) beträgt bei Männern etwa 23 Prozent, bei Frauen etwa 24 Prozent. Damit ist die Zahl der Übergewichtigen zwar leicht rückläufig, die der Adipösen aber steigend.

DAS „WOHLFÜHLGEWICHT" TRÜGT – INFARKT UND SCHLAGANFALL ALS FOLGEN VON ÜBERGEWICHT

Den oben genannten alarmierenden Zahlen steht die Erfahrung in meiner Praxis gegenüber, dass sich viele Menschen mit ihrem Übergewicht lange Zeit gar nicht schlecht gefühlt haben. Im Gegenteil: Sie empfanden ihr Übergewicht über viele Jahre hinweg als „Wohlfühlgewicht". Das ist auch in gewisser Weise nachvollziehbar, denn bis sich die ersten Befindlichkeitsstörungen oder krankhaften Symptome einstellen, vergehen bisweilen viele Jahre. Die typischen Folgeerkrankungen treten auch nicht plötzlich und alle mit einem Mal in Erscheinung. Sie schleichen sich eher ein. So kann man beispielsweise mit einem erhöhten Blutzuckerspiegel, einer Vorstufe des Diabetes, jahrelang symptomlos leben. Und weil man nichts spürt, wiegt man sich in Sicherheit.

Doch die medizinischen Statistiken sprechen eine ganz andere Sprache: Ab einem BMI von 30 darf man getrost davon ausgehen, dass einen irgendwann Folgeerkrankungen seines Übergewichts heimsuchen werden, wie etwa Bluthochdruck, Fettstoffwechselstörungen und erhöhte Blutzuckerwerte – und in der Konsequenz dann Diabetes und eine zunehmende Verkalkung der Arterien (Arteriosklerose), die dann wiederum häufiger zum Herzinfarkt oder Schlaganfall führen kann. Und dies umso mehr, wenn man auch noch familiär bzw. erblich vorbelastet ist.

Diese Folgeerkrankungen zählen zu den typischen Zivilisationskrankheiten: **Etwa jeder zweite Mensch in Deutschland stirbt an Herz-Kreislauf-Erkrankungen wie Herzinfarkt oder Schlaganfall.** Der Schlaganfall ist zudem der häufigste Grund für eine Pflegebedürftigkeit, und Schätzungen zufolge leiden mittlerweile 7 bis 8 Millionen Menschen an einem Diabetes (davon 80 bis 90 Prozent an Diabetes Typ II, siehe Seite 87). Der „Altersdiabetes" müsste eigentlich umbenannt werden, denn er tritt heutzutage – infolge der andauernden „Kalorienvergiftung" – schon häufig bei Jugendlichen im Alter von 15 Jahren auf!

Unser Körper ist im Vergleich zum Auto ein hochkomplexes System. Beim Auto wissen wir: Wenn wir zu viel Sprit einfüllen, läuft der Tank über, wenn wir statt Benzin Diesel tanken, geht der Motor kaputt. Unser Körper reagiert da zwar etwas nachsichtiger, aber das auch nicht auf Dauer. Kurzfristig vertragen wir fast jeden „Treibstoff". **Langfristig führt ein Zuviel an falscher Nahrung zu Störungen, d. h. Krankheiten, im System Mensch.** Eine typische Vorstufe dieser Erkrankungen ist das sogenannte metabolische Syndrom, dessen Auftreten in den westlichen Industrieländern rasant zunimmt. Untersuchungen zeigen, dass 51 Prozent der über 50-Jährigen ein metabolisches Syndrom, kurz „Met-

Syn", aufweisen. Je wohlhabender eine Nation wird, desto mehr schlägt sich dies auch auf den Hüften ihrer Bürger nieder – wobei diejenigen mit geringer Bildung am häufigsten davon betroffen sind und die gebildeten Schichten am wenigsten. Diese Korrelation legt aber auch den Schluss nahe, zu dem ich auch durch die Erfahrungen mit meinen Patienten gekommen bin: **Gesundheit ist lernbar!** Das ist der einzige Ausweg aus dem Dilemma der fehlenden Warnsysteme unseres Körpers, das uns blind in so manche Krankheit steuern lässt.

WERDEN WIR IMMER DICKER?
Vergleich BGS 98 (Bundesgesundheitssurvey 1998) und DEGS 2012

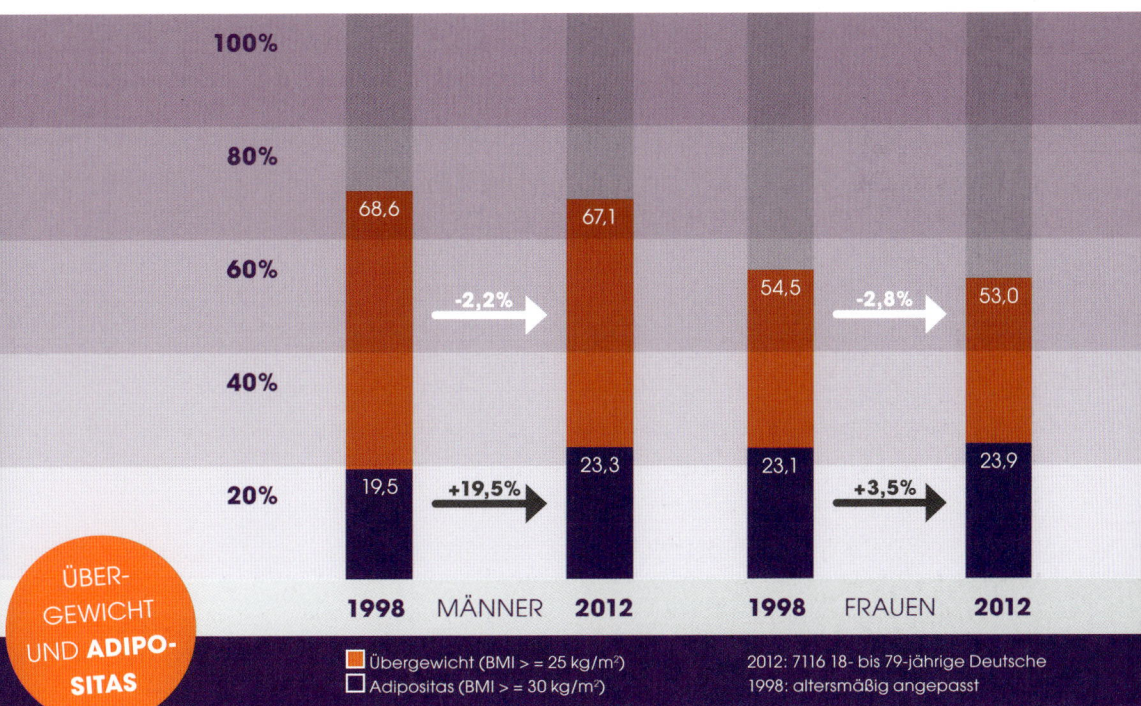

ÜBERGEWICHT UND **ADIPOSITAS**

□ Übergewicht (BMI >= 25 kg/m²)
□ Adipositas (BMI >= 30 kg/m²)

2012: 7116 18- bis 79-jährige Deutsche
1998: altersmäßig angepasst

TEST

BERECHNEN SIE IHR PERSÖNLICHES RISIKO, IN DEN NÄCHSTEN 10 JAHREN EINEN HERZINFARKT ODER SCHLAGANFALL ZU BEKOMMEN.

Ihr Risiko krank zu werden, wird von der Anzahl, der Ausprägung der Risikofaktoren und deren Dauer bestimmt. Den Hausärzten in Deutschland wird empfohlen, dieses Risiko gemeinsam mit ihren Patienten zu berechnen. Dazu ist der sogenannte arriba-Rechner („arriba" steht für absolutes und relatives Risiko – individuelle Beratung in der Allgemeinpraxis) auf der Seite http://www.arriba-hausarzt.de frei zugänglich, elektronisch oder als Papierversion.

DAS **TÖDLICHE** QUARTETT

Die Risikofaktoren für das metabolische Syndrom nennt man auch kurz „die vier B" oder „das tödliche Quartett", wobei das Bauchfett der Chef der Bande ist, die aus erhöhtem Blutzucker, erhöhten Blutfetten und Bluthochdruck besteht. Jedes dieser Bandenmitglieder ist für sich schon gefährlich – ein Risikofaktor für weitere Erkrankungen und eine Lebenszeitverkürzung. Wenn die folgenden vier Kriterien erfüllt sind, wird die Diagnose „metabolisches Syndrom" gestellt. Das ist vergleichbar mit einer gefährlichen Straßengang: Bei dieser addieren sich die Schlagkräfte der einzelnen Bandenmitglieder nicht nur, sondern potenzieren sich, weil sie sich gegenseitig Rückendeckung geben. Mit anderen Worten: Es geht Ihnen richtig an den Kragen. (Es

gibt auch hiervon abweichende Definitionen des metabolischen Syndroms, z. B. die der WHO oder der NCEP-ATP III. Danach kann auch die erhöhte Harnsäure ein Kriterium sein.)

KRITERIUM 1

ADIPOSITAS MIT BAUCHFETT („APFELTYP")

Für das metabolische Syndrom ist der BMI als Berechnungsgrundlage weniger von Bedeutung als der Bauchumfang, weil das Bauchfett ein hormonell hochaktiver Gewebebestandteil ist. Der Taillenumfang einer Frau ist zu groß, wenn die Taille mehr als 88 Zentimeter misst, und beim Mann mit über 102 Zentimetern. Dabei kann der BMI sogar normal sein, wie beim sogenannten TOFI, der äußerlich schlank ist, aber viel Bauchfett („viszerales Fett") aufweist. Dieses Fett ist nicht das Fett unter der Bauchhaut, das man als „Röllchen" oder *lovehandels*" in die Hand nehmen kann. Es ist das Fett in und zwischen den Organen. Während man in einigen Ländern Gänse mästet, damit deren Leber fetthaltiger wird (Stopfleber), ist das beim Menschen weder erlaubt noch nötig, da er nicht über die Essbremse der Gans verfügt … Der Effekt ist allerdings derselbe: Wie bei der Gans kommt es zur „Fettleber", die – wie der Alkohol auch – zur Leberzirrhose und damit zum Leberschaden führen kann.

Ähnlich wie eine Drüse produziert dieses Bauchfett Hormone, also Botenstoffe, die 24 Stunden am Tag, 365 Tage im Jahr, ins Blut abgegeben werden. Dadurch kann es zu Fettstoffwechsel-störungen (Erhöhung des LDL-Cho-lesterins und der Triglyceride), Blut-hochdruck und Diabetes kommen, die schließlich die Verkalkung und Verstop-fung der Blutgefäße beschleunigen.

Die Gefahr für Beinvenen-Thrombosen wächst. Die Häufigkeit des sogenannten Schlafapnoe-Syndroms steigt bei Über-gewicht auf mindestens 35 Prozent, das bedeutet, jeder Dritte Übergewichtige schläft schlecht bzw. hat eine Tagesmü-digkeit mit weitreichenden Konsequen-zen (siehe im Kapitel „Stress", Seite 74f.). Zusätzlich führt die Belastung auf-grund eines erhöhten Körperfettanteils zu erhöhtem Verschleiß der Knie- und Hüftgelenke sowie des Rückens.

KRITERIUM 2
DIABETES TYP II (ODER VORSTUFE: INSULINRESISTENZ, HOHER BLUT-ZUCKERSPIEGEL)

Das Kriterium für die Diagnose ist in diesem Fall ein Nüchternblutzucker von mehr als 100 mg/dl, wobei „mg" Milli-gramm bedeutet und „dl" Deziliter, also 100 Milliliter.

Bei einem BMI von 30 trägt man ein 20-fach höheres Risiko, an Diabetes zu erkranken, als bei einem BMI, der sich im gesunden Bereich bewegt. Man kann es auch anders ausdrücken: **Fast alle Adipösen, nämlich 80 Prozent, bekom-men irgendwann einen Diabetes!** Und adipöse Diabetiker wiederum haben ein 7-fach höheres Risiko, vorzeitig zu sterben. Weil Übergewicht und Diabetes so eng miteinander verzahnt sind, heißt

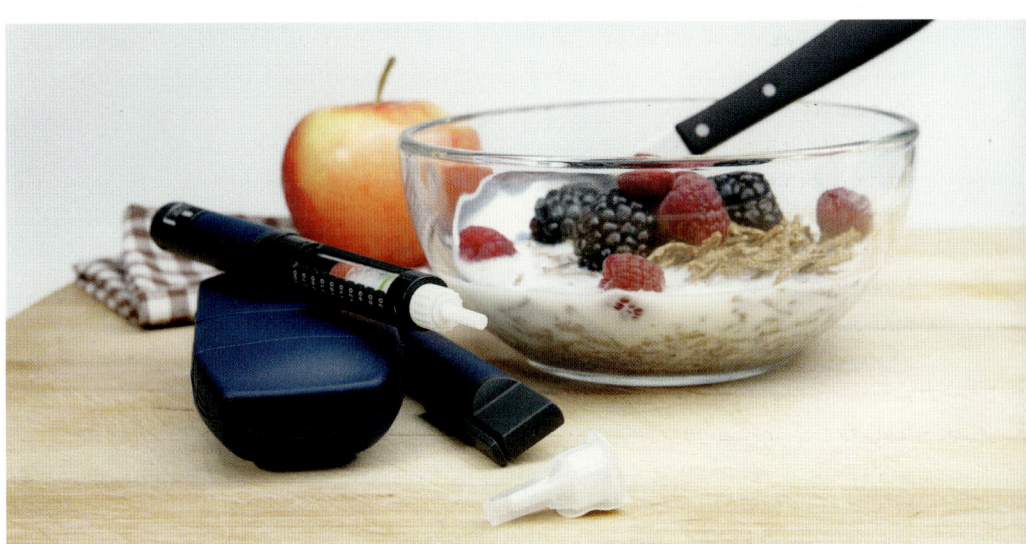

Mit ausgewogener Ernährung und regelmäßiger Bewegung können Sie den Diabetes verhindern.

der Komplex im englischsprachigen Raum auch *Diabesity* (von *diabetes* und *obesity* = Fettleibigkeit).

51 Prozent der über 50-Jährigen haben heute ein metabolisches Syndrom. Mindestens die Hälfte der Menschen mit diesem Syndrom wird innerhalb der nächsten zehn Jahre zuckerkrank. Und Diabetiker verlieren sechs gesunde(!) Lebensjahre!

Die vor allem im Bauchfettgewebe freigesetzten Botenstoffe sorgen im Zusammenspiel mit Bewegungsmangel und einer permanenten Mast für einen Blutzuckeranstieg. Dadurch muss auch die Insulinproduktion ständig erhöht sein, denn Insulin schafft den überschüssigen Zucker in die Zellen. Die Insulinrezeptoren funktionieren aber aufgrund der Botenstoffe des Bauchfetts nicht mehr richtig. Es kommt zur Insulinresistenz und zum Diabetes mit ständig erhöhten Blutzuckerwerten.

Der erhöhte Insulinspiegel bewirkt unter anderem auch eine verminderte Ausschüttung des Schlafhormons Melatonin, was wiederum einen schlechten Schlaf zur Folge hat. So wird die Produktion des Wachstumshormons behindert, das normalerweise während der Nacht die Fettverbrennung ankurbelt. Warum gerade Zucker und Weißmehl diesen Vorgang beschleunigen, lesen Sie auf Seite 109 im Kapitel 4 „Ernährung".

Insulin ist ein Wachstumshormon. Leider stimuliert es auch das Wachstum von Krebszellen. Daher kommt es beim metabolischen Syndrom und bei Diabetes häufiger zu bösartigen Erkrankungen (siehe „Krebsrisiko und Lebenserwartung", Seite 91).

KRITERIUM 3
BLUTHOCHDRUCK

Die Deutschen sind eine Nation unter Druck, unter Hochdruck, genauer gesagt: sogar unter Bluthochdruck. Keine Nation leidet häufiger daran als wir. Vielleicht hängt unser Bluthochdruck auch mit unserer Arbeitsauffassung und psychischem Druck zusammen. Auf jeden Fall begünstigt unser Lebensstil offenbar den Bluthochdruck.

Von Bluthochdruck spricht man, wenn der systolische bzw. diastolische Wert höher liegt als 130 bzw. 85 mmHg. Der systolische, höhere Wert gibt Auskunft über den Druck, der bei der Kontraktion des Herzens entsteht. Er ist als Pulswelle tastbar. Der diastolische, niedrigere Wert ist der Grunddruck der Arterien. **Das Herz eines übergewichtigen Menschen muss deutlich mehr leisten als das eines Normalgewichtigen,** denn: Bei Fettleibigkeit funktionieren die Wasser- und die Natriumausscheidung nicht in der gewohnten Weise. Dies führt zu einer Zunahme des Blutvolumens und damit zu einer Erhöhung des Blutdrucks. (Daher wirken bei Übergewichtigen

Diuretika, die die Wasserausscheidung fördern, stärker herzschützend als bei schlanken Hochdruckpatienten.)[11]

Im Bauchfettgewebe werden zudem Substanzen freigesetzt, die an der Verengung der Blutgefäße mitwirken, was zu erhöhten Blutdruckwerten führt. Außerdem muss das Herz mehr Körpermasse versorgen, dazu erhöht es den Druck. Eine kurzzeitige Blutdruckerhöhung, etwa beim Treppensteigen, ist gut. Aber ein ständig erhöhter Blutdruck ist schlecht: Alle 20/10 mmHg verdoppelt sich die Sterblichkeitsrate aufgrund eines Schlaganfalls oder eines Herz-Kreislauf-Versagens.

KRITERIUM 4
FETTSTOFFWECHSELSTÖRUNG

Darunter versteht man eine Störung des Cholesterinstoffwechsels und/oder eine Erhöhung der Triglyceride (ein anderer Blutfettwert) über 150 mg/dl. Beides lässt die Gefäße schneller altern und bereitet so den Boden für einen Herzinfakt oder Schlaganfall.

Fett löst sich normalerweise nicht in Wasser – es schwimmt bekanntlich oben. Ähnliches würde im Blut passieren, das zu 50 Prozent aus Wasser besteht. Also bindet sich das Cholesterin an Lipoproteine, die es transportieren. Solche sind z. B. das sogenannte HDL („gutes Cholesterin", der Gefäßputzer) und das LDL („schlechtes Cholesterin").

Das HDL sollte möglichst hoch liegen: am besten weit über 40 mg/dl. Rauchen und Bewegungsmangel senken das HDL. Das LDL sollte möglichst niedrig liegen: am besten unter 160 mg/dl. Cholesterin hat im Übrigen viele gute Seiten: Als wichtiger Baustoff des Körpers kommt es in fast jeder Zellwand vor und bildet den Grundstoff für viele Hormone. Neuerdings wird vermutet, dass es auch die infolge zu vieler Kohlenhydrate und zu vielen Insulins entzündeten Gefäßwände reparieren will und sich nur deshalb auf diese Stellen legt. Eine Ursachen-Therapie sähe so aus, dass wir uns mehr bewegen und die Kohlenhydrate reduzieren! Das ist 2013 erneut in einer Metaanalyse dreier Diabetologen am Peninsula College of Medicine and Dentistry in Plymouth gesichert worden.[12] Stattdessen empfehlen viele internationale Fachgesellschaften, so etwa die British Diabetes Association, die European Association for the Study of Diabetes und die American Diabetes Association weiterhin Typ-II-Diabetikern (die meist übergewichtig sind), vor allem „low fat" und reichlich Kohlenhydrate.

Ich selbst gehöre eher zu den Verfechtern einer insgesamt mediterranen Ernährungsweise, ebenso wie der renommierte Ökotrophologe Dr. Nicolai Worm (*Die LOGI-Diät*). Erst kürzlich konnte eine Studie an 7400 Teilnehmern zeigen, dass die „Mittelmeerdiät", also die mediterrane Ernährung (Nüsse,

Olivenöl) die Infarktrate im Vergleich zu einer fettarmen Ernährung um 30 Prozent senkt.[13]

Da das über die Ernährung zugeführte Cholesterin kaum zur Erhöhung des „bösen" LDL-Cholesterins führt, besteht übrigens nach einer der größten Metaanalysen für Gesunde kein Anlass, auf ihr tägliches Frühstücksei zu verzichten.[14] Lieber sollte man gesättigte Fettsäuren aus fettem Fleisch und vor allem Transfette meiden! Zum Thema „Cholesterin" ist sicherlich in den nächsten Jahren noch einiges an neuen Erkenntnissen zu erwarten.

GUTE WERTE

⮕ TRIGLYCERIDE	< 150 MG/DL
⮕ HDL	> 40 MG/DL
⮕ LDL	< 160 MG/DL

Das Problem des metabolischen Syndroms besteht darin, dass jede einzelne Erkrankung für sich genommen bereits eine Gefahr für die Gesundheit des Herz-Kreislauf-Systems darstellt, das gemeinsame Auftreten die Gefahren für Herzinfarkt und Schlaganfall aber erheblich zunehmen lässt – die Gefahren potenzieren sich: **Ein erhöhter Blutdruck in Kombination mit einem erhöhten Cholesterinspiegel ergibt kein doppeltes Herz-Kreislauf-Risiko, sondern ein vierfach erhöhtes!** Der Körper merkt es trotzdem nicht unbedingt und warnt Sie daher nicht.

Die Medizin schaut sich heute nicht mehr nur *einen* Wert an, etwa den Blutdruckwert, und behandelt den dann unabhängig von den anderen Werten, wie z. B. dem Cholesterinwert, dem Alter und den Vorerkrankungen. Heute errechnet man einen *Gesamtrisiko*wert, wie es der arriba-Risiko-Rechner auf meiner Homepage macht (http://www.dr-kurscheid.de/114-0-Hausaerztlicher-Risikorechner.html). Daran orientiert sich dann der Therapieumfang. Wenn Sie zu den Hochrisikopatienten gehören, die schon einen Diabetes haben und eine schlechte Durchblutung des Herzens (KHK), sind Blutdruck und LDL-Cholesterin sogar niedriger einzustellen als bei einem gesunden Menschen.

Am wirksamsten ist die Behandlung mit einer „Lebensstilveränderung". Denn nur durch mehr Bewegung, eine andere Ernährung und eine andere Lebenseinstellung ist es möglich, alle Risikofaktoren ursächlich und gesamtheitlich anzugehen. Nur wenn eine solche Umstellung zu geringe Erfolge zeigt, muss eine Behandlung mit Medikamenten durchgeführt werden.

WEITERE FOLGEN DES METABOLISCHEN SYNDROMS

Neben den oben bei jedem einzelnen Risikofaktor aufgeführten Risiken des metabolischen Syndroms und seinen dramatischen Folgen steigt auch die Anfälligkeit für Gicht (erhöhte Harnsäurewerte im Blut), für Gallensteine

(Folge zu hoher Cholesterinwerte durch Fehlernährung) und bei Männern für die Impotenz. Denn der Testosteronspiegel kann sinken und die Durchblutung an den entscheidenden Stellen geringer werden. **Eine schwindende Potenz sollte als Warnsignal des Körpers gedeutet werden!** Wird sie aber nicht, wie ich häufig auch bei meinen Patienten feststelle. Erstens werden „Probleme im Bett" eher auf den Stress geschoben, der durchaus eine Ursache für Potenzprobleme bilden kann. Zweitens wird als Konsequenz der zunehmenden Trägheit durch Übergewicht die Lust geringer und damit die Gelegenheit seltener, dass Potenz-Störungen überhaupt auffallen. Häufig kommt es daraufhin zu Problemen in der Beziehung, weil die abnehmende Lust und Potenz von der Partnerin/vom Partner als Ablehnung interpretiert wird. Die Therapie besteht dann nicht in erster Linie in der Einnahme von Potenzpillen, sondern in einer Änderung des Lebensstils und einem offenen Gespräch mit dem Partner.

Darüber hinaus kann das metabolische Syndrom reaktiv auch zu Depressionen und weiteren sozialen Problemen führen.

KREBSRISIKO UND LEBENSERWARTUNG

Wer unter einem metabolischen Syndrom leidet, bekommt – statistisch gesehen – häufiger bösartige Erkrankungen. Dabei tritt offenbar eine Fehlregulation des Zellwachstums durch Botenstoffe aus den Fettzellen und die hohen Insulinspiegel auf. **Übergewichtige Frauen sind häufiger davon betroffen als übergewichtige Männer.** Der Grund liegt vermutlich in der Tatsache, dass im Fettgewebe weibliche Hormone (Östrogene) produziert werden. Die Gefahr, an Tumorarten zu erkranken, deren Entstehung östrogenabhängig ist (Brustkrebs, Krebs der Gebärmutterschleimhaut), ist deshalb deutlich erhöht.

Aber auch andere Tumorarten, wie die des Dickdarms, der Nieren, der Gallenblase und der Speiseröhre, kommen bei übergewichtigen Menschen häufiger vor als bei normalgewichtigen. Die „Million Women Study" aus England hat 1,2 Millionen Frauen über fünf Jahre lang beobachtet. Stieg der BMI einer Teilnehmerin um zehn Einheiten, so stieg auch die Zahl der bösartigen Erkrankungen gegenüber denen jener Probandinnen, die schlank blieben. Immerhin kommt es in Deutschland zu rund 230.000 Krebsneuerkrankungen pro Jahr (DGHO).

Infolge der gerade genannten Risiken, die das metabolische Syndrom in sich trägt, aber auch durch die Tatsache, dass das Operationsrisiko ebenso wie das statistische Unfallrisiko bei Übergewichtigen höher ist, kommt man zu der bedauerlichen Erkenntnis: **Die Lebenserwartung adipöser Menschen sinkt deutlich mit jedem Kilo.** Wie stark sie sinkt, hängt natürlich auch davon ab, wie *lange* ein hohes Übergewicht besteht und ob und wie lange bereits Folgeerkrankungen vorliegen. Doch generell lässt sich feststellen, dass ab einem BMI von 30 die Sterblichkeit deutlich zunimmt, d. h. die Lebenserwartung der/des Betroffenen kürzer wird.

Das „schlagkräftigere" Argument ist sicher, dass vor allem die Lebensqualität bei Adipositas viel schlechter ist. So gaben stark Übergewichtige in einer US-Studie an, lieber eine Gliedmaße verlieren und schlank sein zu wollen, als weiterhin übergewichtig zu bleiben. Wie die Grafik zeigt, haben sehr schlanke Menschen mit einem BMI *unter* 22,5

auch ein erhöhtes Sterberisiko. Das liegt allerdings nicht unbedingt am Gewicht, sondern daran, dass sich unter den sehr Schlanken auch durch konsumierende Erkrankungen wie Krebs Ausgezehrte befinden, deren Lebenszeit sich aufgrund ihrer Grunderkrankung verkürzt.

Hinter all diesen anonymen Zahlen stehen aber konkrete Patientenschicksale und Leidensgeschichten! Das wird nur allzu oft verdrängt. Begünstigt wird diese Verdrängung dadurch, dass die betroffenen Patienten im öffentlichen Leben vergleichsweise weniger wahrnehmbar sind. Stark übergewichtige Menschen gehen seltener aus dem Haus.

ZUSAMMENHANG ZWISCHEN STERBLICHKEIT UND ÜBERGEWICHT BZW. ADIPOSITAS
ANHAND DER KATEGORIEN DES BMI[15]

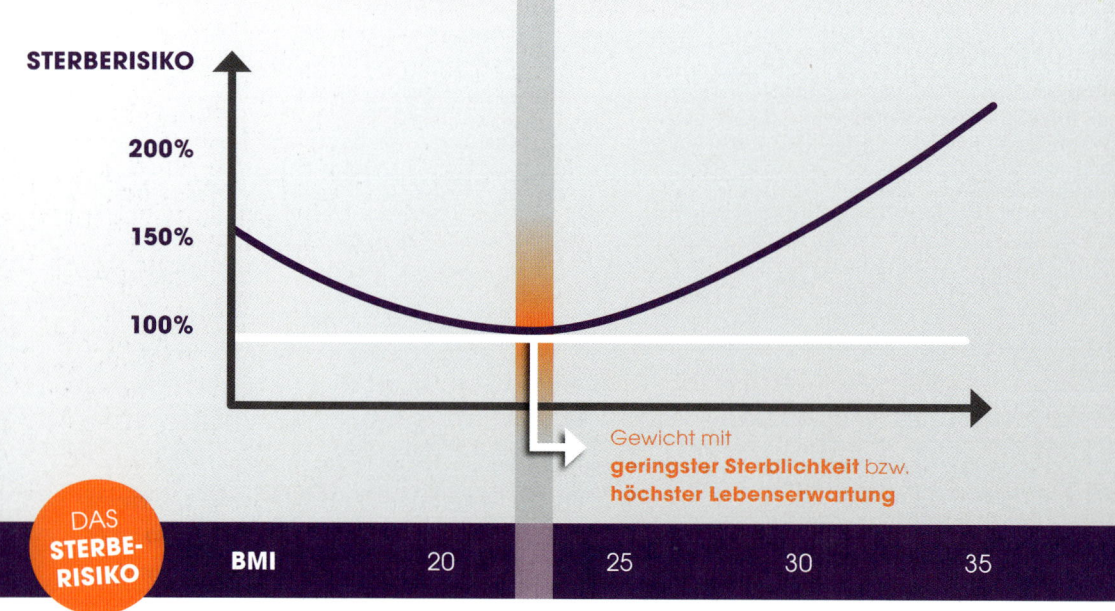

STERBERISIKO

200%

150%

100%

Gewicht mit **geringster Sterblichkeit** bzw. **höchster Lebenserwartung**

DAS **STERBERISIKO**

BMI   20   25   30   35

Kommen Erkrankungen wie ein Schlaganfall oder Herzinfakt hinzu, verbringen die Betroffenen zwangsläufig mehr Zeit in Krankenhäusern und Reha-Kliniken und weniger dort, wo wir alle sie sehen könnten: in Schwimmbädern, auf öffentlichen Plätzen und in Geschäften. Sie verschwinden aus dem öffentlichen Bewusstsein – und mit ihnen die ständige Mahnung an uns, es nicht auch so weit kommen zu lassen. Daher denken viele

Menschen, die Risiken des Übergewichts würden – wie die des Rauchens – übertrieben: „So groß ist die Gefahr doch gar nicht, mich wird es schon nicht treffen!" Doch hier muss ich entschieden widersprechen: Es könnte Sie genauso gut treffen wie andere, aber – und das ist die gute Nachricht! – Sie können sehr viel tun, um dies zu verhindern! **Was braucht es, um lange und gut zu leben? Die vier wichtigsten Faktoren sind:**

DER LEBENSSTIL SENKT DAS HERZTOD-RISIKO
WIE DIE ANZAHL DER POSITIVEN FAKTOREN DAS HERZTOD-RISIKO BEEINFLUSST

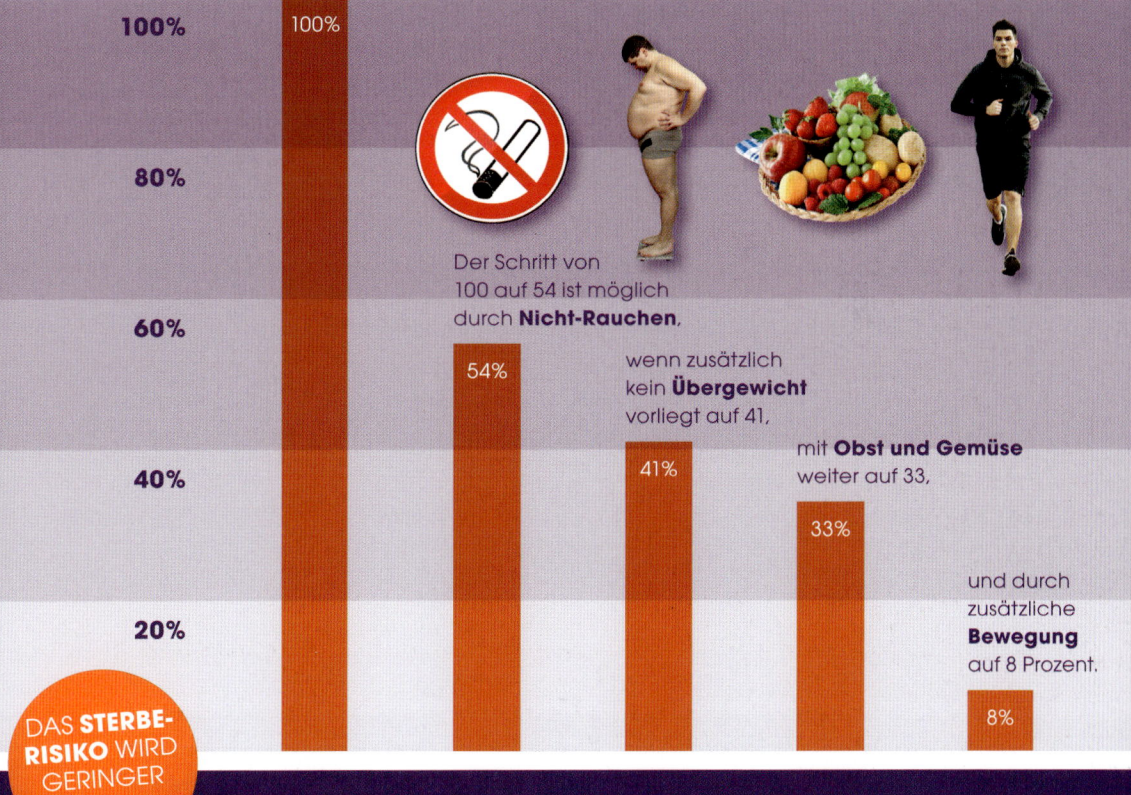

100% — 100%

Der Schritt von 100 auf 54 ist möglich durch **Nicht-Rauchen**,

54% — wenn zusätzlich kein **Übergewicht** vorliegt auf 41,

41% — mit **Obst und Gemüse** weiter auf 33,

33% — und durch zusätzliche **Bewegung** auf 8 Prozent.

8%

DAS **STERBE-RISIKO** WIRD GERINGER DURCH …

0 FAKTOREN   **1** FAKTOR   **2** FAKTOREN   **3** FAKTOREN   **4** FAKTOREN

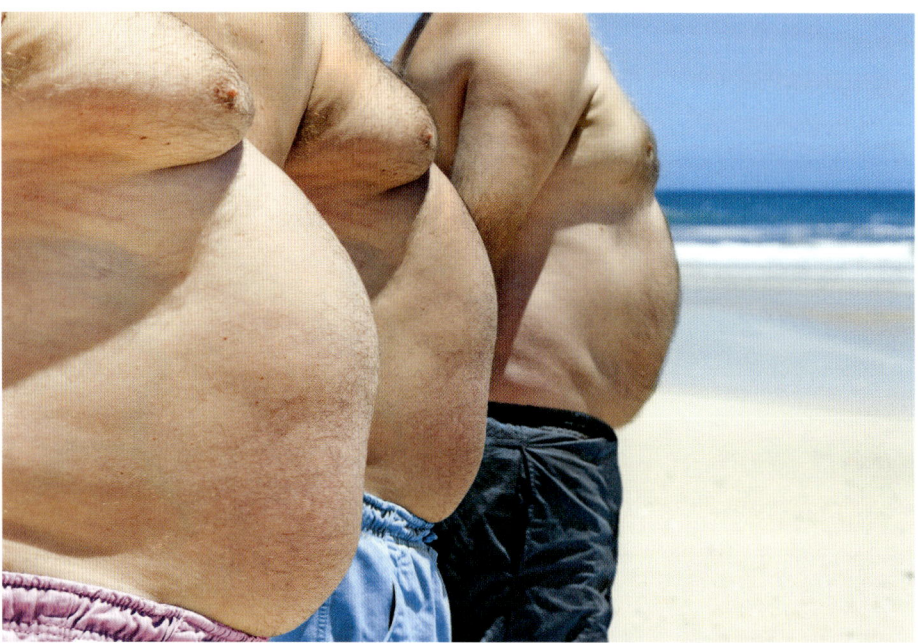

DIE GRÜNDE FÜR ÜBERGEWICHT AUF EINEN BLICK

- *Emotional Eating*, das ist hungerfreies Essen aus Frust, Kummer, Langeweile, Stress oder aufgrund traumatischer Ereignisse, beispielsweise in der Kindheit („Essen als Seelentröster und Schutzpanzer")
- Bewegungsmangel
- Krankheiten/Stoffwechselstörungen (z. B. Schilddrüsenerkrankungen)
- Medikamente (z. B. gegen Bluthochdruck und Diabetes oder Psychopharmaka)
- Schlafmangel bzw. schlechter Schlaf
- Soziale Schicht und Bildungsstand (ist beides niedrig, liegt die statistische Wahrscheinlichkeit für Übergewicht höher)
- Kultureller Hintergrund/Herkunft (so ist etwa bei Kindern aus Südeuropa die Wahrscheinlichkeit für Übergewicht höher)
- Gene

Neben diesen acht Ursachen gibt es weitere Faktoren, die mit Übergewicht zumindest in statistischem Zusammenhang stehen, wo also eine Ursache-Wirkungsbeziehung möglich, aber (noch) nicht bewiesen ist. (Zur Systematik von Studien siehe auch Seite 37.)

- Einzelkinder („sind dicker als Geschwister")
- Einschulung („macht Kinder dick")
- TV im Kinderzimmer („führt zu unachtsamem Essen & schlechtem Schlaf")
- Dicke Freunde („soziale Ansteckung")
- Temperatur zu Hause („zu warm fördert Übergewicht")
- Mandel-Entfernung in der Kindheit („Mandellose Erwachsene sind durchschnittlich dicker.")
- Darmbakterien („Dickmacher-Darmflora")

(Verändert nach Dipl.-Oec. Uwe Knop)

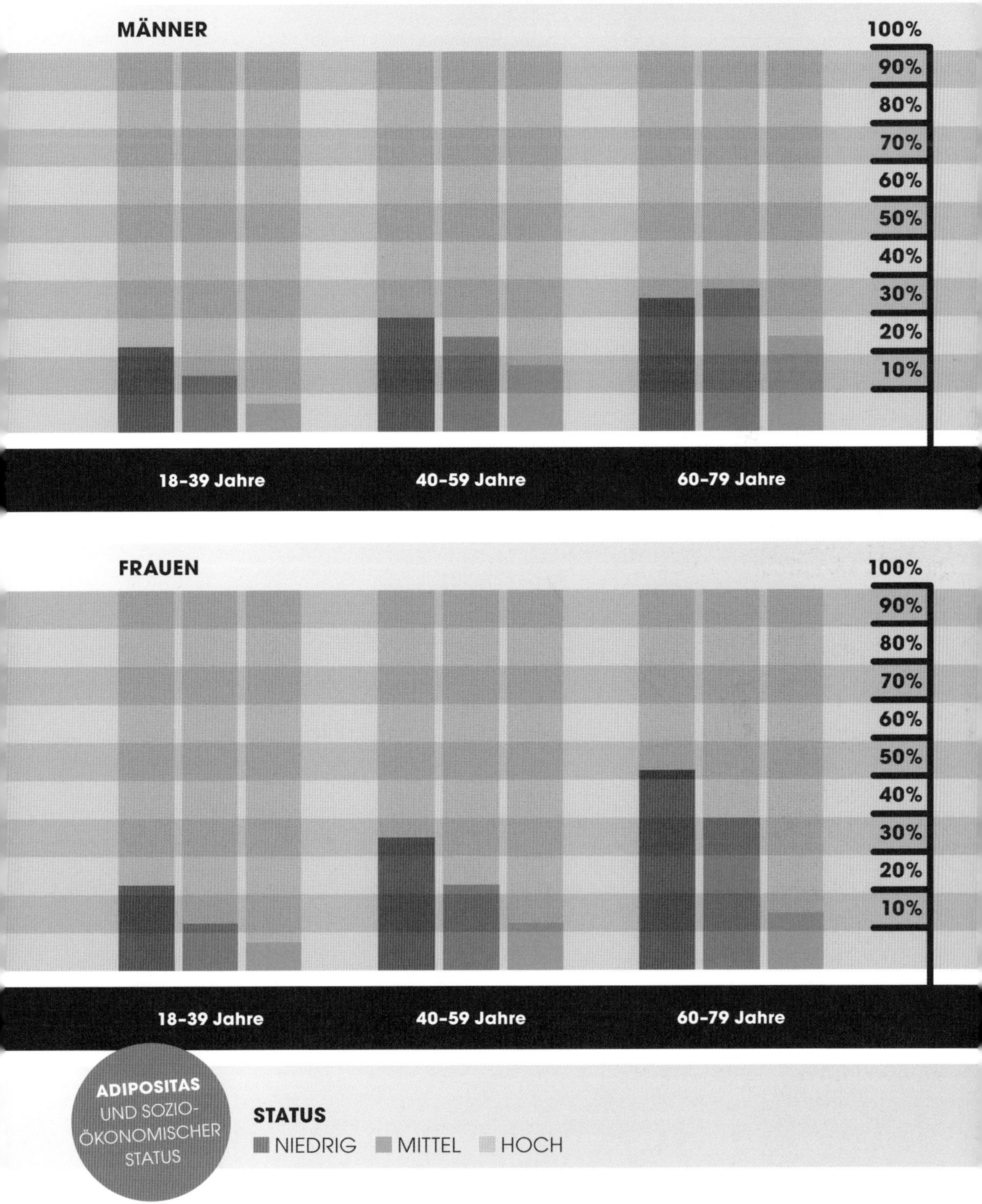

MÄNNER

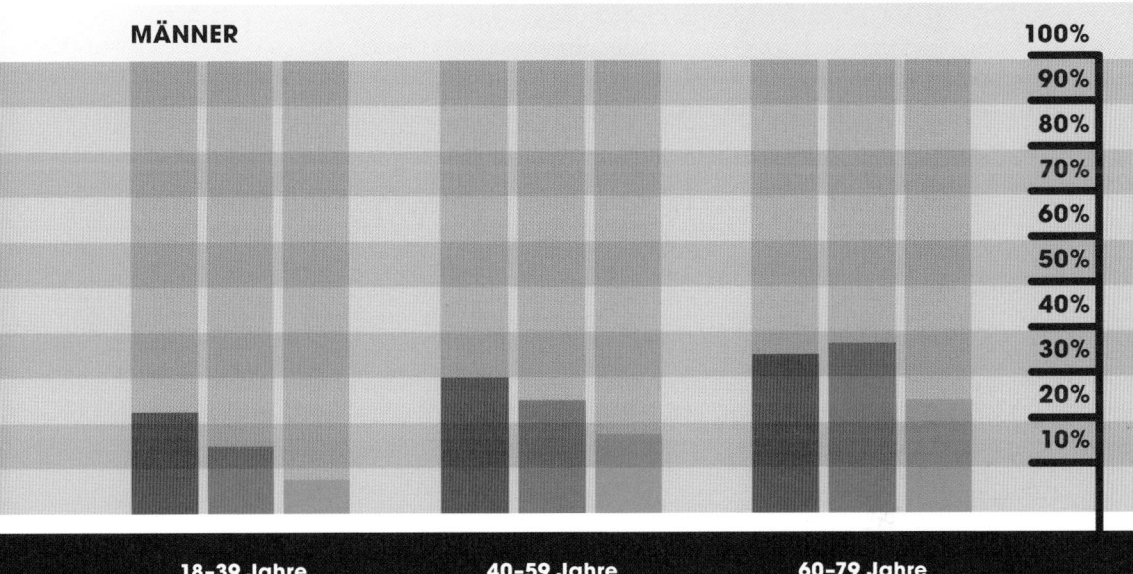

| | 18-39 Jahre | 40-59 Jahre | 60-79 Jahre |

FRAUEN

| | 18-39 Jahre | 40-59 Jahre | 60-79 Jahre |

ADIPOSITAS UND SOZIO-ÖKONOMISCHER STATUS

STATUS
◼ NIEDRIG ◼ MITTEL ◼ HOCH

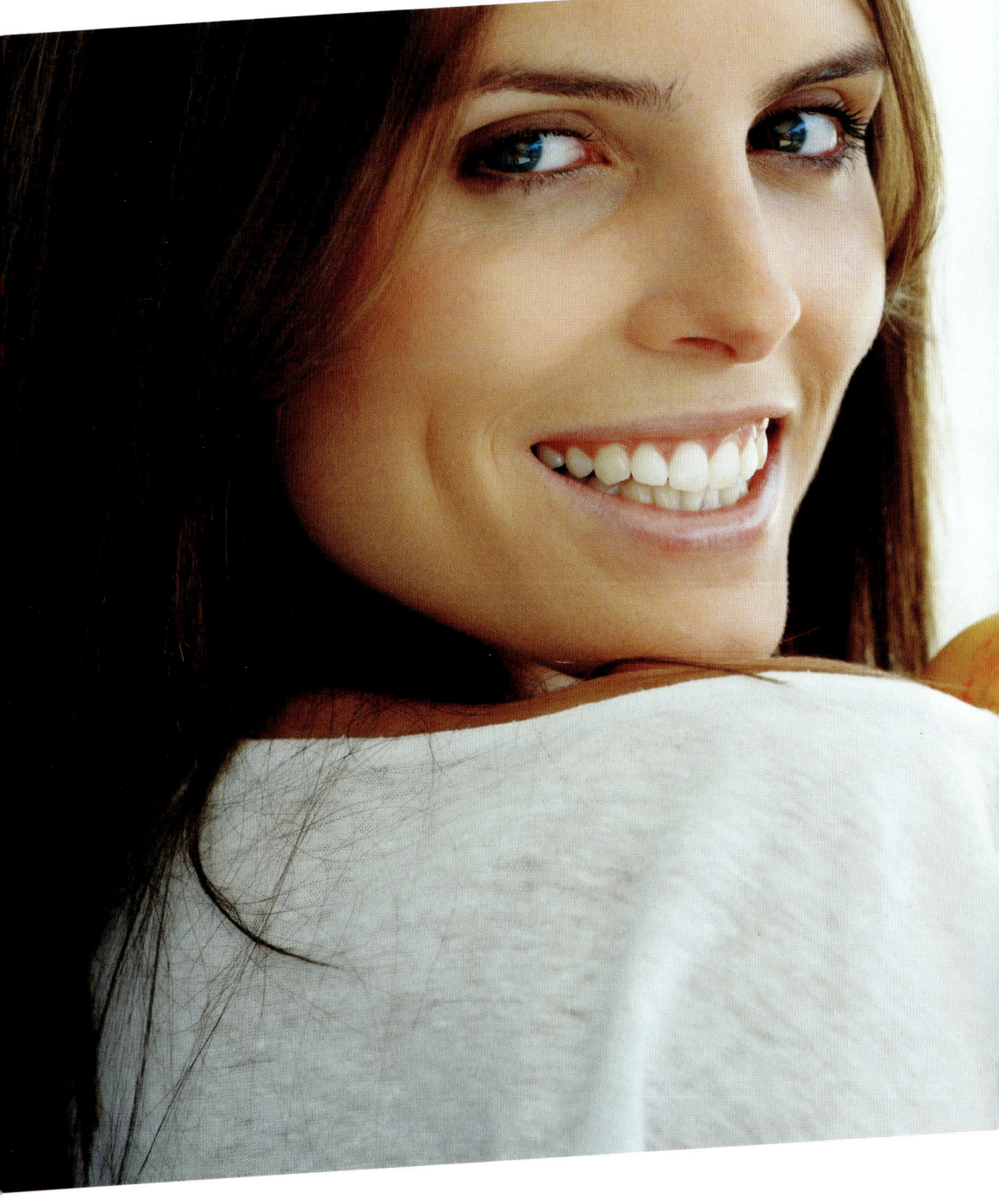

KAPITEL 4
GESUNDE ERNÄHRUNG

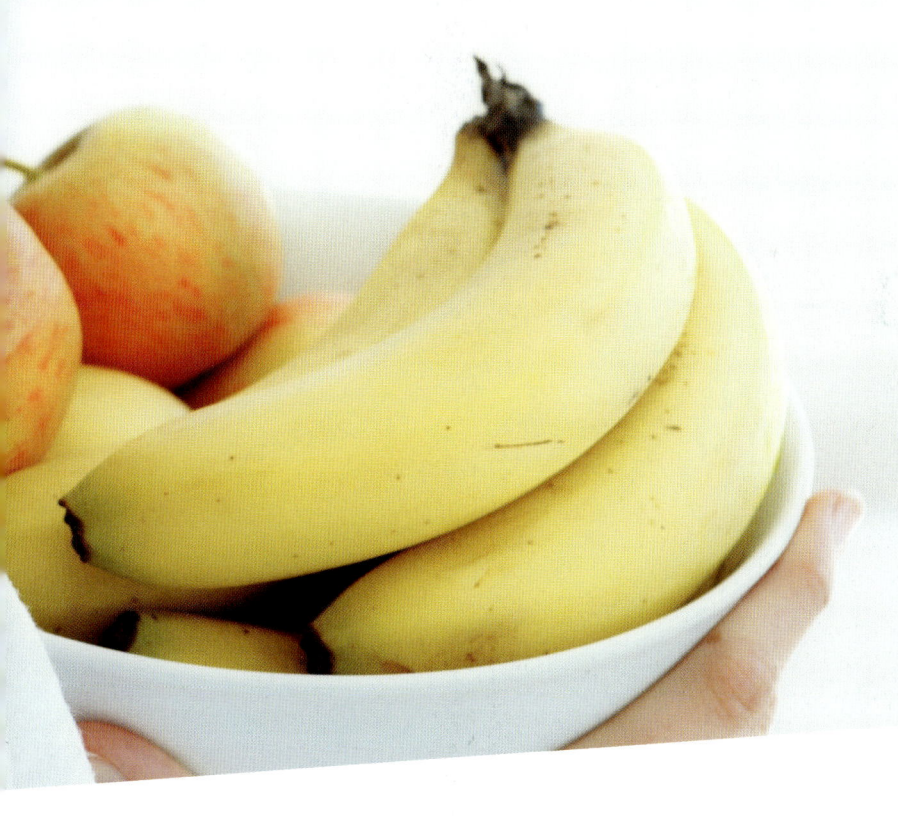

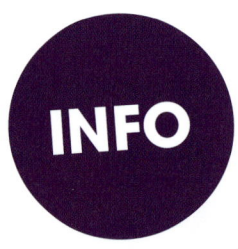

IN DIESEM KAPITEL

➲ **LERNEN SIE**
IM SELBSTTEST IHRE „ERNÄHRUNGS-
BAUSTELLEN" KENNEN.

➲ **ERHALTEN SIE**
WICHTIGE TIPPS, *WAS* SIE ESSEN SOLLTEN,
ABER NOCH WICHTIGER:

➲ *WIE* SIE AM BESTEN ESSEN, UM SCHLANK
UND GESUND ZU BLEIBEN ODER
ZU WERDEN.

ESSEN SIE SICH
GESUND!

KLEINER PERSÖNLICHER
ERNÄHRUNGS-CHECK

Wir bleiben gesund, wenn die drei wichtigen Faktoren Ernährung, Bewegung und der psychosoziale Bereich (Umgang mit Stress, Zufriedenheit mit dem Job, Freunde, Familie) in Balance sind. Aber auch jeder dieser Bereiche für sich gesehen muss bestmöglich ausgeglichen sein. In puncto Ernährung bedeutet das: Sie sollte überwiegend ausgewogen sein, gelegentliche „Ausreißer" sind jedoch erlaubt. Gerade beim Essen gilt die Weisheit der alten Griechen: Die Dosis macht das Gift. Wenn Sie nichts übertreiben, ist alles gut.

Ich nehme an, Sie lesen dieses Buch, um Ihren Lebensstil zu optimieren und Ihren Körper besser kennenzulernen. Bevor ich Ihnen also gleich erläutere, was „ausgeglichen" heißt und was „Ausreißer" sind, testen Sie mit den folgenden Fragen doch einmal Ihr persönliches Essverhalten:

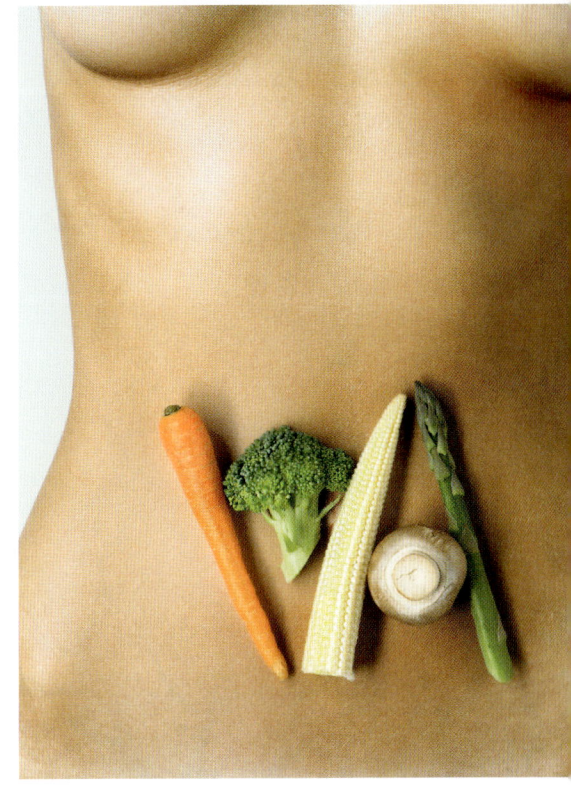

WELCHE ANTWORT KOMMT IHRER EINSTELLUNG AM NÄCHSTEN? BITTE KREUZEN SIE DIESE AN.

1. WIE VIELE LITER FLÜSSIGKEIT TRINKEN SIE TÄGLICH?
○ A) bis zu 1 Liter
○ B) 1,5 bis 2 Liter
○ C) eher 3 Liter

2. SÜSSIGKEITEN UND SOFTDRINKS (COLA, LIMO, FRUCHTNEKTARE) KONSUMIERE ICH (1 PORTION = 1 HANDVOLL ODER 1 GLAS 0,2 L)
○ A) täglich 2-3 Portionen
○ B) täglich 1 Portion
○ C) fast nie

3. OBST UND GEMÜSE (1 PORTION = 1 HANDVOLL) ESSE ICH TÄGLICH
○ A) mindestens 5 Portionen
○ B) 3 Portionen
○ C) fast nie

4. ICH BIN EHER DER TYP,
○ A) der möglichst 2-3 Mal täglich isst, d. h. Frühstück, Mittag- und Abendessen
○ B) dem es oft erst mittags (oder noch später) gelingt, etwas zu essen

5. WELCHE ERNÄHRUNGSWEISE KOMMT IHRER AM NÄCHSTEN?
○ A) Ich liebe es mediterran, also Fisch, Geflügel, mageres Fleisch, viel Gemüse.
○ B) Ich hab's lieber deftig, also Pasta, Pizza, Fleisch, Pommes frites, Knödel.

6. KOHLENHYDRATE (REIS, KARTOFFELN, NUDELN, BROT) ESSE ICH
○ A) sehr wenig, höchstens 1 Handvoll oder 1 Scheibe täglich
○ B) gerne 2-3 Hände voll, aber fast immer naturbelassen
　　(z. B. Vollkornreis und Vollkornbrot)
○ C) gerne 2-3 Hände voll, dann am liebsten in Form
　　von Weißbrot, weißem Reis und hellen Nudeln

7. WARUM ESSEN SIE?

- A) Eigentlich nur, weil ich Hunger habe oder eine der 3 Mahlzeiten ansteht.
- B) 2-3 Mal pro Woche esse ich auch, weil ich mich belohnen will oder Stress habe, aber auch aus Lust, Frust oder Langeweile.
- C) Es passiert mir fast täglich, dass ich aus Lust, Frust, Stress oder Langeweile esse.

8. WIE ESSEN SIE?

- A) Immer am Esstisch, ohne Ablenkung durch TV oder PC, auch im Job nehme ich mir Zeit, etwa in der Kantine.
- B) Ich mag es, wenn nebenbei der Fernseher läuft oder wenn ich nebenbei noch am PC arbeiten oder spielen kann.
- C) Ich habe zum Essen eigentlich kaum Zeit, esse fast immer zwischendurch, oft auch im Gehen oder im Auto.

9. WIE SCHNELL ESSEN SIE?

- A) Sehr schnell, bin oft als Erste(r) fertig
- B) Normal, bin ungefähr mit den anderen zusammen fertig
- C) Sehr langsam, die anderen sind immer vor mir fertig.

10. WIE OFT ESSEN SIE SELBSTGEKOCHTES?

- A) Fast täglich
- B) 2-3 Mal pro Woche
- C) Fast nie

11. ALKOHOL TRINKE ICH

- A) täglich, gerne 1 Glas Wein oder Bier
- B) gar nicht
- C) fast täglich 2 Gläser oder mehr

FRAGE	1	2	3	4	5	6	1-6
ANTWORT	A/B/C	A/B/C	A/B/C	A/B	A/B	A/B/C	
PUNKTE	0/3/5	0/3/5	7/3/0	7/0	7/2	7/4/0	

FRAGE	7	8	9	10	11	7-11
ANTWORT	A/B/C	A/B/C	A/B/C	A/B/C	A/B/C	
PUNKTE	6/2/0	7/2/0	0/3/6	5/3/0	4/4/0	

SUMME

GESAMTPUNKTZAHL

AUSWERTUNG

60–67 PUNKTE (GRÜNER BEREICH)

Ihr Ernährungsverhalten ist ausgezeichnet. Die Wahrscheinlichkeit, dass Sie schlank bleiben oder werden, ist hoch! Sie sind der Genießer-Typ, denn Sie schmecken bei jedem Bissen hin und konzentrieren sich aufs Essen. Sie ernähren sich gesund und ausgewogen, d. h., Ihr Körper bekommt aus der aufgenommenen Nahrung alles, was er braucht. Wenn das auch beim Thema „Bewegung und ausgewogener Lebensstil" so ist, haben Sie alles getan, um gesund zu bleiben.

50–60 PUNKTE (GELBER BEREICH)

Sie machen vieles richtig, könnten aber noch mehr Genuss und Freude am Essen haben. Achten Sie darauf, dass Sie mindestens zwei Mal (bei Spätaufstehern und Frühzubettgehern), besser drei Mal regelmäßig und langsam essen, ohne Ablenkung durch PC, Handy oder TV.

UNTER 50 PUNKTE (ROTER BEREICH)

Sie sollten Ihre Ernährungsgewohnheiten grundsätzlich überprüfen. Achten Sie bitte in Zukunft darauf, dass Ihr Körper alles bekommt, was er benötigt. Belügen Sie sich nicht selbst: Essen Sie nur, wenn Sie Hunger haben oder eine Mahlzeit ansteht und nicht, weil Ihnen Ihr Gehirn wieder zuflüstert, es bräuchte Zucker. Essen Sie nicht, weil Sie eigentlich eine Pause brauchen. Dann nehmen Sie sich bitte eine Auszeit, aber ohne zu essen. (Siehe Kapitel 1.) Trinken Sie lieber etwas: Ein Glas Wasser mehr belebt den Geist und reduziert den Appetit.

DIE GROSSE LÜGE IHRES GEHIRNS: „HILFE, HILFE, ICH VERHUNGERE!"

WENN SIE ZUNEHMEN WOLLEN …
…sollten Sie unbedingt ein paar Diäten machen! Diäten sind auch empfehlenswert, wenn man seine gute Laune verlieren will – und die verliert man meist noch vor den Pfunden, wie mir meine Patienten regelmäßig erzählen –, bevor wir das Problem dann gemeinsam und ohne Diät angehen.

Dementsprechend will ich Ihnen hier keine neue Wunderdiät „verkaufen". Ich möchte Ihnen dabei helfen, Ihre Ernährung so umzustellen, dass Sie die nächsten 30 Jahre Spaß daran haben, weil Ihnen Ihr Essen schmeckt und Sie merken, wie stark Sie gesundheitlich davon profitieren.

Generell halte ich nicht viel von Verboten. **Sie dürfen alles essen – ob Sie sich nun einfach nur gesund ernähren oder ob Sie Ihr Gewicht reduzieren wollen!** Aber auch hier reicht es nicht, seinem Körper einfach zu vertrauen, nach dem Motto vieler selbst ernannter Experten: „Dein Körper sagt dir schon, was er braucht!" Quatsch mit Soße! Den meisten flüstert der innere Schweinehund zu, und das ist – ob Sie es glauben oder nicht – unser egoistisches Gehirn: „Ja, nimm die Schokolade, wenn dir danach ist, gerne auch *noch* einen Riegel! Ja, trink ein Glas Wein, das tut dir gut, und das zweite tut bestimmt noch besser …!"

Andere Zeiten erfordern eine andere Ernährung! Die meisten von uns gehen *nicht* mehr zehn Stunden pro Tag einer anstrengenden körperlichen Tätigkeit nach. Also sollten wir heute weniger Kalorien zu uns nehmen als unsere Vorfahren noch vor 100 Jahren. Wir verbrauchen weniger Kalorien, haben gleichzeitig aber mehr Stress (siehe Kapitel 2). Der macht uns anfällig für die billigen Verführungen zum hochkalorischen Essen an jeder Ecke. Wenn man dann immer nur schön darauf hörte, was uns Teile unseres zuckerhungrigen Gehirns so alles zuflüstern, liefe man nur noch von einer Konditorei zur nächsten!

Eine einseitige Ernährung bedeutet ein Überangebot bestimmter Nahrungsbestandteile, andererseits – und das ist schlimmer – den Verzicht auf etwas. Essen Sie ruhig hin und wieder eine Currywurst oder einen Döner, solange Ihre Energiebilanz insgesamt stimmt (siehe Seite 125). Wer sich jedoch hauptsächlich von Fast Food ernährt,

BAUCH UND KOPF: DAS ESSVERHALTEN DES MENSCHEN

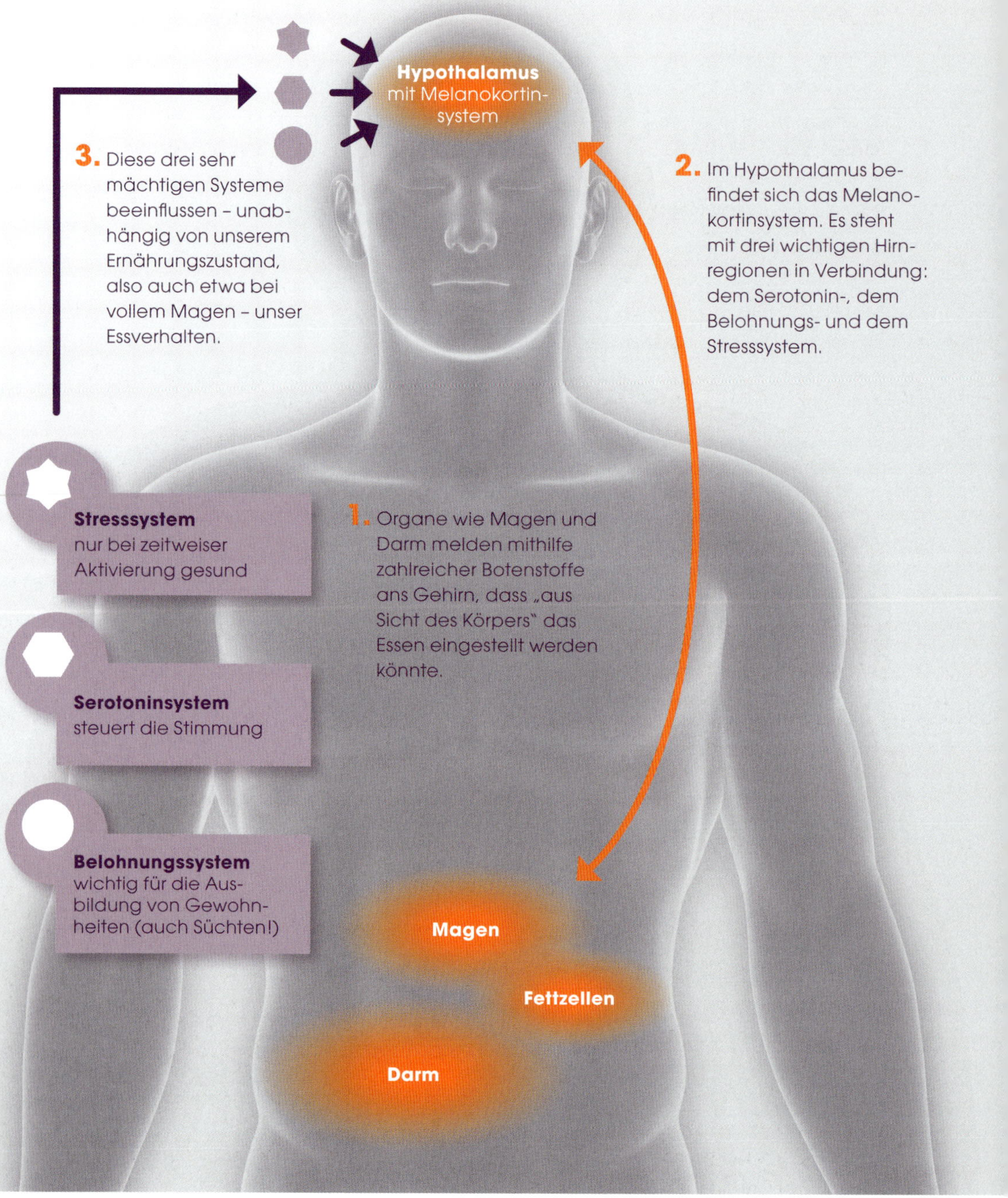

Hypothalamus
mit Melanokortin-
system

3. Diese drei sehr mächtigen Systeme beeinflussen – unabhängig von unserem Ernährungszustand, also auch etwa bei vollem Magen – unser Essverhalten.

2. Im Hypothalamus befindet sich das Melanokortinsystem. Es steht mit drei wichtigen Hirnregionen in Verbindung: dem Serotonin-, dem Belohnungs- und dem Stresssystem.

Stresssystem
nur bei zeitweiser Aktivierung gesund

1. Organe wie Magen und Darm melden mithilfe zahlreicher Botenstoffe ans Gehirn, dass „aus Sicht des Körpers" das Essen eingestellt werden könnte.

Serotoninsystem
steuert die Stimmung

Belohnungssystem
wichtig für die Ausbildung von Gewohnheiten (auch Süchten!)

Magen

Fettzellen

Darm

führt sich meist sehr schnell sehr viele Kalorien zu und lässt in der Regel Obst und Gemüse außen vor. Im Fehlen dieser lebensnotwendigen Nahrungsbestandteile liegt die eigentliche Gefahr einseitiger Ernährung.

Noch ein Hinweis an strenge Veganer: Der Verzicht auf alle tierischen Lebensmittel, also nicht nur auf Fleisch, sondern auch auf Käse, Joghurt oder Milch, und damit auf hochwertiges Eiweiß, ist über eine rein pflanzliche Kost schwer zu kompensieren – auch hier besteht die Gefahr eines Mangels! Und Diäten? Auch diese basieren oft auf dem Weglassen bestimmter Nahrungsmittel und sind folglich nicht der richtige Weg zu Gesundheit und Normgewicht.

Grundsätzlich gilt: Essen Sie eine Mischkost, die sich aus dem bunten Warenkorb der Natur bedient. Denn der Mensch ist von seiner Entwicklung her ein „Mischköstler". Und vielleicht hilft es Ihrem Gehirn ja auch, wenn Sie ihm die Weisheit Hollywoods noch einmal zuflüstern: *Nichts kann so gut schmecken, wie sich Schlanksein anfühlt.*

JA, ALSO **WAS** DENN NUN **ESSEN**?
AUSWEGE AUS DEM LABYRINTH DER IRRTÜMER UND HALBWAHRHEITEN

„Herr Doktor, welche Diät ist denn nun die richtige?", fragte mich Herr Esser. „Ich habe sie jetzt fast alle durch: *Atkins*, also mit viel Fleisch und wenig

Kohlenhydraten, *Schlank im Schlaf*, mit morgens für mein Gefühl viel zu vielen Kohlenhydraten, dafür abends gar keinen. Dann habe ich noch *low fat* und die *Kohlsuppe* ausprobiert. Bei allen war ich anschließend froh, wieder normal essen zu dürfen. Und habe dann auch wieder an Gewicht zugelegt."

DIÄTEN – UND WESHALB SIE NICHT FUNKTIONIEREN (KÖNNEN)

Diäten haben heute oft den Status von Pseudoreligionen und stehen diesen in ihrem Absolutheitsanspruch auch kaum nach. Die verschiedenen „Diätbibeln" widersprechen einander dabei oft gegenseitig, jede basiert auf einer anderen, angeblich „einzig wahren und absolut wirkungsvollen" Grundidee. Doch ganz gleich, ob „*Magic Kohlsuppe*" oder *Atkins*: Keine Diät lässt sich für längere Zeit durchhalten – entweder weil sie auf Dauer nicht mehr schmeckt, oder weil sie dem Körper nicht gibt, was er braucht. Aber auch die Ernährungspyramiden als Empfehlungen für einen gesunden Speiseplan unterliegen einem stetigen Wandel. Empfiehlt die DGE (Deutsche Gesellschaft für Ernährung) noch 55-60 Prozent Kohlenhydrate-Anteil (Reis, Kartoffeln, Nudeln) kommen die meiner Meinung nach sinnvollsten Empfehlungen aus Amerika und lauten: **Obst und Gemüse sind die Grundlage unserer Ernährung und sollten bei jeder Mahlzeit die Hälfte des Tellers füllen.**

Die häufig wechselnden Anschauungen verdeutlichen, dass wir noch wenig über Ernährung wissen. Das liegt unter anderem daran, dass gute, umfassende Studien (siehe dazu Seite 37) nur schwer durchzuführen sind. (Wer würde auch schon im Dienst der Forschung zehn Jahre lang Spinat essen und darüber Buch führen?) Aber wir wissen genug, um ein paar einfache Empfehlungen geben zu können. Diese umzusetzen, erfordert am Anfang etwas Disziplin (siehe Seite 39). Auch deshalb, weil eine gewisse Gewöhnung und Abhängigkeit vom Geschmack des Fast-food mit seinen Geschmacksverstärkern eingetreten ist. Aber seien Sie sich gewiss: Nach einer Weile der Ernährungsumstellung werden Sie merken, dass Sie auf bestimmte Nahrungsmittel wie etwa Currywurst und Pommes frites nur noch selten Appetit haben. Das heißt: Langfristig *müssen* Sie nicht auf etwas verzichten, Sie *wollen* es! Und Sie werden sogar sehr viel hinzugewinnen – Ihre Gesundheit!

WAS **UNSER KÖRPER** BRAUCHT

Ich möchte noch einmal auf den Vergleich zwischen unserem Körper und einem Automobil zurückkommen: Wie Sie wissen, benötigt Ihr Wagen Treibstoff und Ersatzteile. Egal, welchen Treibstoff Sie „tanken", das heißt, egal, was Sie essen: Der Körper schafft es fast immer, daraus Energie zu erzeugen. Versuchen Sie das mal mit Ihrem Auto! (Oder besser nicht …) Doch gibt

es auch für den Körper „Treibstoffe", mit denen er besonders gut „läuft". **Die besten Treibstoffe" für Ihren Körper sind Stärke aus Vollkornprodukten und ungesättigte Fette.**

Aber auch Reparatur muss sein: Innerhalb eines Jahres tauscht Ihr Körper die Hälfte seiner 40 Milliarden Zellen durch neue aus. „Fliegender Reifenwechsel" sozusagen, ohne dass Sie etwas davon mitbekämen. Dafür notwendig ist zum einen, dass Sie Ihrem Körper „Baumaterial" zuführen, aus dem er neue Zellen bilden kann: ungesättigte Fettsäuren, etwa für die Zellwände und für die Hormonbildung; Proteine, also Eiweiße, für Ihre Muskeln; Vitamine und Mineralstoffe, damit Ihr Stoffwechsel funktioniert. Es ist also wichtig, dass wir unsere Nahrung nicht nur als „Brennstoff" betrachten, sondern als Lieferant wertvoller Rohstoffe, aus denen sich unser Körper permanent erneuert! **Kein Mensch erträgt den Verzicht auf wichtige Reparaturstoffe über einen längeren Zeitraum**, es sei denn um den Preis einer schnelleren Alterung. Er wird zudem so lange Hunger haben, bis sein Körper bekommt, was er braucht.

ERNÄHRUNG – MEINE EMPFEHLUNGEN

Diäten funktionieren also nicht. Daher habe ich für Sie aus der verfügbaren Literatur und meiner Erfahrung mit annähernd 2000 Patienten, die abgenommen haben, herausdestilliert, was in meinen Augen bei der Ernährung wirklich wichtig ist, um das Fettgewebe „im Zaum zu halten" und gesund zu bleiben. Dabei werde ich zwar auch kurz auf die Nahrungsbestandteile und -mengen eingehen, vor allem jedoch auf die noch wichtigeren Fragen: Wie und warum sollten wir essen?

HIER DIE WICHTIGSTEN PUNKTE
ZUR ERNÄHRUNG:

⮩ In unserer Praxis haben wir mittlerweile rund 2000 Patienten zu ihrem Gewicht beraten. Die meisten sprechen auf die sogenannte LOGI-Ernährung an und halten sie auch am besten durch. LOGI wurde in Deutschland durch Dr. Nicolai Worm bekannt und hat als Grundlage den im Vergleich zur DGE-Ernährungspyramide niedrigeren Anteil an Kohlenhydraten. **Die Patienten können sich satt essen.** Getreideprodukte aus raffiniertem Mehl (Weißmehl) wie Weißbrot, helle Brötchen, Kartoffelprodukte, geschälter Reis, Süßwaren und gesüßte Erfrischungsgetränke sollten allerdings nur ganz selten auf den Tisch kommen. Verzehren Sie keine bzw. nur sehr wenig Kohlenhydrate, weder Kartoffeln noch Nudeln, Reis oder Brot. Essen Sie also in puncto Kohlenhydrate wie ein Bettler. Wählen Sie lieber ein Stück Fleisch, Geflügel, Fisch oder Tofu mit Gemüse oder Salat. Diese Nahrungsmittel haben einen sehr geringen Kohlenhydratanteil, und bei den Kohlenhydraten handelt es sich zudem um die „guten". Die Einschränkung von Kohlenhydraten macht

übrigens nicht nur abends Sinn, wie das Buch *Schlank im Schlaf* weismachen will. Kohlenhydratreduktion funktioniert auch tagsüber, mehr dazu unter: http://www.ncbi.nlm.nih.gov/pubmed/21475137

⮩ **Die LOGI–Ernährung entspricht in weiten Teilen einer mediterranen Ernährung.** Dabei bedeutet „mediterran" aber nicht „Pizza, Pane und Polenta" sondern Fisch, mageres Fleisch und viel Gemüse. Ein hoher Anteil an Kohlenhydraten in der Ernährung ergibt in meinen Augen, aber auch nach der Einschätzung vieler renommierter Wissenschaftler und Praktiker, heute keinen Sinn mehr. Nur wer traditionell lebt, d. h. schwere körperliche Arbeit verrichtet (siehe Kapitel 5) kann auch traditionell essen (d. h. viele Kohlenhydrate). Wobei Kohlenhydrate in der Vollkornversion zu bevorzugen sind. Am wirksamsten ist LOGI bei denjenigen, die auch genetisch diesem Typus entsprechen, siehe hierzu den Kasten „Ihre Ernährung …" auf Seite 110.

⮩ **Ihre Nahrung sollte ausreichend hochwertiges Eiweiß enthalten** – mindestens 1 Gramm pro Kilogramm Körpergewicht, also mindestens 80 Gramm für einen 80 Kilogramm schweren Menschen. (Dazu müsste er sich beispielsweise ein ganzes Kilogramm Magerquark einverleiben.) Die LOGI-Ernährung liefert ca. 1, 2 – 1,5 g Eiweiß pro Kilogramm Körpergewicht. Ältere Menschen sowie Kraft- und Ausdauersportler sollten bis zu 2 Gramm Eiweiß pro Kilogramm Körpergewicht zu sich nehmen, um dem Abbau von Muskel- und Hirnmasse vorzubeugen.[16]

So halten Sie Ihr Gewicht: Laut einer Studie des Deutschen Instituts für Ernährungsforschung in Potsdam konnten Patienten, die abgenommen haben, ihr Gewicht über eine eiweißreiche Ernährung am besten halten. Die Erklärung: Beim Abbau von Eiweiß wird Glucagon ausgeschüttet, der Gegenspieler des Insulins. Essen wir zu wenig Eiweiß, haben wir automatisch einen erhöhten Insulinspiegel und bald wieder Appetit. Außerdem wird Eiweiß nur zum Teil zur Energiegewinnung verwendet. Es wird vor allem auch als Baustoff in unseren Körper eingebracht. Dabei entsteht keine Energie, vielmehr wird welche verbraucht. *Unverarbeitetes* Fleisch ist ein guter Eiweißlieferant, *verarbeitetes* eher nicht. „Der Tod mag Wurst" titelte der Spiegel am 7.3.2013 und bezog sich auf eine große Untersuchung, die von Schweizer Forschern an rund 450.000 Personen durchgeführt worden war. Wer viel verarbeitetes Fleisch wie Leberwurst, Salami und Würste isst, stirbt demnach früher. Wer nur 20 Gramm am Tag konsumiert, lebt am längsten.

⮑ **Makronährstoffe** ist die zusammenfassende Bezeichnung für die Hauptnährstoffe unseres Körpers: Fette, Kohlenhydrate und Eiweiße. Unter **Mikronährstoffen** versteht man Vitamine und sekundäre Pflanzenstoffe, Mineralstoffe und Spurenelemente, die wir nur in kleinen Mengen benötigen.

⮑ **Ein Großteil des Übergewichts ist durch Alkoholkonsum bedingt.** Alkohol hat über 50 Prozent mehr Kalorien als Zucker und steht damit fast auf der Stufe von Fett! *Ein* Glas Bier oder Wein kann sich durchaus günstig auf die Gesundheit auswirken. Zwei Gläser sind aber keineswegs doppelt so gesund

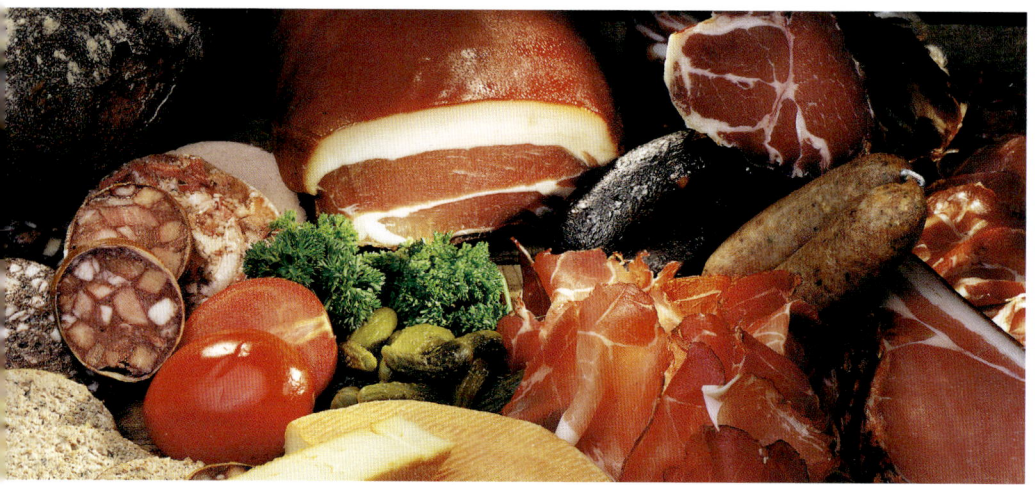

– denn hier schlägt das Pendel dann schnell in die Gegenrichtung aus: Neben Gesundheitsschäden wie Bluthochdruck, Impotenz und Leberschäden kommt es vor allem zu Übergewicht. Bei der Energie von Alkohol handelt es sich um „leere" Kalorien, die dem Körper nichts Verwertbares zuführen und die Eigenschaft haben, sich fast sofort nach Genuss auf Bauch oder Hüften niederzuschlagen. Alkoholkonsum führt zu einem Absinken des Zuckerspiegels und macht damit Appetit auf „deftiges" Essen. **Bei vielen Patienten ist die Schlacht gegen das Übergewicht schon geschlagen, wenn sie ihren Alkoholkonsum eingestellt oder wenigstens eingedämmt haben.** Aber auch ein Glas täglich summiert sich am Ende des Jahres zu fünf Kilogramm Hüftspeck, wenn die Kalorien des Alkohols nicht an anderer Stelle eingespart werden – bitte jedoch nicht bei Obst und Gemüse!

➲ **Haushaltszucker** ist ein hoch verdichtetes, für den Körper ungünstiges Kohlenhydrat, das den Blutzucker und die dazugehörige Insulinreaktion schnell hochfahren lässt. Vor allem süße Getränke (Softdrinks und Säfte sowie Nektare) tragen mit dazu bei, dass das Übergewicht in der Bevölerung weiter ansteigt. Im Schnitt „tanken" wir täglich 200-300 Kilokalorien in Form dieser Süßgetränke! Das ist viel, wenn man bedenkt, dass wir pro Tag durchschnittlich nur 50-80 kcal zu viel zu uns nehmen und dadurch an Gewicht

zulegen. Besser: Wasser, (ungesüsster) Tee, Kaffee. Man kann die **Energiegewinnung aus Zucker** auch mit dem Verbrennen von Papier vergleichen, die aus Kohlenhydraten wie Vollkorn mit dem Verbrennen von Holz und die von Fett mit dem Verbrennen von Briketts. **Teufelskreis: Zucker macht hungrig auf Zucker!** Schnell zerlegbare Kohlenhydrate, beispielsweise aus Weißbrot oder Nudeln, „schießen" als Zucker regelrecht ins Blut und provozieren damit eine schnelle und überreichliche Ausschüttung von Insulin. Wenn die Energiedepots gefüllt sind, werden die überschüssigen Zucker durch das Insulin in den Fettdepots und der Leber gespeichert und dort verschlossen aufbewahrt. Wiederholt sich dieser Vorgang, wollen die Zellen immer weniger Zucker aufnehmen, weil sie noch voll sind. Die Bauchspeicheldrüse produziert dann immer mehr Insulin und „zwingt" dadurch den Zucker „mit Gewalt" in die Zellen. Das Insulin wirkt nicht mehr richtig, eine Insulinresistenz hat sich entwickelt (siehe Seite 87f.). Die Folgen sind klar: Sowohl das Körpergewicht als auch die Fettdepots nehmen kontinuierlich zu (siehe die Grafik auf Seite 195). Die Bauchspeicheldrüse verausgabt sich, und als Folge kann sich ein Diabetes einstellen.

➲ **Empfohlene Lebensmittel enthalten selten mehr als 1,25 Kilokalorien pro Gramm.** Diese Beschreibung passt auf Suppen, Obst, Gemüse und Vollkornprodukte.

DER IDEALE ESS-TELLER

Empfehlung des
US-Landwirtschaftsministeriums
(USDA 2013)

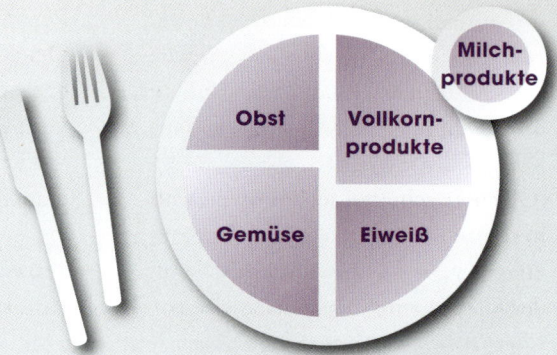

Obst | Vollkorn-produkte | Milch-produkte | Gemüse | Eiweiß

IHRE ERNÄHRUNG – MASSGESCHNEIDERT

Eine neue Möglichkeit, Ihre Ernährung ganz individuell auf Sie zuzuschneiden, bietet Ihnen die „genetische Stoffwechselanalyse". Dafür werden Ihnen mit einem Wattebausch ein paar Schleimhautzellen von der Wangenschleimhaut abgerieben und anschließend im Labor untersucht. In jeder Zelle ist Ihr komplettes Erbgut mit seinen 30.000 Genen gespeichert. Sechs Gene, die für Stoffwechsel und Ernährung zuständig sind, werden analysiert. Ein weiteres Gen wird daraufhin untersucht, ob Ihre Körpermuskulatur eher aus Ausdauer- oder aus Schnell-(Kraft-)Fasern besteht. Dadurch ist es möglich, Ihnen eine Ernährungsempfehlung an die Hand zu geben, die gut zu Ihrer genetischen Veranlagung passt – d. h., welche der Energielieferanten Eiweiß, Kohlenhydrate oder Fett Sie bevorzugt essen sollten, und welche Sie besser meiden, damit diese nicht auf Ihren Hüften landen. Zusätzlich bekommen Sie eine Empfehlung, ob Sie mehr das (Schnell-)Krafttraining oder das Ausdauertraining betonen sollten. Eine wissenschaftliche Untersuchung der Stanford Universität(USA)[17] belegt, dass eine Diät unter Berücksichtigung des genetischen Stoffwechseltyps im Durchschnitt 2,5 Mal so gute Ergebnisse erzielte. Das heißt, die untersuchten Personen konnten mehr als doppelt so viel Gewicht abnehmen, wenn Sie zuvor eine genetische Stoffwechselanalyse durchgeführt hatten und die daraus resultierenden Empfehlungen anschließend umsetzten. Solche Tests werden von mehreren Firmen angeboten.

Um die Datenlage zur Wirksamkeit der genetischen Stoffwechselanalyse weiter zu stärken, hat unsere Praxis gerade an einer Studie mit der Sporthochschule Köln teilgenommen. Alle 103 Patienten im Alter von 30-59 Jahren erhielten eine Beratung zur Ernährung, zur Bewegung und zum Lebensstil. Gemessen wurden der BMI sowie der Fett- und Muskelgehalt des Körpers über einen Zeitraum von neun Monaten. Zudem wurde das Wohlbefinden abgefragt. Bei 79 Patienten wurde zusätzlich die genetische Stoffwechselanalyse durchgeführt, sodass diesen Patienten sehr individuelle Empfehlungen zur Ernährung und zur Bewegung gegeben werden konnten. Die ersten vorläufigen Daten zeigen, dass die Gruppe mit der genetischen Stoffwechselanalyse mehr Gewicht verlor und sich im eigenen Körper deutlich wohler fühlte als die Vergleichsgruppe. Die Veröffentlichung erfolgt in Kürze.

⮑ Ein weiterer sehr wichtiger Aspekt beim Abnehmen und Schlankbleiben ist **der Faktor „Stress"** und wie wir damit umgehen. Bei Stress verlangt das Gehirn offenbar nach einer Extraportion Zucker (Glucose), seinem Lieblingsbrennstoff, und gaukelt dem Körper vor, er hätte zu wenig. Was so nicht stimmt, denn der Körper kann den Zucker aufgrund einer Insulinresistenz lediglich nicht voll nutzen. Das Gehirn zweigt ihn für sich ab. Der Körper reagiert mit Hunger, auch wenn er noch genügend Reserven in Form von Fettgewebe hat. Bei Dauerstress passiert dies fortwährend. Die Therapie besteht in Stressreduktion oder Stressgewöhnung (siehe Kapitel 2) und regelmäßiger Bewegung (siehe Kapitel 5). Eine „Diät" alleine bringt in solchen Fällen meist nichts, denn Nahrungsentzug verknappt die Lieblingsspeise unseres Gehirns, den Zucker, und erhöht dadurch seinen Stress.

⮑ **Zuckeraustauschstoffe und Süßstoffe:** Unser Gehirn gaukelt uns zwar häufig etwas vor, lässt sich aber ungern von sich selbst verschaukeln, vor allem, wenn es um seinen Lieblingsbrennstoff geht: den Zucker. Es lässt sich ungern mit Süßstoffen oder Zuckeraustauschstoffen an der Nase herumführen!

⮑ **Zuckeraustauschstoffe bringen nichts.** „Mit Zuckeraustauschstoffen – für Diabetiker geeignet" stand früher auf vielen Lebensmitteln. Inzwischen ist der Zusatz „für Diabetiker geeignet"

zum Glück verboten. Und das ist gut so. Denn viele griffen zu, weil sie dachten, es handelte sich um Light-Produkte, also kalorienreduzierte Erzeugnisse. Das trifft bei vielen Zuckeraustauschstoffen jedoch nicht zu.

Einziger Vorteil: Durch den geringeren Insulinanstieg ist auch der nachfolgende Hunger etwas geringer, Heißhungerattacken werden nicht noch gefördert. Die Süßkraft der Zuckeraustauschstoffe ist ähnlich wie bei Haushaltszucker. Zu diesen zählen: Sorbit (E 420), Mannit (E 421), Isomalt (E 953), Maltit (E 965), Maltitol- Sirup (E 965), Lactit (E 966), Xylit (E 967) sowie Fructose (Fruchtzucker).

⮑ **Fructose** ist preiswert und wird daher immer häufiger zum Süßen verwendet. Ihr öffentliches Image ist zu Unrecht gut – man denkt dabei an „natürlich" und an „Frucht"! Denn **Fruchtzucker hat neben seinen vielen Kalorien auch andere Nachteile:** So erhöht er das Risiko, einen Gichtanfall zu erleiden, weil die Harnsäure im Blut steigt. Fructose bewirkt oft eine „Malabsorption", eine Störung der Nährstoffaufnahme, was Darmbeschwerden verursachen kann. Fructose deaktiviert den Hunger in unserem Gehirn schlechter als Glucose (Traubenzucker).[18]

⮑ **Süßstoffe sparen Kalorien.** Sie sind synthetisch hergestellte oder natürliche Ersatzstoffe für Zucker, die eine wesent-

WIE ISST DEUTSCHLAND?

Laut dem 12. Ernährungsbericht der Deutschen Gesellschaft für Ernährung (DGE) vom 14. Dezember 2012 gibt es positive und negative Trends in der Ernährung der Deutschen. Positiv: Die Deutschen essen pro Jahr 1,1 kg mehr Gemüse. Dem steht ein Minderverzehr von 800 g beim Obst entgegen. Der Getreideverbrauch (Kohlenhydrate!) ist weiter angestiegen. Prof. Helmut Heseker, Präsident der DGE, rät zu noch mehr Kohlenhydraten (was ich eher kritisch sehe), aber wenigstens in Form von Vollkorn (… „sowie (bei) Getreide aus dem vollen Korn noch mehr zuzugreifen"). Wir verzehren im Durchschnitt immer noch 1 kg Fleisch pro Woche, empfohlen ist die Hälfte. Die DGE weist darauf hin, dass der übermäßige Verzehr von rotem Fleisch mit einem erhöhten Risiko für Dickdarmkrebs und tödlichen Herz-Kreislauf-Erkrankungen assoziiert ist.

Bemerkenswert ist der Konsum sogenannter *Softdrinks* (= Erfrischungsgetränke: also Fruchtsaftgetränke, Fruchtschorlen, Limonaden und Brausen): Wir trinken jeder jährlich gut 120 Liter davon und damit noch 1 Liter mehr als 2011. Das macht für jeden Deutschen 0,33 Liter (1 Dose) täglich oder etwa 166 Kilokalorien. Wenn man bedenkt, dass wir im Durchschnitt „nur" 50-80 kcal am Tag zu viel essen und dadurch jedes Jahr zunehmen, ist das eine gewaltige Kalorien-Anzahl. Mit anderen Worten:

Allein schon durch das Einsparen der Softdrink-Kalorien wäre das Problem Adipositas und Übergewicht für Deutschland „gegessen"!

Das gilt auch für den Alkoholkonsum. Der Alkoholkonsum ist um 2 Liter/Kopf zurückgegangen, aber immer noch viel zu hoch: 31 Prozent der Männer und 25 Prozent der Frauen weisen laut Nationaler Verzehrsstudie (NVSII) eine Alkoholzufuhr oberhalb der als gesundheitlich akzeptabel angesehenen Alkoholmenge auf. Für gesunde Männer sind das 20g/Tag (ca. 0,15 l Wein oder 0,3 l Bier) und für gesunde Frauen 10g/Tag (0,075 l Wein oder 0,15 l Bier).

Nach einer Studie des Nestle-Konzerns aus dem Jahr 2012 gehört ein Viertel der Deutschen zu den „Qualitätsessern". Qualitätsessern ist wichtig, dass die Produkte ihrer Ernährung gut schmecken, als gesund gelten und nachhaltig produziert werden. Dafür geben sie etwa 5 Prozent mehr Geld aus als der Durchschnittsbürger. Warum verursachen diese gesunden Nahrungsmittel nur rund 5 Prozent Mehrkosten? Weil die Qualitätsesser an anderer Stelle sparen, und zwar bei Fertiggerichten (14 Prozent) und bei Limonaden (22 Prozent)!

Besser essen ist offensichtlich kein *finanzielles* Problem!

lich höhere Süßkraft besitzen. Sie haben kaum Kalorien. Das merkt der Körper allerdings, daher kann es vorkommen, dass die eingesparten Kalorien durch eine höhere Nahrungsaufnahme kompensiert werden. Wenn man gar nicht auf Süßgetränke mit Süßstoff verzichten will, würde ich empfehlen, diese zu den

Mahlzeiten zu trinken. Nicht zwischen den Mahlzeiten, denn dann reagiert der Körper mit einer Insulinausschüttung, weil er *denkt*, er bekäme Zucker. Daraufhin rauscht der Blutzuckerspiegel in den Keller, und es kommt zu einer (Heiß-)Hungerattacke. Das passiert bei einer Süßstoffzufuhr *während* einer

Mahlzeit nicht, weil das (irrtümlich) ausgeschüttete Insulin gut für die Verdauung der übrigen Mahlzeit verwendet werden kann. Diese Hinweise gelten im Großen und Ganzen auch für Stevia, einen natürlichen Süßstoff.

⮑ **Je bunter, desto besser – halten Sie sich an Obst und Gemüse!** Der wichtigste Tipp für eine gesunde Ernährung ist nach aktuellsten wissenschaftlichen Studien sicherlich: **Essen Sie mindestens fünf Portionen Obst und Gemüse pro Tag!** (Eine Portion entspricht einer Handvoll.) Diese Empfehlung wurde auf die Formel „5 am Tag" (englisch: „Five a Day") gebracht. Das hat einen wissenschaftlichen Hintergrund. In der EPIC-Herzstudie[19] konnte gezeigt werden, dass ab der 3. Portion Obst oder Gemüse, jeder Apfel, jede Kiwi, jede Paprika, die Sie essen, das Risiko für einen Herztod um 4 Prozent senkt. Bei 3 Portionen pro Tag ist es also um 4 Prozent, bei 4 Portionen um 8 Prozent und bei 5 Portionen um 12 Prozent vermindert (siehe Abb. unten). Daher empfehlen die Amerikaner bis zu 12 Portionen Obst und Gemüse pro Tag.

⮑ In Obst und Gemüse (und in vielen Salatsorten) sind viele Vitamine und Mineralien zusammen mit den sogenannten sekundären Pflanzenstoffen (siehe Seite 119) vorhanden. **Dabei sollten Sie möglichst Obst und Gemüse in vielen verschiedenen Farben konsumieren.** Denn jede Farbe steht für einen

WIE DER VERZEHR VON OBST UND GEMÜSE DIE KHK-STERBERATE VERRINGERT

JEDE PORTION VERRINGERT DAS RISIKO UM 4 PROZENTPUNKTE

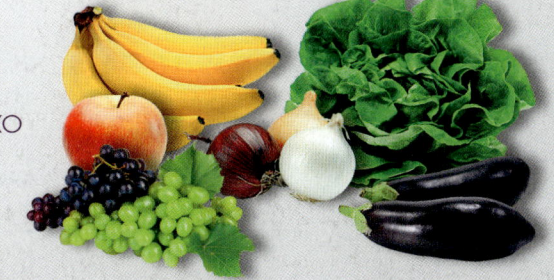

STERBERATE BEI < **3** PORTIONEN

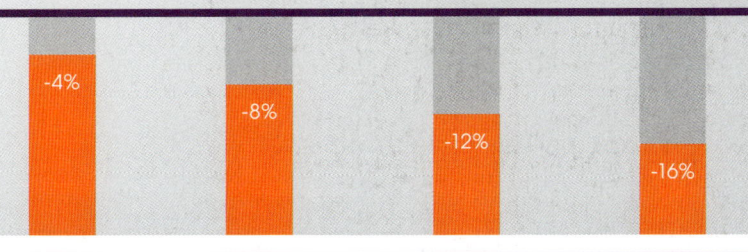

-4%   -8%   -12%   -16%

STERBERATE BEI …   **3** PORTIONEN   **4** PORTIONEN   **5** PORTIONEN   **6** PORTIONEN

anderen sekundären Pflanzenstoff. Oftmals sorgen erst diese Stoffe dafür, dass die Vitamine in unserem Körper ihre Wirkung entfalten können. So enthält ein Apfel zum Beispiel über 4.000 verschiedene Stoffe, die höchste Konzentration davon tatsächlich direkt in und unter der Schale. Ihre volle Wirkung entfalten diese nur im Zusammenspiel, vergleichbar mit einem Orchester. Ein Multivitaminpräparat hingegen enthält oft nur etwa 12 Vitamine. Somit fehlen noch 3.988 Hilfsstoffe! Untersuchungen zeigen, dass isolierte Vitamine dadurch nicht die gleiche Wirkung wie Obst und Gemüse haben. Neuere Präparate versuchen, diesen Wirkungsverlust durch das Hinzufügen sekundärer Pflanzenstoffe auszugleichen. **Vorsicht jedoch bei einzelnen, isoliert zugeführten Vitaminen!** Forscher haben festgestellt, dass eine zusätzliche Vitamin-A-Zufuhr bei Rauchern das Risiko erhöht, an Lungenkrebs zu erkranken. Die SELECT-Studie[20] von 2011 lässt vermuten, dass die Einnahme von zusätzlichem Vitamin E das Risiko, an Prostatakrebs zu erkranken, leicht erhöhen könnte.

⮕ **Obst und Gemüse versorgen unseren Körper mit Vitaminen, lebensnotwendigen Nährstoffen und Energie.** Wie bereits erwähnt, sind sie aufgrund ihres hohen Ballaststoffanteils (unverdauliche Faseranteile), der die Aufspaltung ihrer Kohlenhydrate in einfache Zucker verzögert und somit für eine gleichmäßig verlaufende Insulinreakti-

on sorgt, besonders zu empfehlen. Zudem sind sie dank ihres hohen Wasser- und Ballaststoffanteils hervorragende Magenfüller, die einen relativ niedrigen Kaloriengehalt aufweisen. So gesehen sind vor allem Gemüse und Salate natürliche „Light-Produkte". Dies alles macht sie bei einer Ernährungsumstellung – auch gegen Übergewicht – zu besonders wertvollen Bestandteilen. Schlagen Sie also tüchtig zu und seien Sie unbesorgt: **Von Obst und Gemüse an sich ist noch niemand übergewichtig geworden!**

⮕ **Enthält denn unser heutiges Obst überhaupt genug Vitamine?** Weil Obst und Gemüse heutzutage oft wässrig schmecken, könnte man vermuten, dass es ihnen im Vergleich zu früher an Vitaminen und sekundären Pflanzenstoffen mangelt. 2012 hat sich das Team von Dena Bravata von der Stanford University alle bislang zu dem Thema veröffentlichten Studien vorgenommen. Sie kam zu dem Ergebnis, es gebe keine Unterschiede zwischen konventionell und biologisch angebautem Obst. Immerhin: Die Belastung der Bio-Produkte durch Insektizide war geringer und damit die Belastung von Mensch und Umwelt. Auch im Vergleich zu früher gibt es wohl kaum Unterschiede. Mögliche Erklärung: Die modernen Düngemittel laugen die Böden sogar weniger aus als früher, sodass die Pflanzen alle benötigten Nährstoffe bekommen.

⊃ MEIN TIPP: **Wenn Sie hinsichtlich des Vitamingehalts trotzdem Bedenken hegen, essen Sie einfach mehr saisonales und regional geerntetes Bio-Obst und -Gemüse.**

Und wenn Sie es an einigen Tagen nicht auf fünf Portionen bringen oder besonders gestresst sind, sich sportlich verausgabt haben oder z. B. Antibiotika oder Medikamente genommen haben, die die Magensäure reduzieren und damit die Vitaminaufnahme behindern, dann können heutzutage auch Nahrungsergänzungsmittel Teil einer modernen Ernährung sein. Eine aktuelle Auswertung der renommierten Physicians' Health Study II mit 14.700 Teilnehmern liefert Hinweise, dass Vitaminpräparate auch die Anfälligkeit für Krebs reduzieren können.

⊃ **Obst ist – bis auf wenige Ausnahmen – sehr empfehlenswert.** Obstsäfte hingegen enthalten so viele Kalorien wie eine entsprechende Menge Cola und sollten daher sparsam genossen werden. Denn das Fruchtfleisch, sprich: die Faseranteile mit den Ballaststoffen, die das Hinaufschnellen des Blutzuckers und eine entsprechende Insulinantwort verhindern, sind nicht mehr enthalten – durch den Pressvorgang wird das Beste herausgefiltert. Infolgedessen schießt der Zucker ungebremst ins Blut – mit allen bereits beschriebenen negativen Folgen. Außerdem lassen sich 2 Gläser Apfelsaft schneller und

mehr „nebenbei" trinken als man 6 Äpfel essen könnte, weil die einen satt machen. Apfelsaft aber kaum, er „täuscht" und unterläuft unser Sättigungsempfinden. Er besteht fast nur aus Wasser und Zucker. Zu viel Fruchtzucker aber kann den Harnsäuregehalt im Blut erhöhen und damit das Risiko für einen Gichtanfall. **Generell gilt also: Ersetzen Sie höchstens eine Portion der empfohlenen fünf durch einen Saft!** Beißen Sie lieber direkt in einen frischen Apfel oder schneiden Sie sich morgens Ihre geschälte Apfelsine in einen frischen Obstsalat. Oder probieren Sie meine „Doc-Shakes" am Ende dieses Kapitels (siehe Seite 135)!

IN ZWEI TAGEN 3 KILOGRAMM ABNEHMEN – GEHT DAS WIRKLICH?

Ja! Aber Sie verlieren zum größten Teil Wasser. Das ist nämlich an unseren Kohlenhydratspeicher – das Glykogen – gebunden. Nach zwei Tagen Diät ist das Glykogen verbraucht und setzt das Wasser frei. Aber das Fett ist leider immer noch da.

Schmilzt das Fett auch beim Fortsetzen der Diät? Leider nicht sofort. Um weiter Zucker für das Gehirn herzustellen, greift der Körper auf das Eiweiß der Muskeln zurück und baut diese ab, wenn Sie nicht mit Sport dagegen angehen. Erst nach 14 Tagen schaltet der Körper auf vermehrte Fettverbrennung um – dann sind die meisten Diäten aber schon wieder vorbei. Und Sie haben Ihre wichtigsten Fettverbrenner dezimiert, nämlich Ihre Muskeln, essen aber wie zuvor: **Jo-Jo lässt grüßen!** (Siehe auch Seite 44.)

⮑ ZUSATZTIPP: **Auch Bananen und Weintrauben enthalten viel Zucker. Wenn Sie Gewicht verlieren wollen, sollten Sie sich dabei eher zurückhalten.**

⮑ **Ein normaler Blutzuckerspiegel bewahrt den Körper, vor allem die Gefäße und Nerven, vor Schäden.** Ein anderes Organ mag lieber hohe Blut-zuckerspiegel: unser Gehirn! Denn es kann fast ausschließlich Zucker verbren-nen *und braucht dazu kein Insulin.* Das Gehirn macht zwar nur etwa 7 Prozent unseres Körpergewichts aus, benötigt aber bis zu 25 Prozent der Körperener-gie! Es kann auch keine Energie spei-chern. Deswegen reagiert es schnell auf Zuckerknappheit. Dann verlangt das Hungerzentrum nach Essen, am besten sollte es Zucker sein.

⮑ Dem Teufelskreis aus immer mehr essen und immer höherer Insulinaus-schüttung, der auch als „Insulinfalle" bezeichnet wird, kann man mit zwei eleganten Lösungen entkommen: **Führen Sie weniger Zucker und Stärke zu bzw. verbrennen und verbrauchen Sie den Zucker im Blut einfach durch Bewegung!**

ZUCKER: FESTER BESTANDTEIL
UNSERER FAST-FOOD-WELT
„Damals", in jener Zeit, in der unsere Vorfahren noch als Jäger und Samm-ler unterwegs waren, verhielt sich der Zuckergehalt in ihrer Nahrung etwa proportional zum aufgenommenen

Eiweiß und Fett. Da es in der Natur kaum freien Zucker gab, signalisierte ein Blutzuckeranstieg am Ende eines Mahls, dass der betreffende Mensch *von allem* genug gegessen hatte. Er fühlte sich satt. Aber dieses über Jahrmillionen einpendelte System spielt in unserer süßen Fast-Food-Welt verrückt. Ein Glas Cola enthält so viel Zucker wie 2,5 Kilogramm Fleisch. Wie reagiert der Körper auf diese Veränderung in der Nahrungszusammensetzung? Mit Verwirrung. Er ist durcheinander. Das Signal, das von einem Cola-Burger-Fritten-Menü mit rund 1000 Kalorien ausgeht, liest er so, als hätten Sie gerade 10.000 Kalorien an „natürlichem" Essen zu sich genommen.

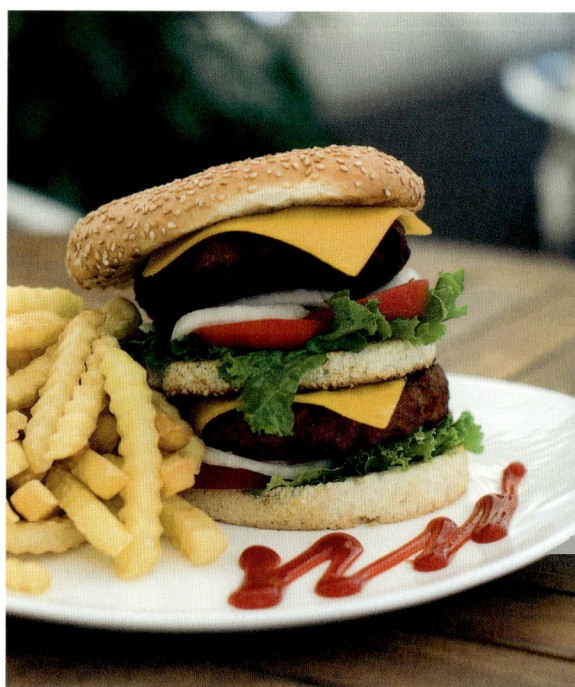

Die Folge: Der Körper schüttet dementsprechend viel zu viel Insulin aus. Und das wiederum erzeugt in kurzer Zeit erneut Hunger, wie weiter oben bereits erklärt. Unsere Bewegungsarmut interpretiert der Körper zudem falsch, denn sie signalisiert ihm: Es gibt nichts zu jagen und somit in nächster Zeit auch nichts zu essen. Daher nutzt der Körper die vorhandenen Kalorien ganz besonders gut und gründlich aus ...

⊃ **Der eine dick, die andere dünn –
das Geheimnis unserer Verdauung:**
Der Grundumsatz eines Menschen – jene Energie, die der Körper im Ruhezustand verbraucht, um alle lebenswichtigen Organfunktionen aufrechtzuerhalten – kann von Mensch zu Mensch erheblich differieren. Der eine verbrennt in Ruhe nur 1100 Kalorien pro Tag, der andere vielleicht 2000. Der entscheidende Faktor, um den Grundumsatz zu erhöhen, ist die Muskelmasse, die zum einen zwar genetisch festgelegt, zum weitaus größten Teil aber über gezielte Kraftübungen trainierbar ist (siehe hierzu Kapitel 5). Im Übrigen gibt es Menschen, die bessere „Futterverwerter" sind als andere. Beides – der Grundumsatz und die Nahrungsverwertung – erklärt, warum der eine bei gleicher Kalorienzufuhr zunimmt und der andere eben nicht. Der eine wandelt die zugeführte Nahrungsenergie beispielsweise zu einem großen Teil in Wärme um, der andere legt die nicht benötigte Energie in Form von Fett in entsprechenden Depots ab. Mit zunehmendem Übergewicht nimmt auch die Wärmeisolierung des Körpers zu, d. h., der Betreffende muss weniger „heizen", um seine Körpertemperatur konstant zu halten und verbraucht daher immer weniger Kalorien pro Kilogramm Körpergewicht.

⊃ Und noch einem Faszinosum begegnete ich bereits 1989 während meines Medizinstudiums bei einer Famulatur in Indien: Dort sah ich, wie die Kühe, die dort auch in den Städten fast alles dürfen, sich über das Altpapier hermachten und es auffraßen. Sie konnten es offensichtlich auch verdauen. Papier besteht, wie die Zellwände von Pflanzen, aus Zellulose, die sich ähnlich wie die Stärke in der Kartoffel aus vielen Zuckereinheiten zusammensetzt, die aber zu einem sehr festen Verbund gefügt sind, sodass sie im Pflanzenreich Stützfunktionen (z. B. im Stängel) erfüllen können. Die Kuh mit ihren vier Mägen und den darin enthaltenen Bakterien schafft es, die Zellulose bei der Verdauung in Zucker zu zerlegen, der ihr dann als Energielieferant zur Verfügung steht.
Der Mensch kann diese Pflanzenbestandteile (und bekanntermaßen auch Papier) nicht verdauen. **Trotzdem sind solche „Ballaststoffe" wichtig, denn sie fördern die Verdauung, senken den Cholesterinspiegel, bewirken ein Sättigungsgefühl und mindern das Risiko, an Dickdarmkrebs zu erkranken.**

⮩ Mittlerweile hat man sogar erste Anzeichen dafür gefunden, dass es Menschen gibt, die – wie Tiere – in der Lage sind, bisher als unverdaulich erachtete Nahrungsmittelbestandteile, wie etwa Ballaststoffe, teilweise zu verdauen, d. h. daraus Energie zu gewinnen! So besitzen Übergewichtige sogenannte Firmicutes-Bakterien, die helfen, schwer verdauliche Kohlenhydrate aufzunehmen. Auch das trägt zur Erklärung bei, warum einigen Menschen das Abnehmen schwerer fällt als anderen.

⮩ **Bei der Verdauung arbeiten die ca. 1,5 kg Bakterien in unserem Darm mit.** Es mehren sich die Hinweise darauf, dass die Zusammensetzung der Bakterien im Darm für unser Körpergewicht, aber auch für das Immunsystem eine entscheidende Rolle spielt. So konnte die Forschergruppe um Martin Blaser (New York University) 2012 zeigen, dass Kinder, die früher häufig Antibiotika bekommen hatten, später als Erwachsene häufiger übergewichtig waren. Dies erklären Forscher wie Blaser und andere damit, dass die Antibiotika die Zusammensetzung der Bakterien im Darm verändern, weil sie neben den krankmachendende Bakterien eben auch viele der „guten" Bakterien vernichten. Außerdem beobachteten die Mikrobiologen Veränderungen bei der Aktivität bestimmter Schlüsselgene, die im Zusammenhang mit der Verwertung von Kohlenhydraten und Fettsäuren stehen. All diese Effekte haben offenbar zur Folge, dass mehr Nährstoffe aus der Nahrung gewonnen, mehr Kalorien pro Mahlzeit aufgenommen und zusätzliche Fetteinlagerungen gebildet werden können. (Nicht von ungefähr werden Antibiotika bei der Schweine- und Geflügelmast verwendet!)

✓ KARTOFFELN – GERNE, ABER LIEBER SO:

⮩ TIPP 1

Kaufen Sie festkochende Kartoffeln und kochen Sie diese mit Schale, damit das Vitamin C erhalten bleibt.

DIE „FETTKARRIERE" VON 200 GRAMM KARTOFFELN

200 g	Fett
Pellkartoffeln	0,3 g
Kartoffelbrei	3 g
Kartoffelsalat	8 g
Bratkartoffeln	16 g
Pommes frites	24 g
Kartoffelpuffer	31 g
Kartoffelchips	78 g

⮩ TIPP 2

Statt Kartoffeln zu frittieren oder in Fett zu braten, essen Sie sie lieber in der Schale gekocht mit einem Kräuter-Quark-Dip. Magerquark enthält nämlich fast kein Fett, dafür aber wertvolles Eiweiß!

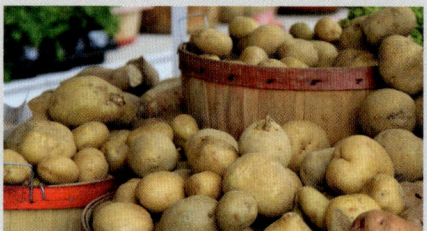

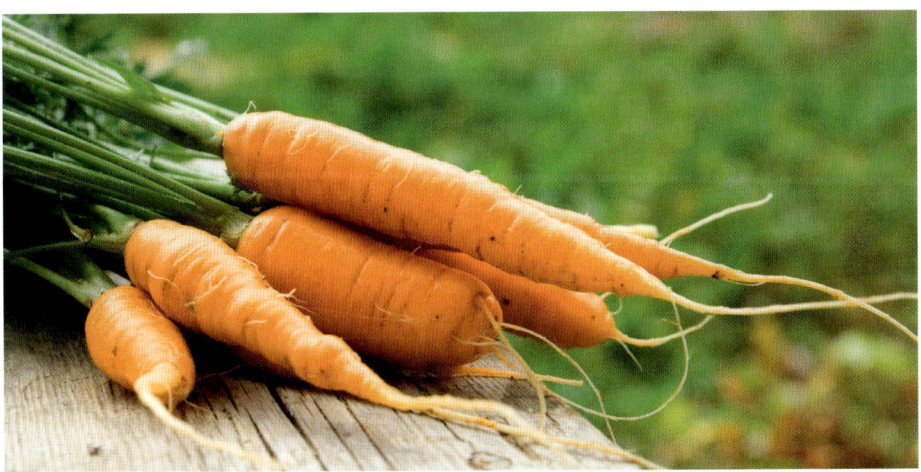

SEKUNDÄRE PFLANZENSTOFFE UNTERSTÜTZEN UNSER IMMUNSYSTEM GEGEN „FREIE RADIKALE"!

In den letzten Jahren hat die Wissenschaft neben den wertvollen Vitaminen und Mineralstoffen noch eine weitere Nährstoffgruppe ins Visier genommen: die sogenannten sekundären Pflanzenstoffe. Mittlerweile kennt man mehrere Tausend Substanzen, die allesamt eine ganz wichtige Rolle im permanenten Reparatur- und Schutzbetrieb des Körpers spielen. Sie stärken das Immunsystem gegen Viren, Pilze und Bakterien, schützen Kreislauf und Blutgefäße oder fangen den normalen oxidativen Stress auf. Dieser oxidative Stress wird hervorgerufen durch sogenannte freie Radikale. Diese aggressiven Verbindungen des ansonsten lebensnotwendigen Sauerstoffs können vielfältigste Schäden im Körper anrichten, bis hin zu Schäden an unserem Erbmaterial, die wiederum zum Leistungsverlust einer Zelle oder gar zur Entstehung einer Krebszelle führen können.

Einige sekundäre Pflanzenstoffe sind die chemischen Kampfstoffe der Pflanzen gegen Fressfeinde, also gegen Viren-, Pilz- oder Bakterienbefall. Man kann sie sogar sehen: So verrät die Farbe von Rotkohl oder Möhren das Vorhandensein von Anthocyanen oder Betacarotin. Manchmal kann man sie auch riechen, wie etwa beim Knoblauch, dessen Geruch auf schwefelhaltige Verbindungen (Sulfide) schließen lässt. Die Tomate enthält Lycopin, das als Radikalenfänger gilt, d. h., sie können aggressiven Sauerstoff neutralisieren. Im Laborversuch konnte gezeigt werden, dass Lycopin die Anbindung bestimmter Krebszellen an die Blutversorgung hemmen und damit das Wachstum verhindern kann. Zur Stärkung Ihrer Sehkraft sollten Sie zu Grünkohl, Spinat und Brokkoli greifen, diese Gemüse enthalten Zeaxanthin und Lutein.

Für besonderes Aufsehen sorgte in der Vergangenheit die Vermutung, dass ein bestimmtes Flavonoid, das Resveratrol, das vor allem in roten Trauben vorkommt, eine gefäßschützende Wirkung hat. Auch in Rotwein ist etwas davon enthalten. Immer mehr Studien belegen inzwischen, dass sekundäre Pflanzenstoffe in der Lage sind, das Risiko für bestimmte Krebsarten zu senken.

SEKUNDÄRE PFANZENSTOFFE UND IHRE GESUNDHEITLICHE WIRKUNG

PFLANZENSTOFF-KLASSE	KOMMEN ZUM BEISPIEL VOR IN …	WIRKUNG NACH DEM AKTUELLEN STAND DER WISSENSCHAFT
Polyphenole	… Trauben, Beeren, Nüssen, Zwiebeln, Vollkornprodukten, Wein	beugen Herz-Kreislauf-Erkrankungen vor und verringern das Krebsrisiko
Carotinoide	… rotem und gelbem Obst wie Möhren, Tomaten, Paprika, Orangen etc. sowie in grünem Gemüse wie Spinat und Grünkohl	verringern das Risiko, an Krebs, grauem Star oder Rheuma zu erkranken
Sulfide	… Zwiebeln, Knoblauch, Lauch	beugen Krebserkrankungen vor und senken den Cholesterinspiegel und den Blutdruck
Saponine	… Sojabohnen, Spinat, Hülsenfrüchten, Tomaten, Kartoffeln und Knoblauch	wirken entzündungshemmend und harntreibend und beugen vermutlich Darmkrebs vor
Senfölglykoside	… Rettich, Senf, Kresse und Kohl	beugen Krebs vor
Phytoöstrogene	… Hülsenfrüchten, Getreidekleie und Vollkorngetreide, Hopfen, Salbei, Ölsaaten	wirken gegen die freien Radikalen, beugen Osteoporose und Wechseljahresbeschwerden vor

Fett ist nicht generell schlecht und macht auch nicht per se dick oder krank. Die Wissenschaft unterscheidet zwar heute noch zwischen „guten" Fetten (einfach- und mehrfach ungesättigte Fettsäuren), die wir in Maßen für unsere Gesundheit dringend benötigen, und „schlechten" Fetten. Diese sollen den Stoffwechsel behindern, die Körperzellen schädigen und sie vorzeitig altern lassen. Aber auch hier ist die Wissenschaft im Fluss. Gerade hat eine große Zusammenfassung von Studien gezeigt, dass das nicht zwangsläufig so sein muss (*Sydney Diet Heart Study*). Dabei kam heraus, dass der Ersatz von gesättigten durch ungesättigte Fettsäuren sogar ein erhöhtes kardiovaskuläres Risiko bewirkt („Margarine-Lüge", siehe auch http://www.express.co.uk/news/uk/375860/Heart-attack-risk-in-healthy-spreads).

Nach LOGI ist übrigens gegen Butter, Sahne, Käse und Schmalz nichts einzuwenden. Gesichert scheint aber die Tatsache, dass sogenannte **Transfette**, die auch beim zu starken Erhitzen von Olivenöl entstehen können, gesundheitsschädlich sind. Siehe Infokasten „Fett" (Seite 121ff.).

FETT HAT DREI AUFGABEN

AUFGABE 1
Es dient als Treibstoff

Fettgewebe ist eigentlich aktives Gewebe, wenn es aus ungesättigten Fettsäuren besteht, wie sie zum Beispiel in Olivenöl und Rapsöl enthalten sind: ein kurzzeitig gespeicherter Treibstoff. Der Körper benötigt die Energie, die Fett Tag und Nacht zur Verfügung stellt. Auch viele Reparaturprozesse im Körper werden erst durch Fett möglich. Es füllt zudem die Glucose-Depots der Muskeln wieder auf. So verbrennt man *nach* dem Laufen mehr Energie als *während* des Laufens. Große Muskeln verbrauchen mehr Kalorien als kleine, und sie brauchen diese Energie 24 Stunden am Tag, also auch nachts!

AUFGABE 2
Es unterstützt das Zellwachstum

Die Wände unserer rund 40 Milliarden Zellen bestehen zum größten Teil aus ungesättigten Fettsäuren. Wir tauschen unsere Zellen ständig gegen neue aus, pro Jahr rund 20 Milliarden. Dafür benötigen wir neue ungesättigte Fettsäuren. Diese sind meist dünnflüssiger als gesättigte. Auch bei niedrigen Temperaturen. Deswegen müssen Fische eher die ungesättigten Fettsäuren enthalten als gesättigte, denn sonst würden sie bei niedrigen Wassertemperaturen erstarren. So hilft uns der Fisch, fit und flexibel zu bleiben: Nicht nur unsere Zellwände, auch die Verbindungen unserer Gehirnzellen, unsere Sexualhormone und viele andere unserer chemischen Botenstoffe bestehen aus ungesättigten Fettsäuren.

AUFGABE 3
Es fungiert als Energiespeicher

Gesättigte Fettsäuren sind für die Industrie daher so interessant, weil sie lange haltbar sind. Deswegen werden auch Fette im Bauch meist als gesättigte Fette gespeichert. Sie sind auch ein mächtiger Signalstoff, doch leider nur für den Zerfall. So haben Untersuchungen ergeben, dass kranke Übergewichtige bis zu fünf Mal mehr Entzündungsstoffe im Blut haben (u. a. Cytokin 6 und andere Abwehrzellen) als Schlanke. Gerade das Bauchfett fungiert als eine Hormondrüse, die schädliche Botenstoffe aussendet (siehe Kapitel 3, Seite 86f.).

Besonders schwer trifft es Übergewichtige, die sich zu wenig bewegen. **Auch die Prostata-, Dickdarm-, Brust- und Ovarialkrebsraten steigen proportional zur Aufnahme gesättigter Fettsäuren.** Ebenso Herzerkrankungen, Schlaganfälle und sogar Alzheimer! Bei Übergewichtigen, die Begleiterkrankungen entwickelt haben, sind bis zu 40 Prozent der Zellen im Fettgewebe keine Fettzellen, sondern *Entzündungszellen*! Wie hoch der Anteil der gesättigten Fette in unserem Körper ist, hängt direkt mit unserer Ernährung zusammen: Führt man dem Körper zu viel gesättigte Fette zu, erhöht sich der Anteil der gesättigten Fette in unserem Körper und damit die Zahl der Entzündungsherde.

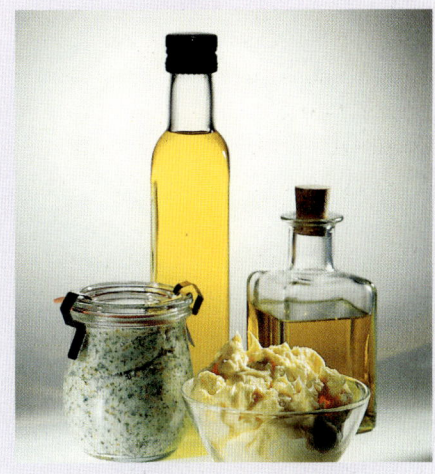

„Schlechte" Fette: Zu den schlechten Fetten zählen bislang die gesättigten Fette. Den Zusatz „gesättigt" verdanken sie ihrer Absättigung mit Wasserstoffmolekülen. Das lässt sie träge werden, und sie können dadurch keine anderen chemischen Verbindungen eingehen – was sie wiederum sehr haltbar macht. Dank ihrer langen Haltbarkeit werden sie von der Lebensmittelindustrie bevorzugt verwendet – und von unserem Körper gespeichert. Da die Zellmembranen aller unserer Körperzellen jedoch, wie bereits erwähnt, aus Fett bestehen, können diese Membranen bei einer Ernährung mit einem Zuviel an schlechten Fetten über den Fettstoffwechsel dick und unflexibel werden. Nach Jahren falschen Fettkonsums sehen unsere Zellwände dann so aus wie Ziegelwände, bei denen einige Ziegel vorstehen, manche zurückversetzt sind und andere ganz fehlen. Diese Unregelmäßigkeiten bereiten nicht nur der Arteriosklerose, der übermäßigen „Verkalkung" unserer Adern den Boden. Die Folge ist zudem ein schlechter Nährstoffaustausch, weshalb es schließlich passieren kann, dass die Zellen nicht mehr richtig funktionieren.

Die schlechten Fette besitzen darüber hinaus auch die unangenehme Eigenschaft, die Insulinrezeptoren der einzelnen Zellen von innen heraus zu verstopfen, weil die Botenstoffe des viszeralen Fetts, wie TNF alpha oder Resistin, die intrazelluläre Signalwirkung das Insulin blocken („Insulinresistenz"), sodass die Zuckermoleküle als Energielieferanten nicht mehr in die Zelle eingeschleust werden können. Die Folge ist ein permanent zu hoher Blutzucker, also ein Diabetes.

(Wahrscheinlich sind die gesättigten Fette nicht generell schlecht, vielmehr kommt es auf das *Mischungsverhältnis* zu den ungesättigten Fetten an.)

Eindeutig schädlich scheinen hingegen die „Transfette" (TF) zu sein. Sie sind ebenfalls haltbar gemacht (gehärtet) und in sehr vielen industriell hergestellten Lebensmitteln (Frittiertes, Fertiggerichte, industrielles Speiseeis) enthalten. Früher enthielt auch die Margarine sehr viele Transfette, inzwischen kommen sie kaum noch darin vor. **Achten Sie zu Hause darauf, Ihr Frittierfett nicht über 170 Grad Celsius und Pflanzenöl nicht über 120 Grad Celsius zu erhitzen!** Denn wenn das Öl in der Pfanne raucht, ist es bereits krebserregend. Da Transfette vorzeitig Arteriosklerose auslösen, sind sie in den US-Bundesstaaten New York und Kalifornien bereits verboten. Über diese Fette wird man sicherlich auch in Deutschland zukünftig noch heftig diskutieren.

Analysen von Gerhard Jahreis (Universität Jena) haben ergeben, dass sich in folgenden Produkten die meisten Transfette befinden:
- Blätterteig
- Chips
- Kekse
- Backmargarine

„Gute" Fette: Pflanzen enthalten vorwiegend ungesättigte Fettsäuren. Diese können einfach in den Körper aufgenommen werden, liefern prima Treibstoff und sind exzellentes Baumaterial für stabile Zellen und Gewebe. Diese guten Fette sind zudem Lieferanten für die fettlöslichen Vitamine A, D, E und K, sie sorgen für einen sehr guten Stoffwechsel und damit für eine gute Versorgung unserer Körperzellen. Zu den guten Fetten zählt man die sogenannten ungesättigten und mehrfach ungesättigten Fettsäuren. Ungesättigte Fettsäuren (z. B. Olivenöl) erkennt man leicht daran, dass sie bei Zimmertemperatur flüssig sind. Mehrfach ungesättigte Fettsäuren (z. B. Weizenkeimöl), liegen sogar immer in flüssiger Form vor.

Gute Fette sind vor allem enthalten in:
- Nüssen und Kernen (Erdnüsse, Walnüsse, Mandeln, Kürbiskerne etc.)
- Olivenöl
- Mandelöl
- Erdnussöl
- Weizenkeimöl
- Rapsöl
- Leinöl
- Avocados
- im Fleisch von frei laufendem Wild
- fettem Fisch wie Lachs und Makrele

Schon in ihrer Frühzeit nahmen die Menschen 30 Prozent ihrer Energie über Fette auf, allerdings waren es damals – im Gegensatz zu heute – die guten Fette. Doch warum haben wir heute mehr gesättigtes Fett im Essen? Frei laufendes Wild hat nur 10 Prozent Fett, überwiegend ungesättigtes. Werden Tiere aber industriell gehalten, bekommen sie keine Bewegung und werden gemästet, dann steigt ihr Fettgehalt auf bis zu 30 Prozent. Zudem verschlechtert sich die Qualität des Fetts: Es ist zum größten Teil gesättigt.

Was tun uns gute Fette Gutes? Eine besonders wichtige Eigenschaft der guten Fette: In Verbindung mit Kohlenhydraten verzehrt, bremsen sie die allzu schnelle Zerlegung der Kohlenhydrate in Zuckermoleküle aus und verhindern somit auch einen zu hohen Blutzuckerspiegel sowie eine darauf folgende allzu heftige Insulinantwort. Deshalb sollte beispielsweise Weißbrot, wie etwa Ciabatta oder Baguette, immer zusammen mit ein wenig Olivenöl verzehrt werden – wie es in der mediterranen Küche ja durchaus üblich ist. Natürlich kann man aber auch eines der anderen Öle verwenden oder eine Avocado dazu essen.

In aller Munde: „Omega-3": Sie stecken vor allem in (fettem) Fisch und gelten schon seit Jahren als besonders gesunde Fettsäuren. Sie hemmen die Bildung aller Entzündungsstoffe im Körper und damit natürlich auch die Entzündungsgeschehen, wie sie nicht zuletzt der Arteriosklerose zugrunde liegen. Zudem halten gerade die Omega-3-FS die Zellmembranen geschmeidig und gewährleisten eine ausreichende Versorgung der Körperzellen. Alle Völker mit einem sehr hohen Fischverzehr sind weit weniger von Zivilisationskrankheiten wie Herz-Kreislauf-Erkrankungen, Rheuma oder auch Allergien betroffen als „Fischverweigerer". Neuere Studien zeigen zudem, dass Omega-3-FS schon an sich gesund sind, der Fisch aber noch mehr „drauf hat". Es verhält sich dabei ungefähr so wie die einzelnen Vitamine zur Frucht, die eben auch mehr kann.

Aus dem „Fachnähkästchen": Eine Metaanalyse amerikanischer Wissenschaftler um Evangelos Rizos aus dem Fachmagazin „Journal of the American Medical Association" deutet darauf hin, dass die Einnahme von Fischöl-Kapseln wirkungslos ist.[21] Das „British Medical Journal" kommt zu dem Schluss, dass es zwar Beobachtungsstudien gibt, die positive Effekte auf die Gesundheit sehen. Aber alle hochwertigen Interventionsstudien würden bislang keine Effekte auf die Gesundheit zeigen.[22]

Als ziemlich gesichert dürfte allerdings gelten, dass sich zwei Mal Fisch pro Woche positiv auf die Gesundheit auswirkt.

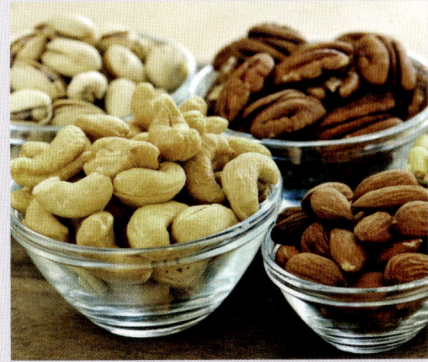

❗ NÜTZLICHE INFO

EIWEISS

Proteine, die Sammelbezeichnung für alle in der Natur vorkommenden Eiweiße, sind die Grundbausteine des menschlichen Körpers und daher lebenswichtig. Vom Hormon über die Haut und die Haare bis hin zu den Muskeln besteht gut die Hälfte des menschlichen Körpers (wenn man das Wasser abzieht, also die reine „Trockenmasse" betrachtet) aus Proteinen.

Neben Wasser (macht rund 60-70 Prozent der Körpermasse aus) sind Proteine die am häufigsten vorkommende Substanz des menschlichen Körpers. Sie spielen unter anderem für den Aufbau der Gewebe und Organe, für die Immunabwehr, bei der Blutgerinnung, bei der Steuerung der Genaktivitäten und bei vielen anderen Funktionen eine ganz entscheidende Rolle. **Hochwertige Proteine erfüllen z. B. auch eine wichtige Aufgabe im Insulin- und Blutzuckerhaushalt.** Bei der Verstoffwechslung von Eiweiß wird das Hormon Glucagon freigesetzt, ein Gegenspieler des Insulins. Eiweiß sorgt als Begleiter von Kohlenhydraten beim Essen also immer auch für einen ausgeglichenen Insulin- und Blutzuckerspiegel, was für die Gesundheit und für das Körpergewicht von ganz entscheidender Bedeutung ist. Daher gibt es gute Gründe, den Körper mit hochwertigem Eiweiß zu versorgen – zumal der Körper mindestens acht der insgesamt 20 Aminosäuren, aus denen er sich seine Proteine zusammensetzt, nicht selbst herstellen kann.

Diese sogenannten essenziellen Aminosäuren müssen also mit der Nahrung zugeführt werden und das täglich, will man nicht die Risiken von Mangelerscheinungen in Kauf nehmen. Ein Eiweißmangel wirkt sich zudem negativ auf das Körpergewicht aus, denn wenn der Körper zu wenig Eiweiß erhält, holt er es sich aus den Muskeln und baut als Ersatz dort Fett ein. **Eiweißmangel geht also mit einer Zunahme an Körperfett einher.**

Eiweißlieferanten – es gibt gute und schlechte! Grundsätzlich gilt fast immer: Eiweiß tierischer Herkunft ist biologisch höherwertig als Eiweiß pflanzlicher Herkunft, d. h., der Körper kann aus derselben Menge Eiweiß mehr eigene Körperstrukturen aufbauen.

Bei Fleisch sollte man jedoch darauf achten, dass es mager ist. Fette Aufschnitt- und Wurstsorten, Schweinebraten, Rumpsteak oder anderes fettes oder stark marmoriertes Fleisch sind als Eiweißquellen weniger empfehlenswert, weil die tierischen Fette aus „schlechten" (gesättigten) Fettsäuren bestehen. **Eine besonders gute Eiweißquelle ist fetter Fisch**, weil im Fisch auch noch die so besonders wertvollen Omega-3-Fettsäuren enthalten sind (siehe Seite 123).

Gute Eiweißlieferanten:
- Geflügel (Huhn, Pute, Truthahn – aber allesamt ohne die fette Haut!)
- Fisch (Lachs, Makrele, Thunfisch und andere fette Fischsorten)
- mageres Fleisch (vor allem Rind und Lamm)
- magerer Schinken
- fettreduzierter Käse
- fettreduzierter Quark
- Eier
- Soja
- Tofu

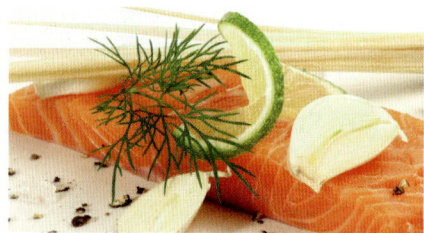

Überflüssiges Körperfett ist Energie, die zugeführt, aber vom Körpermotor nicht verbrannt wurde und deshalb in unseren Fettdepots endgelagert wird. Überflüssiges Körperfett und damit Gesundheit ist demnach auch eine Frage der Energiebilanz.

Eine Ernährungsumstellung ist bestenfalls zu 20 Prozent am Abnehm-Erfolg beteiligt. Weitere 40 Prozent macht nach meiner Erfahrung das Ess*verhalten* aus (Wann, wie schnell, wie abgelenkt, wieso esse ich? Siehe den Test auf Seite 101f.) Die restlichen 40 Prozent erreiche ich mit Muskelkraft und Ausdauertraining (mehr dazu im Kapitel „Bewegung", siehe Seite 145ff.). **Neben dem erhöhten Kalorienverbrauch bewirkt regelmäßige Bewegung zudem, dass sich die Ernährung automatisch umstellt.**

Wer schlank bleiben will, muss essen! Ihre Energiebilanz auszugleichen, hat nichts mit „Hunger leiden" zu tun. Sie werden sich lediglich angewöhnen müssen, sich an den richtigen Dingen satt zu essen. Von Obst und Gemüse ist noch niemand dick geworden! Die Fans von Currywurst und Döner werden jetzt vielleicht zusammenzucken. Doch es gibt auch für die Anhänger der Fast-Food-Küche keinen Grund, in Depressionen zu verfallen. Denn erstens ist auch eine Currywurst oder ein Döner hin und wieder erlaubt, und zweitens kann ein raffiniert-einfach zubereitetes Gericht (zu Hause oder im Restaurant) eine echte Köstlichkeit sein. Probieren Sie es doch einfach – oder besser gesagt: mehrfach – aus! In den Buchhandlungen finden Sie ganze Regalmeter von Kochbüchern mit einer

DEN KALORIEN AUF DIE SCHLICHE KOMMEN ...

Wenn Sie flankierend zu meinem Bewegungsprogramm auch über die Ernährung Gewicht reduzieren möchten, beginnen Sie zunächst mit der Schätzung Ihres **täglichen Kalorienbedarfs** (siehe Kasten auf Seite 126). Führen Sie dann über einen Zeitraum von einer Woche ein **Ernährungstagebuch**, in das Sie wirklich alles eintragen, was Sie über den Tag verteilt essen, also auch jeden Snack und jedes Stück Schokolade. Listen Sie auf, wie viel Sie trinken und vor allem, wie viel Kalorienhaltiges Sie trinken, z. B. Fruchtsäfte, Cola oder auch Alkohol. Notieren Sie sich auch, warum Sie gegessen haben: War es tatsächlich aus Hunger, waren Sie gestresst, haben Sie sich geärgert, hatten Sie Langeweile, war es Lust, war es Frust ...

Nach dieser Woche berechnen Sie anhand einer Kalorientabelle, wie viele Kalorien Sie im Schnitt zu sich genommen haben. Vergleichen Sie anschließend diesen Wert mit Ihrem Kalorienbedarf. Reduzieren Sie dann die zugeführten Kalorien oder erhöhen Sie den Verbrauch. **Und lassen Sie sich im Zweifelsfall von einem Ernährungs- oder Sportmediziner beraten!** Eine Ernährungsberatung durch eine Diätassistentin steht jedem Kassenpatienten fünf bis sechs Mal pro Jahr zu, wenn eine Indikation vorliegt (Übergewicht, hoher Cholesterinspiegel, hoher Triglyceridspiegel oder hoher Harnsäurewert). Ein Privatpatient kann bei diesen Indikationen drei Mal jährlich eine Ernährungsberatung beim Arzt in Anspruch nehmen.

Vielzahl köstlicher Rezepte. Insbesondere die mediterrane Küche versteht sich grandios auf eine einfache und dennoch sehr gesunde und ausgewogene Ernährung.

Raus aus dem Gewohnheitstrott!
Gewohnheiten sind sehr mächtig. Doch so, wie man sich etwas angewöhnt, kann man es sich auch wieder abgewöhnen.

Es gibt ein paar Tricks und Tipps, die dabei helfen. Manchmal genügt es schon, wenn man nur darauf aufmerksam macht, dass bestimmte Verhaltensmuster einfach nicht zum Ziel führen. Neues Verhalten braucht etwa ein halbes Jahr, um zur Gewohnheit zu werden.

DIE FAUSTFORMEL FÜR DEN
NORMALEN KALORIENBEDARF

Man unterscheidet bei der Berechnung des täglichen Kalorienbedarfs eines Menschen zwischen „Grundumsatz" und „Arbeitsumsatz". Der Grundumsatz ist der Basis-Energiebedarf, das heißt, die Menge an Kalorien, die der Körper im Ruhezustand braucht, um sämtliche lebenswichtigen Funktionen – von der Körpertemperatur bis zur Funktionstüchtigkeit aller Organe – aufrechtzuerhalten. Er entspricht etwa dem Verbrauch, den Sie hätten, wenn Sie den ganzen Tag im Liegen zubrächten. Den Grundumsatz berechnen Sie mit folgender Formel:

GRUNDUMSATZ =
$$\frac{1 \text{ KILOKALORIE (KCAL)*}}{\text{KG KÖRPERGEWICHT PRO STUNDE}}$$

Beispiel: Der Grundumsatz für einen 80 kg schweren Mann beträgt
80 kcal x 24 Stunden = 1920 kcal pro Tag
(* Bei Frauen 0,9 kcal)

Zum Grundumsatz addiert sich der sogenannte Arbeitsumsatz, der all die Energie umfasst, die wir über unsere Muskeln verbrauchen, um uns zu bewegen. Dieser Arbeitsumsatz kann individuell erheblich variieren, weil zum Beispiel ein Gerüstbauer sehr viel mehr Energie verbraucht als ein Büroangestellter, der den ganzen Tag einer sitzenden Tätigkeit nachgeht. Um seinen Gesamtkalorienbedarf zu ermitteln, multipliziert man den Grundumsatz mit einem dem Arbeitsumsatz entsprechenden Multiplikationsfaktor. Der fällt je nach Tätigkeit entsprechend höher oder niedriger aus.

Multiplikationsfaktoren für den Arbeitsumsatz ⮕ bei vorwiegend sitzender Tätigkeit: 1,3–1,6 und ⮕ bei häufigem Stehen oder Gehen: 1,8–3,7

GESAMTKALORIENBEDARF =
GRUNDUMSATZ X
MULTIPLIKATIONSFAKTOR

Beispiel: Der Gesamtbedarf eines 80 kg schweren Mannes mit einer rein sitzenden Tätigkeit beträgt
1920 kcal x 1,3 = 2496 kcal pro Tag.

MÄNNER

Wenn Sie nicht rechnen möchten, können Sie – bei einer Arbeitsbelastung mit normaler Bürotätigkeit – Ihren Kalorienbedarf auch hier ablesen:

Größe in cm	KÖRPERGEWICHT IN KG													
	60	**65**	**70**	**75**	**80**	**85**	**90**	**95**	**100**	**105**	**110**	**115**	**120**	**130**
150	1640	1720	1800	1890	1970	2050	2130	2220	2300	2380	2460	2440	2630	2790
152,5	1650	1740	1820	1900	1980	2070	2150	2230	2310	2390	2480	2560	2640	2800
155	1670	1750	1830	1920	2000	2080	2160	2250	2330	2410	2490	2570	2660	2820
157,5	1680	1770	1850	1930	2010	2100	2180	2260	2340	2420	2500	2590	2670	2840
160	1700	1780	1860	1950	2030	2110	2190	2280	2360	2440	2520	2600	2690	2850
162,5	1710	1800	1880	1960	2040	2130	2210	2290	2370	2450	2540	2620	2700	2870
165	1730	1810	1890	1980	2060	2140	2220	2310	2390	2470	2550	2630	2720	2880
167,5	1740	1830	1910	1990	2070	2160	2240	2320	2400	2480	2570	2650	2730	2900
170	1760	1840	1920	2010	2090	2170	2250	2340	2420	2500	2580	2660	2750	2910
172,5	1770	1860	1940	2020	2100	2190	2270	2350	2430	2510	2600	2680	2760	2930
175	1790	1870	1950	2040	2120	2200	2280	2370	2450	2430	2610	2690	2780	2940
177,5	1800	1890	1970	2050	2130	2220	2300	2380	2460	2540	2630	2710	2790	2960
180	1820	1900	1980	2070	2150	2230	2310	2400	2480	2560	2640	2720	2810	2970
182,5	1830	1920	2000	2080	2160	2250	2330	2410	2490	2570	2660	2740	2820	2990
185	1850	1930	2010	2100	2180	2260	2340	2430	2510	2590	2670	2750	2840	3000
187,5	1860	1950	2030	2110	2190	2280	2360	2440	2520	2600	2690	2770	2850	3020
190	1880	1960	2040	2130	2210	2290	2370	2460	2540	2620	2700	2780	2870	3030
192,5	1890	1980	2060	2140	2220	2300	2390	2470	2550	2630	2720	2800	2880	3050
195	1910	1990	2070	2160	2240	2320	2400	2490	2570	2650	2730	2810	2900	3060
197,5	1920	2010	2090	2170	2250	2340	2420	2500	2580	2660	2750	2830	2910	3080
200	1940	2020	2100	2190	2270	2350	2430	2520	2600	2680	2760	2840	2930	3090

Bei einem Alter von unter 25 Jahren: 100 kcal dem Tabellenwert hinzufügen. Bei einem Alter von über 40 Jahren: 100 kcal vom Tabellenwert abziehen.

FRAUEN

Wenn Sie nicht rechnen möchten, können Sie – bei einer Arbeitsbelastung mit normaler Bürotätigkeit – Ihren Kalorienbedarf auch hier ablesen:

Größe in cm	KÖRPERGEWICHT IN KG														
	50	55	60	65	70	75	80	85	90	95	100	105	110	115	120
150	1460	1520	1580	1640	1690	1750	1810	1860	1920	1980	2040	2090	2150	2210	2270
152,5	1470	1520	1580	1630	1700	1750	1810	1870	1930	1980	2040	2100	2160	2220	2270
155	1470	1530	1590	1640	1700	1760	1820	1870	1930	1990	2050	2100	2160	2220	2280
157,5	1480	1530	1590	1650	1710	1760	1820	1880	1940	1990	2050	2110	2170	2230	2280
160	1480	1540	1600	1660	1710	1770	1830	1890	1940	2000	2060	2120	2170	2230	2290
162,5	1490	1550	1600	1660	1720	1780	1830	1890	1950	2010	2060	2120	2180	2240	2290
165	1490	1550	1610	1670	1720	1780	1840	1900	1950	2010	2070	2130	2180	2240	2300
167,5	1500	1560	1610	1670	1730	1790	1840	1900	1960	2020	2070	2130	2190	2250	2310
170	1500	1560	1620	1680	1730	1790	1850	1910	1960	2020	2080	2140	2200	2250	2310
172,5	1510	1570	1620	1680	1740	1800	1860	1910	1970	2030	2090	2140	2200	2260	2320
175	1510	1570	1630	1690	1750	1800	1860	1920	1980	2030	2090	2150	2210	2260	2320
177,5	1520	1580	1640	1700	1750	1810	1870	1920	1980	2040	2100	2150	2210	2270	2330
180	1530	1580	1640	1700	1760	1810	1870	1930	1990	2040	2100	2160	2220	2270	2330
182,5	1530	1590	1650	1700	1760	1820	1880	1930	1990	2050	2110	2160	2220	2280	2340
185	1540	1590	1650	1710	1770	1820	1880	1940	2000	2050	2110	2170	2230	2290	2340
187,5	1540	1600	1660	1710	1770	1830	1890	1940	2000	2060	2120	2180	2230	2290	2350
190	1550	1600	1660	1720	1780	1840	1890	1950	2010	2060	2120	2180	2240	2300	2350
192,5	1550	1610	1670	1730	1780	1840	1900	1960	2010	2070	2130	2190	2240	2300	2360
195	1560	1610	1670	1730	1790	1850	1900	1960	2020	2080	2130	2190	2250	2310	2360
197,5	1560	1620	1680	1730	1790	1850	1910	1970	2020	2080	2140	2200	2250	2310	2370
200	1570	1630	1680	1740	1800	1860	1910	1970	2030	2090	2140	2200	2260	2320	2380

Bei einem Alter von unter 25 Jahren: 100 kcal dem Tabellenwert hinzufügen. Bei einem Alter von über 40 Jahren: 100 kcal vom Tabellenwert abziehen.

⮰ MEIN TIPP: Lassen Sie Ihren Kalorienverbrauch besser beim Arzt exakt bestimmen. Entweder über den wirklichen Gesamtumsatz mittels eines Kalorienverbrauchs-Messgeräts, das Sie mitbekommen oder den Grundumsatz mittels der Spiroergometrie.

Wenn Sie über Ihre Ernährung einen Gewichtsverlust erzielen wollen, sollten Sie etwa ein Drittel unter Ihrem täglichen Kalorienbedarf bleiben. Das entspricht ungefähr einem Kaloriendefizit von 500 bis 1000 Kalorien täglich. Sollten Sie ein sehr hohes Gewicht haben, kann das Kaloriendefizit auch höher ausfallen. Um eine Mangelernährung auszuschließen, sollte die Gesamtkalorienzufuhr jedoch nie unter 1200 Kalorien fallen. Erhöhen Sie also lieber Ihren Verbrauch! (Siehe Kapitel 5.)

ESSEN: DAS „WIE" IST WICHTIGER ALS DAS „WAS"

Soviel zu den Funktionen der einzelnen Baustoffe im Körper und zu den heute meiner Meinung nach wichtigsten Ernährungsempfehlungen. Letztendlich ist aber die entscheidende Frage: **Wie schaffen Sie es wirklich dauerhaft, nur so viele Kalorien zu sich zu nehmen, wie Sie benötigen?** Dafür müssen Sie zuerst einmal achtsamer werden. Achtsamkeit bedeutet, den Autopiloten in sich auszuschalten. Hören Sie auf, viele Dinge wie ferngesteuert zu erledigen. Befassen Sie sich mit nur *einer* Sache und konzentrieren Sie sich ganz bewusst ausschließ-

lich darauf. Auch und gerade beim Essen. Dann werden Sie feststellen, dass Sättigung weniger mit der Größe Ihrer Portionen als vielmehr mit der Eindringlichkeit Ihres Erlebens zu tun hat.

Achtsamkeit beim Essen heißt, ganz bei sich und seinem Essen zu sein und dabei in sich hineinzulauschen, um sich über die folgenden Fragen klar zu werden:

Warum will ich jetzt essen? Aus Lust, aus Frust, aus Langeweile oder Stress? Oder weil ich wirklich Kohldampf habe? Emotionaler Hunger fühlt sich anders an als richtiger Hunger. Bei dem knurrt der Magen unterhalb des Solarplexus. Den emotionalen Hunger fühlt man häufig etwas oberhalb, oder er wird als Sog im Mund beschrieben. Das Wichtigste ist, innezuhalten, bevor man sich einfach etwas in den Mund schiebt. Sagen Sie zu sich selbst: „Stopp!" und hören Sie in sich hinein. Fühlen Sie gerade Druck, Stress, Unwohlsein, oder sind Sie müde? Ihr Körper lügt hier meist nicht, es sei denn, Sie verbieten ihm den Mund, sodass er mit seinen Signalen gar nicht bis zu Ihnen durchdringt. **Lassen Sie nicht zu, dass ihr Körper einsilbig wird** und alle Gefühlsregungen in nur eine zulässige Universalsprache, den (vorgeblichen) Hunger übersetzt, den Sie dann scheinbar folgerichtig mit Essen beantworten. Sehen Sie den übermäßigen Hunger als Wegweiser zu Ihren Gefühlen. Suchen Sie sich gegebenenfalls (professionelle)

Hilfe. Solange jemand mit seinen Emotionen nicht sinnvoll umgeht, wird es auf Dauer nichts mit der Gewichtsreduktion. Dann ist die Beschäftigung mit Emotionen wichtiger als die Ernährungsberatung.

Auch mit Stress müssen Sie zukünftig anders umgehen. Bei Stress verlangt das Gehirn offenbar nach einer Extraportion Zucker (Glucose), seinem Lieblingsbrennstoff, und gaukelt dem Körper vor, er hätte zu wenig. Was so nicht stimmt, denn der Körper kann den Zucker bei Vorliegen einer Insulinresistenz lediglich nicht voll nutzen. Das Gehirn zweigt ihn für sich ab. Der Körper reagiert mit Hunger, auch wenn er noch genügend Reserven in Form von Fettgewebe hat. Bei Dauerstress passiert dies fortwährend. Die Therapie besteht in Stressreduktion oder Stressgewöhnung (siehe Kapitel 2) und regelmäßiger Bewegung (siehe Kapitel 5). Eine „Diät" alleine bringt in solchen Fällen meist nichts, denn Nahrungsentzug verknappt die Lieblingsspeise unseres Gehirns, den Zucker, und erhöht dadurch seinen Stress.

Wo essen Sie? Vor dem PC, dem Fernseher, der Zeitung, im Gehen? Nicht empfehlenswert, denn dann ist Ihr Gehirn in ganz anderen Sphären unterwegs (z. B. bei dem spannenden Krimi) und vom Essen abgelenkt. Dabei entgeht Ihrem Gehirn der Genuss, und das Sättigungsempfinden setzt viel später ein. Den Genuss wollen Sie dann mit

mehr Essen nachholen. Den meisten LeserInnen dieses Kapitels ist Essen aber so wichtig, dass es auch im Zentrum der Aufmerksamkeit stehen sollte!

Wie essen Sie? Schnell oder langsam? Wer schnell isst, füllt zwar schnell seinen Magen, ist aber trotzdem nicht schnell satt. Denn der Sättigungsreiz benötigt 20 Minuten vom Magen zum Gehirn. Das Problem: Bis dahin essen Sie weiter und haben unter Umständen schon den 3. Gang „drin". Dann heißt es oft: „Ach, hätte ich doch nicht so schnell und so viel gegessen, mein Magen drückt!"

Umgekehrt gilt: **Je langsamer Sie essen und je besser Sie kauen, desto schneller werden Sie satt und zufrieden.** Machen Sie folgenden Versuch: Kauen Sie auf einem Brot einmal richtig lange herum. Was passiert mit dem Geschmack? Richtig: Es wird süß! Das liegt daran, dass die Verdauungsenzyme im Mund die Stärke im Brot zu Zucker zerlegen. Der geht gleich über die Schleimhaut ins Blut und signalisiert dem Gehirn sofort: „Kannst den Hunger reduzieren, bin schon halb satt!" Außerdem verlängern Sie mit langsamem Essen Ihren Genuss.

Glauben Sie nicht alles, was Ihnen Ihre Sinnesorgane an Informationen liefern und was Ihr Gehirn daraus macht. Hinterfragen Sie das öfter und achten Sie auf äußere Faktoren. Sie bestimmen den Appetit entscheidend mit: die Personen am Tisch, die Portionsgröße und selbst die Form von Tellern und Gläsern. Wie Versuche zeigten, werden mehr Erdnüsse geknabbert, wenn sie in großen Schüsseln dargereicht werden. Man isst mehr Hähnchenschenkel, wenn die abgenagten vom Tisch abgeräumt werden, als wenn die Knochen dort liegen bleiben. Fließt in einen Suppenteller von unten Suppe nach, essen die Probanden im Schnitt 73 Prozent mehr, fühlen sich aber gleichermaßen satt! Machen Sie sich dieses Wissen zunutze: **Bieten Sie sich und Ihrer Familie kleine Portionen an.** Sollten Sie nach einer Wartezeit von 15 bis 20 Minuten immer noch Hunger haben, können Sie sich ja noch etwas nachnehmen.

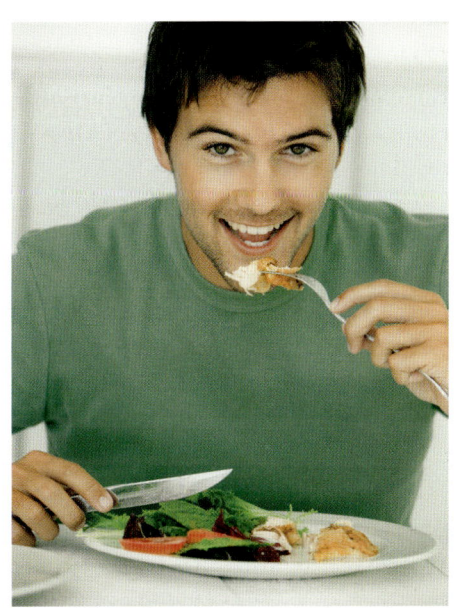

EINE ÜBUNG IN ACHTSAMKEIT BEIM ESSEN

Gerade beim Essen geht die Tür zum Abnehmen nach innen auf, daher: Setzen Sie sich bequem und entspannt hin. Achten Sie im Folgenden auf Ihre Empfindungen und Gefühle.

Schauen Sie sich Ihr Essen zunächst einmal genau an: die Farben, die Beschaffenheit, die Menge. Wenn möglich, betasten Sie die Mahlzeit mit den Händen. Dann versuchen Sie, „hinzuriechen" und alle Aromen genau zu erfassen.

Nehmen Sie einen Bissen in den Mund, zunächst, ohne ihn zu kauen. Nur spüren. Wie fühlt er sich im Mund an? Vieles wie Eis oder Crema Catalana essen wir auch und vor allem wegen des „Mundgefühls". Dann kauen Sie den Bissen ausgiebig und „schmecken genau hin". Was schmecken Sie im Einzelnen? Wie verändert sich der Geschmack mit dem Kauen? Beim Schlucken verfolgen Sie einmal genau, wie sich der Bissen auf den Weg in den Magen macht. Überprüfen Sie zwischen den einzelnen Bissen immer wieder, ob Sie noch bewusst bei der Sache sind.

Bei weiteren Übungen können Sie sich beispielsweise besonders auf Ihre Gefühle konzentrieren, oder darauf, dass Sie sich wirklich ausschließlich dem Essen hingeben, ohne Ablenkung durch Handy oder TV & Co.

Eine andere Möglichkeit, sich über seine Beweggründe beim Essen klar zu werden, besteht darin, eine Zeit lang bewusst auf das Essen zu verzichten. Beim sogenannten Heilfasten wird einem bewusst, was alles mit Essen verbunden war und wofür es stand: Angst, Lust, Belohnung, Frust, Stress , Langeweile … Nach meiner eigenen Erfahrung ist Heilfasten ein hervorragender Einstieg in die Veränderung seiner Essgewohnheiten – es setzt alles auf „Null", ähnlich wie der Resetknopf am PC.

✔ DIE WIRKSAMSTEN TIPPS FÜR DIE SCHLANKE LINIE

⮑ TIPP 1
Achtsamkeit beim Essen siehe Seite 121.

⮑ TIPP 2
**Achten Sie auf eine
negative Energiebilanz!**
Wer sein Gewicht reduzieren möchte, sollte rund 500 bis 1000 Kalorien weniger zu sich nehmen, als er eigentlich benötigt.

⮑ TIPP 3
**Lassen Sie Kohlenhydrate
„links liegen"!**
Verzichten Sie z. B. abends auf Kohlenhydrate und nehmen Sie stattdessen besser eine Eiweißmahlzeit zu sich.

⮑ TIPP 4
**Konzentrieren Sie sich auf gute
Kohlenhydrate und gute Fette! (Siehe
Kasten Seite 123.)**

⮑ TIPP 5
**Keine Kalorienbomben
zwischendurch!**
Die meisten Nahrungsmittel und Getränke, die zwischendurch genascht oder als Zwischenmahlzeit verzehrt werden, haben eine ungeheure Energiedichte – so schlägt beispielsweise ein Hamburger mit stolzen 290 Kalorien pro 100 Gramm zu Buche!

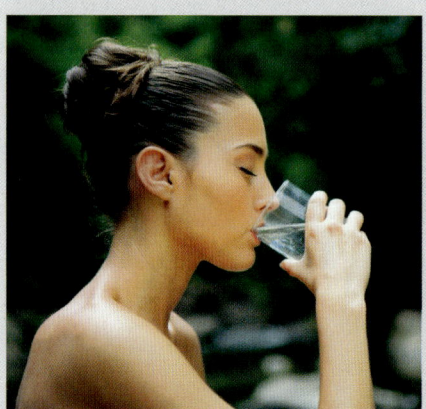

⮑ TIPP 6
Verdünnen Sie die Kalorien!
Um das Gefühl „Ich bin satt" hervorzurufen, sollten Sie beispielsweise erst einmal ein Glas Wasser trinken, dann eine Vorspeise in Form einer Suppe oder eines ballaststoffreichen Salats hinterherschicken.

Doch da nur die Hälfte unseres täglichen Flüssigkeitsbedarfs aus der festen Nahrung gedeckt wird, müssen Sie zusätzlich trinken. Wird das Durstsignal direkt vor dem Essen gedämpft, lässt auch der Hunger nach. Eine klinische Studie von US-Forschern der American Chemical Society zeigte, dass diejenigen, die **zwei Gläser Wasser** vor dem Essen tranken und sich kalorienarm ernährten, in drei Monaten 2,3 kg mehr abnahmen als diejenigen, die sich lediglich kalorienarm ernährten. Die Wasseraufnahme führte dazu, dass die Teilnehmer anschließend 75-90 kcal weniger aßen – und das bei jeder Mahlzeit! Konsequent durchgehalten, bedeutet das eine Einsparung von bis zu 270 kcal täglich, mal 365 Tage macht das rund 100.000 kcal, die eingespart werden, was wiederum rund 14 Kilogramm Fett, oder besser: Nicht-mehr-Fett, auf den Hüften entspricht!

Noch eine gute Nachricht: Pro Liter getrunkenem Wasser werden 100 Kalorien zusätzlich verbrannt!

⮑ TIPP 7
Setzen Sie auf den Dehnungsreiz!
Wer abnehmen möchte, sollte sich den Dehnungsreiz des Magens zunutze machen und pro Tag ein Kilogramm Gemüse (Rohgewicht) essen – dadurch bleibt im Magen einfach weniger Platz für die echten Dickmacher!

Aber Vorsicht: Der Magen merkt es sehr wohl, wenn er nur gedehnt wird, aber

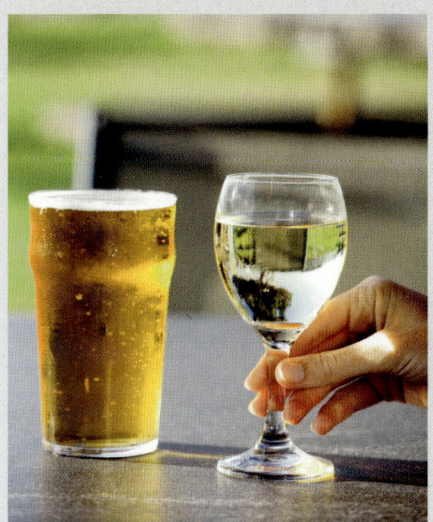

wir essen, desto weniger von diesen Sätti-gungshormonen wird produziert.[23]

➲ TIPP 9

Und versuchen Sie es mal ohne Promille!

Alkohol wirkt appetitanregend. Nach einem Aperitif entwickelt man nicht selten einen übertriebenen Heißhunger und macht sich unkontrolliert über das anschließende Essen her.

Außerdem: **Alkohol hat 50 Prozent mehr Kalorien als Zucker und steht damit von seiner Energiedichte her fast auf derselben Stufe wie Fett!**

➲ TIPP 10

Trainieren Sie Ihre Geschmacksnerven!

Wenn Sie aus alter Gewohnheit der Heiß-hunger überfällt – etwa auf Schokolade –, dann trinken Sie zunächst mal ein Glas Wasser und fragen Sie sich anschließend, ob Sie immer noch etwas Süßes brau-chen. Der Körper verwechselt nämlich häufig Hunger und Durst. Daher sollten Sie zunächst einmal etwas gegen den Durst tun. Wenn Sie dann immer noch Lust auf Süßes haben, essen Sie ein Stück Obst, etwa einen Apfel.

Immer noch scharf auf Süßes? Dann brechen Sie sich ein Stück Schokolade ab, schalten aber den Fernseher und alle anderen Störquellen aus, schließen die Augen, legen sich das Stück Schokolade auf die Zunge und genießen es langsam und ganz bewusst. Der Heißhunger auf Süßes nimmt durch bewussten Genuss deutlich schneller ab.

➲ TIPP 11

Nie wieder hungrig einkaufen gehen!

Gesunde Ernährung fängt mit dem Ein-kauf an. Wer hungrig loszieht, kauft zu viel und vor allem oft die falschen Nahrungs-mittel ein.

der Blutzuckerspiegel kaum ansteigt, weil die Nahrung nur wenig Kalorien enthält. Eine optimale Sättigung wird dann erzielt, wenn beide Signale (Blutzuckeranstieg und Magendehnungsreiz) zusammen auftreten! Also: Immer Nahrung zu sich nehmen, die Kalorien bietet, diese aber „verdünnen". Eine solche günstige Kom-bination ist zum Beispiel Hühnchenfleisch (eiweißreich, wenig Volumen) mit Brokkoli und Salat (wenig Kalorien, aber ausge-zeichnete Magenfüller). Die Mischung macht's!

➲ TIPP 8

Lassen Sie sich Zeit beim Essen!

Wer langsam isst und gut kaut, wird schneller satt. Weil die Verdauung schon im Mund beginnt. Was für die gesunde Ernährung gilt, gilt auch fürs gesunde Abnehmen: Der Sättigungsreiz braucht mindestens 10 bis 20 Minuten, um im Gehirn anzukommen.

Wer schnell isst, überholt seinen Sätti-gungsreiz und isst deswegen mehr, als er eigentlich benötigt. Zwei Darmhormone signalisieren Sättigung: Peptid YY und GLP 1. Die Forschung weiß: Je schneller

NICHT „UNGEFRÜHSTÜCKT"
IN DEN TAG STARTEN!

Je nach Umfrage lässt jeder dritte bis vierte Deutsche das Frühstück ausfallen. Wer jedoch morgens nichts zu sich nimmt, ist bis mittags lange nicht so leistungsfähig, wie er sein könnte. Zu allem Übel wird er auch noch schneller übergewichtig. (Dies trifft – nebenbei bemerkt – auch auf Schulkinder zu!)

Wenn ich meine Patienten frage, weshalb sie nicht frühstücken, höre ich meist eine der folgenden drei Antworten und manchmal auch alle drei zusammen: „Ich habe morgens keine Zeit!", „Ich habe keinen Hunger!" oder „Ich kriege morgens kein trockenes Brötchen runter!". **Also was tun, wenn man Probleme mit dem Frühstücken hat? Hier ein paar Vorschläge:**

MEINE DOC-SHAKES

Das Besondere an meinen Doc-Shakes ist, dass sie alles enthalten, was man braucht: reichlich Obst, hochwertiges Eiweiß, komplexe Kohlenhydrate, Ballaststoffe und nur wenig Fett – dafür aber das richtige! Sie können sogar je nach Zusatz (Nüsse, Leinsamen, Ballaststoffe, blutzuckersenkender Zimt) bei bestimmten Erkrankungen und Risikofaktoren helfen, zum Beispiel bei Übergewicht, Bluthochdruck, erhöhten Cholesterinwerten, Diabetes oder Herzkrankheiten. **Und das Beste:** Sie unterstützen auf ganz natürliche Weise und sind preiswert! Sie können auch abends einfach die letzte

Rettung sein, an einem Tag, an dem man sonst zu nichts Gesundem gekommen ist. Sie schmecken fruchtig und sind richtige Gaumenschmeichler, d. h., sie geben ein gutes Mundgefühl, was bei Nahrungsmitteln ebenfalls sehr wichtig ist. (Bei bestehenden Krankheiten sollten Sie die Medikamente Ihres Arztes aber keinesfalls ohne Konsultation absetzen!)

SO HELFEN SIE IHRER VERDAUUNG WIEDER AUF DIE SPRÜNGE

Nutzen Sie den „gastrocolischen" (Magendarm-)Reflex für eine prompte Verdauung: Bevor Sie einen Doc-Shake genießen oder frühstücken, sollten Sie das Flüssigkeitsdefizit Ihres Körpers ausgleichen, denn Sie haben meist acht bis zehn Stunden lang nichts getrunken. Gleichzeitig können Sie Ihre Verdauung anregen. Trinken Sie dazu ein großes Glas (mindestens 0,3 Liter) zimmerwarmes Wasser sehr zügig. Durch den plötzlichen Dehnungsreiz des Magens gibt dieser ein Signal an den Enddarm nach dem Motto: „Achtung, hier kommt neuer Treibstoff, du musst unten Platz schaffen!" Folge ist ein prompter Toilettengang. Diesen Reflex wiederzuerwecken, kann allerdings ein paar Tage oder Wochen dauern.

⮑ MEIN TIPP zum besseren Stuhlgang: Setzen Sie sich auf die Toilette wie auf einen Stuhl, also aufrecht, und nicht nach vorne gebeugt mit auf den Knien oder Oberschenkeln abgestützten Ellenbogen. Denn dabei wird der Enddarm im unteren Bauch abgeknickt, und Sie müssen einen viel höheren Pressdruck ausüben, der sehr nachteilig ist, weil er auf die Dauer beispielsweise zu Hämorrhoiden führen und eine Divertikulose begünstigen kann.

Die angegebenen Mengen sind so gewählt, dass zwei Personen davon satt werden können. Wenn Sie die Shakes alleine genießen, können Sie die Hälfte im Kühlschrank aufbewahren für den nächsten Tag. Zubereitungszeit: 90 Sekunden!

UND **SO GEHT'S**

Sie benötigen lediglich einen Mixer. Waschen und putzen Sie das verwendete Obst und Gemüse und teilen Sie es in grobe Stücke. Mixen Sie anschließend alle Zutaten zu einem cremigen Shake.

DER VOLLWERTIGE

„ALLES-WAS-DU-BRAUCHST"-SHAKE
pro Glas ca. 210 Kalorien
Kosten pro Trinkmahlzeit ca. 1,80 Euro
- 1 Orange
- 1 Apfel
- 1/2–1 Banane
  (je nach Süße und Kalorienbedarf)
- Saft einer halben Zitrone oder Limone
- 1 Möhre
- 6 Walnüsse oder 2 EL Walnuss-Öl oder
  Leinsamen-Öl
- 500 g Magerquark
- 1 Prise Zimt
- 1 Handvoll kernige Haferflocken
  oder Sojaflocken
- ca. 0,33 l Kuh- oder Sojamilch, Naturjoghurt oder Kefir. Wer es gerne etwas süßer mag, kann auch 0,1 l Saft hinzufügen.

Hinweis: Die Damen füllen mit Sojamilch (hochwertiges pflanzliches Eiweiß, pflanzliche weibliche Hormone), die Herren mit Frischmilch oder Naturjoghurt (1,5 Prozent Fett) nach Belieben auf, je nachdem, ob Sie es dick- oder dünnflüssig mögen. Alles in den Mixer geben und fertig!

DER **BEERIG-GESUNDE**
pro Glas ca. 200 Kalorien
Kosten pro Trinkmahlzeit: ca. 1,60 Euro
- 2 Handvoll Erdbeeren
  (frisch oder tiefgefroren)
- 2 Handvoll Himbeeren
  (frisch oder tiefgefroren)
- 1 Handvoll Johannisbeeren
  (frisch oder tiefgefroren)
- 10 Esslöffel (150 ml) Cranberrysaft
- 200 ml Sojamilch, Milch oder Naturjoghurt
- 500 g Magerquark
- 3 Paranüsse oder Walnüsse oder
  1 Schuss Walnussöl
- frische Minze nach Belieben

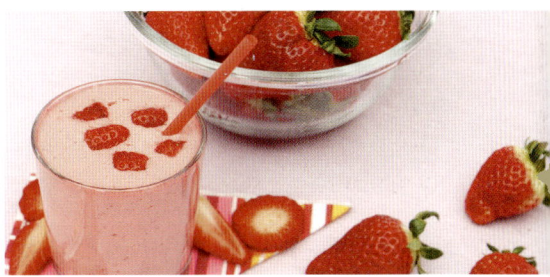

DER **GEMÜSIGE**
pro Glas ca. 200 Kalorien
Kosten pro Trinkmahlzeit: ca. 1,40 Euro
- 1 Möhre
- 1/2 Dose Mais
- 100 g tiefgefrorene Erbsen
- 4 Tomaten
- 1 Becher Joghurt (250 g, 1,5 Prozent Fett)
- 2 El Olivenöl
- etwas Schnittlauch
- 1 Spritzer Zitronensaft
- etwas Bärlauch oder Zitronengras
- Salz und Pfeffer
- ein Stückchen frischer Ingwer

Doch auch wenn Ingwer scharf ist und die Ananas Enzyme enthält, verbrennt das noch kein Fett. Kurbeln Sie deshalb Ihren Stoffwechsel mit Bewegung an. Bauen Sie sportliche Elemente in Ihren Alltag ein!

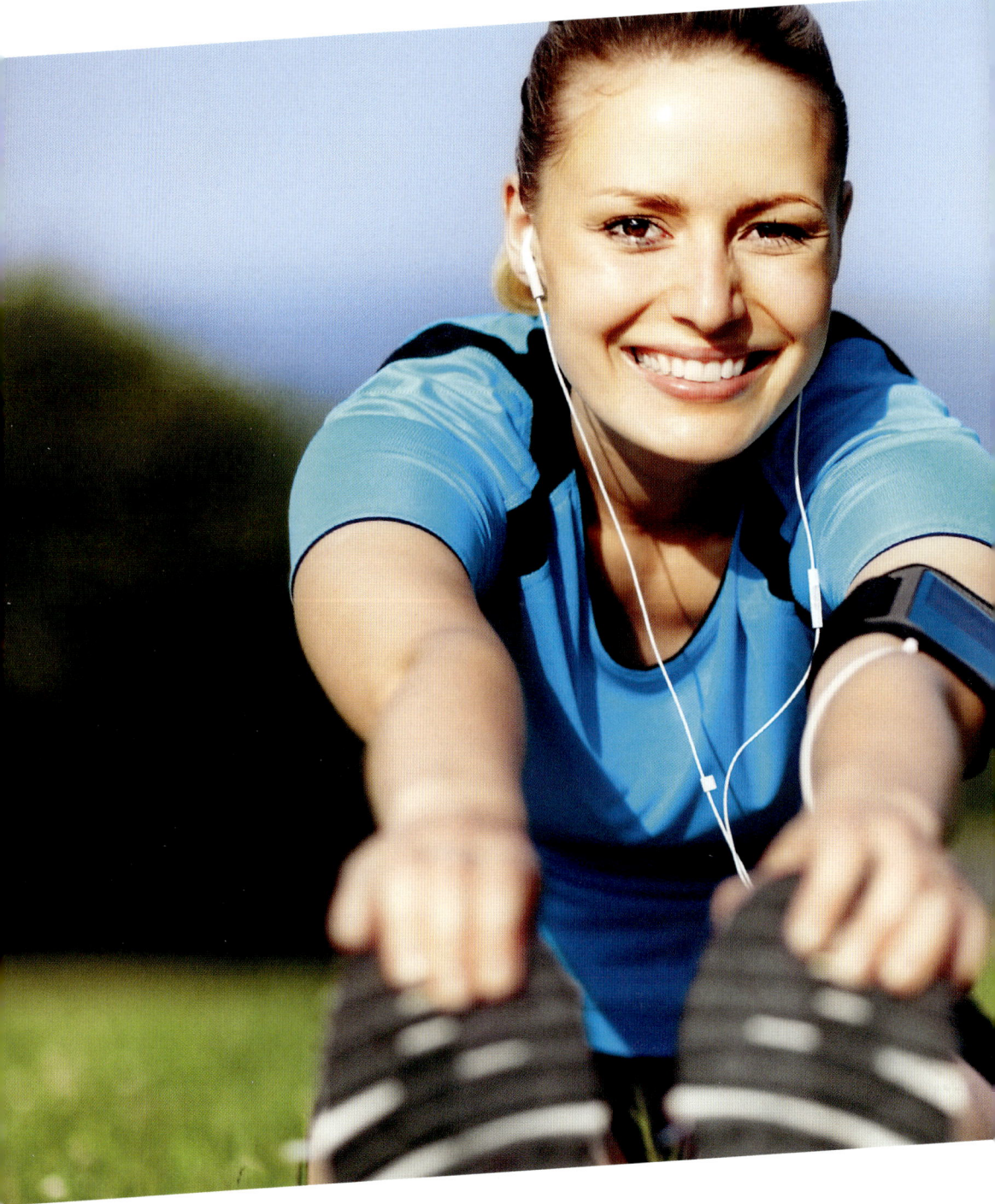

KAPITEL 5
IN BEWEGUNG

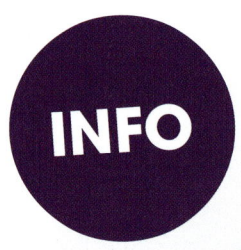

IN DIESEM KAPITEL

⮌ **LESEN SIE,**
WELCHE WUNDERBAREN EFFEKTE
BEWEGUNG AUF UNSEREN KÖRPER HAT.

⮌ **TESTEN SIE,**
IN WELCHEM FITNESSZUSTAND
SIE SIND (SELBSTTEST).

⮌ **ERFAHREN SIE,**
WIE SIE SICH AM BESTEN IN FORM BRINGEN.

RAUS AUS DEM RISIKOBEREICH: JEDER SCHRITT ZÄHLT!

BEWEGUNG: EIN FITNESS-PROGRAMM SEIT UR-ZEITEN

Das Darwinsche Prinzip „*Survival of the Fittest*" bedeutet übersetzt nicht, wie vielfach behauptet, dass der Stärkste überlebt, sondern der an die jeweiligen Umweltbedingungen am besten Angepasste (*to fit* = passen). Wissenschaftliche Untersuchungen zeigen mittlerweile aber auch, dass tatsächlich auch der Fitteste im Sinn von „der körperlich sehr gut Trainierte" einen deutlichen Überlebensvorteil besitzt. **Und Fitness kommt von Bewegung!**

Wie bewegt ist Ihr Leben? Wie sehr haben Sie sich dem „modernen" Lebensstil angepasst? Fahren Sie noch, oder laufen Sie schon? Die folgenden Fragen und Antworten sollen Ihnen selbst klarer machen, wo Sie in puncto Bewegung „stehen", und ob Sie aktiver werden müssten.

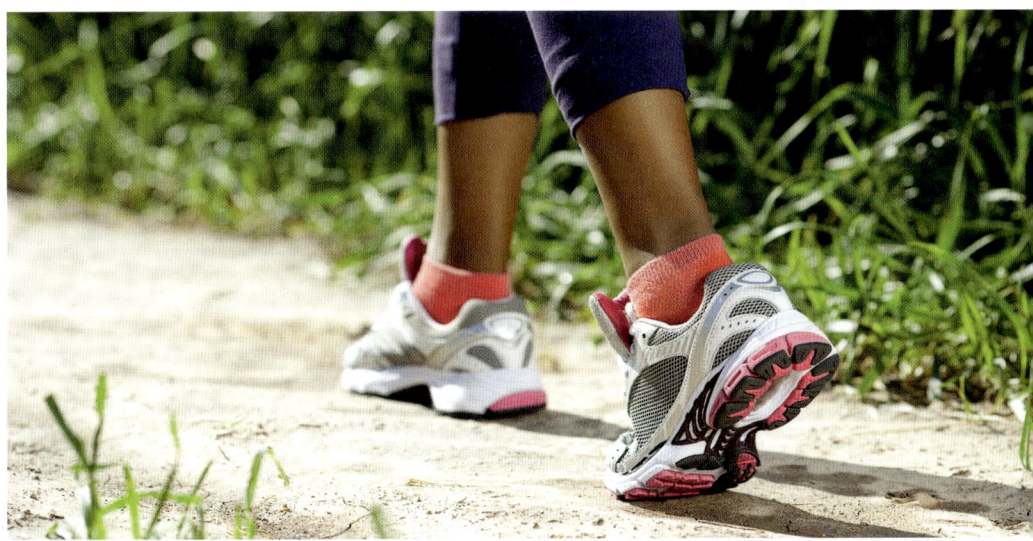

WIE SCHAUT'S MIT IHRER FITNESS AUS?
ZU FRAGE 1, 2 UND 5: WELCHE DER FOLGENDEN
ANTWORTEN PASST AM BESTEN AUF SIE?

1. ICH BEWEGE MICH PRO WOCHE 15-30 MINUTEN,
Z. B. DURCH ZÜGIGES SPAZIERENGEHEN, RADFAHREN
ODER SCHWIMMEN
- A) kein Mal
- B) 2-3 Mal
- C) fast täglich

2. WIE HÄUFIG TRAINIEREN SIE IHRE MUSKULATUR,
BEISPIELSWEISE IM FITNESS-STUDIO ODER
MIT EINEM ELASTISCHEN BAND?
- A) gar nicht
- B) ein Mal pro Woche
- C) mindestens 3 Mal pro Woche

3. TESTEN SIE IHR GLEICHGEWICHT!
STELLEN SIE SICH AUF EIN BEIN. IHRE ARME HÄNGEN LOCKER
NEBEN DEM KÖRPER. WIE LANGE KÖNNEN SIE AUF EINEM BEIN STEHEN?
(VERSUCHEN SIE ES ZUERST MIT OFFENEN,
DANN MIT GESCHLOSSENEN AUGEN.)
- A) Einbeinstand mit offenen Augen über 10 Sekunden
- B) Einbeiniger *Zehen*stand mit offenen Augen über 10 Sekunden
- C) Einbeinstand mit geschlossenen Augen über 10 Sekunden
- D) Ich schaffe weder a noch b oder c.

4. GEHEN SIE ZÜGIG IN DEN 3. STOCK HINAUF
UND NEHMEN SIE DABEI NUR JEDE ZWEITE STUFE.
WIE FÜHLEN SIE SICH, WENN SIE OBEN ANGEKOMMEN SIND?
- A) Ich musste eine Pause einlegen, das war zu anstrengend.
- B) Ich bin leicht außer Atem, und meine Beine brennen etwas.
- C) Ich habe kaum eine/gar keine Anstrengung bemerkt.

5. KÖNNEN SIE LÄNGER ALS 30 MINUTEN AM STÜCK LAUFEN?

○ A) Ich halte keine 30 Minuten durch.
○ B) 30 Minuten am Stück kann ich laufen. Danach bin ich
       aber ganz schön fertig und brauche eine längere Pause.
○ C) Ich laufe in der Regel zwischen 40 und 50 Minuten.

FRAGE	1	2	3	4	5	SUMME
ANTWORT	A/B/C	A/B/C	A/B/C/D	A/B/C	A/B/C	
PUNKTE	0/3/6	0/3/6	2/3/4/0	0/3/5	0/3/5	

AUSWERTUNG

23–26 PUNKTE (GRÜNER BEREICH)

Sie sind topfit, sowohl was Ihre Ausdauerfitness, Ihre Kraft, als auch Ihre Geschicklichkeit angeht. Wenn auch alle anderen Test so gut ausgefallen sind, sollten Sie genauso weitermachen!

10–22 PUNKTE (GELBER BEREICH)

Sie haben einige Defizite, sind der Bewegung gegenüber aber aufgeschlossen. Sie sollten aktiver werden! Anregungen dazu können Sie sich im folgenden Abschnitt holen.

0–9 PUNKTE (ROTER BEREICH)

Das können Sie doch besser! Sie wissen: Wer rastet, der rostet – deswegen sollten Sie Ihren Traumkörper nicht weiter der Erosion überlassen. Bauen Sie wenigstens für den Anfang etwas Bewegung in Ihren Alltag ein. Warum nicht mal ohne Auto einkaufen gehen und die Tüten zu Fuß nach Hause tragen? Weitere Tipps finden Sie gleich beim Weiterlesen.

Ihr Körper lechzt nach Bewegung: also los!

BEWEGUNG ALS
ÜBERLEBENSVORTEIL

Schon die einfachsten Tiere, die Einzeller, unterschied vor Milliarden Jahren bereits eines von den Pflanzen: ihre Beweglichkeit. Offensichtlich war dies ein so großer Überlebensvorteil, dass er an alle nachfolgenden komplexeren tierischen Lebensformen weitergegeben, das heißt vererbt wurde.

Jede heute lebende Art hat die Bewegung auf ihre Art vervollkommnet. Und ihre Existenz ist der Beweis dafür, dass diese Bewegung optimal abläuft – denn nur so konnte sie sich durchsetzen und überleben. Wir Menschen haben der Bewegung sogar eine neue Qualität gegeben: den aufrechten Gang. Dadurch gewannen wir einen besseren Überblick und hatten die Hände frei für unser Tagwerk. Die Natur experimentierte über Millionen von Jahren, veränderte Zellen und Abläufe in unserem Körper. Der jeweils Bestangepasste konnte sich im Überlebenskampf mit anderen Menschen und Feinden behaupten und seine optimierten Gene weitergeben. So entwickelte sich das Wunderwerk Mensch, wie wir es heute kennen.

Doch dieses Erfolgsmodell ist *von* der Natur konstruiert worden für ein Leben *in* der Natur. Für ein Leben, das den Menschen tagtäglich körperliche Höchstleistungen abforderte. Tausende von Jahren musste der Mensch auf seiner Suche nach Nahrung täglich viele Kilometer zurücklegen.

Man brauchte Ausdauer, um Beute zu machen oder vor Raubtieren zu fliehen, musste erhebliche Kraft aufwenden, um ein Mammut zu erlegen und es nach Hause zu schaffen. Und man benötigte Kraft und Ausdauer, um Unterkünfte zu suchen oder zu bauen und um ein Feld zu bestellen. Wer aufgrund seiner genetischen Ausstattung nicht in der Lage war, diese Höchstleistungen abzurufen, starb und konnte seine Gene nicht weitergeben. Die Überlebenden waren offenbar optimal angepasst, sie waren stark und ausdauernd, hatten kaum überflüssige Pfunde an sich, die sie behindert hätten. Der tägliche Schlüsselreiz „Bewegung" sorgte dafür, dass sämtliche Stoffwechselprozesse optimal abliefen.

Parallel zu unserem Körper entwickelte sich über Hunderttausende von Jahren unser Verstand, ein weiterer Überlebensvorteil. Die jeweils beste Mischung aus „klug, schnell und geschickt" überlebte, konnte sich fortpflanzen und ihre positiven Eigenschaften weitergeben. Eine einzelne dieser Eigenschaften hätte nicht ausgereicht: Es gab und gibt schnellere Jäger. Der Gepard ist mit bis zu 112 Kilometern pro Stunde unterwegs, rechnet dafür aber nicht so schnell wie wir. Die Kombination unterschiedlichster Fähigkeiten machte den Überlebensvorteil des Menschen aus.

UNSER KÖRPER VERSTEHT **DIE SIGNALE DER NEUZEIT** NICHT

Durch seine Verstandesleistungen veränderte der Mensch seine Umwelt jedoch schneller, als sich seine Gene an diese veränderte Umwelt anpassen konnten. Seit etwa 100 Jahren muss sich der Mensch immer weniger bewegen, der sitzende Lebensstil ist mittlerweile allgegenwärtig.

Der Mensch von heute jagt keine Beute mehr, er sitzt den ganzen Tag am Schreibtisch, am Telefon, am Computer oder vor dem Fernseher. Er zieht nicht mehr kilometerweit durch die Savanne auf der Suche nach Beute und klettert nicht mehr auf Bäume,

um nach reifen Früchten Ausschau zu halten; stattdessen trottet er vier Meter zum Kühlschrank. Er sitzt im Auto, im Bus oder im Zug, benutzt die Rolltreppe und den Fahrstuhl. Bewegungstechnisch gesehen führt er ein Leben in der Zwangsjacke.

DIE NATUR LEISTET SICH KEINEN LUXUS – ENERGIESPAREN IN DER HUNGERSNOT

Die Natur erhält und vererbt von ihren Erfindungen immer nur, was langfristig auch nützlich ist. Wird etwas nicht gebraucht, dann wird es abgebaut bzw. nicht weitervererbt, ganz nach dem Motto: „Use it or lose it." Oder auch: „Wer rastet, der rostet." Dieser Effekt war in der Urzeit oft nützlich.

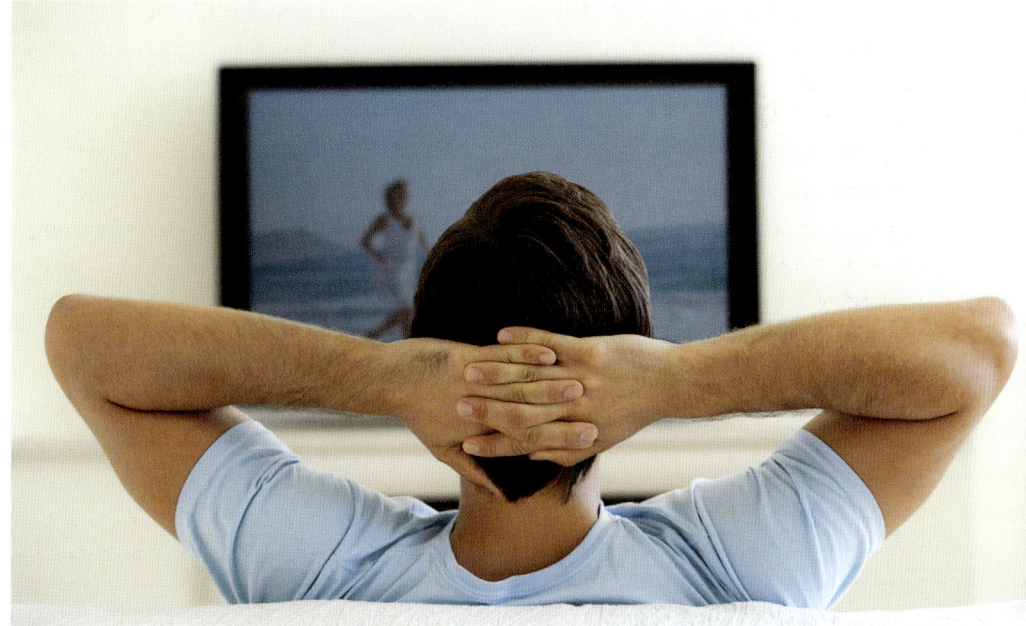

Phasen der Bewegungsarmut hat es auch in der Vergangenheit unserer Steinzeitvorfahren gegeben. Doch das waren Zeiten von Nahrungsmittelknappheit, von Hunger, Trockenheit oder Kälte.

Vor allem in den harten Wintermonaten musste der Körper damals zurückschalten. Der Organismus musste versuchen, mit den in besseren Zeiten angelegten Fettreserven über die Runden zu kommen. In solchen Phasen hieß es sparen, wo es möglich war.

Der Körper baute sinnvollerweise Muskelmasse ab, denn Muskeln verbrauchen die meiste Energie. Der gesamte Stoffwechsel verlangsamte sich, alle Lebenssysteme schalteten auf Sparflamme, auch der Reparaturbetrieb, der den Körper fit hält, stellte seinen Dienst zum Großteil ein. Vorübergehend befand sich der Körper in einer Phase des „Winterschlafs" und des Abbaus, denn die Natur leistet sich nichts Überflüssiges, keinen „Luxus".

Es sind genau diese Abbausignale, die auch der moderne, zivilisierte, in Bewegungslosigkeit erstarrte Mensch an seinen Körper sendet. Aber leider nicht nur im Winter, nicht nur vorübergehend, als Schutz- und Überlebensmechanismus in harten Zeiten. Der moderne, sitzende und liegende Zeitgenosse lebt sein ganzes Leben lang auf Sparflamme. Für ihn ist immer Winter. Jedenfalls auf der Seite des Energie*verbrauchs*.

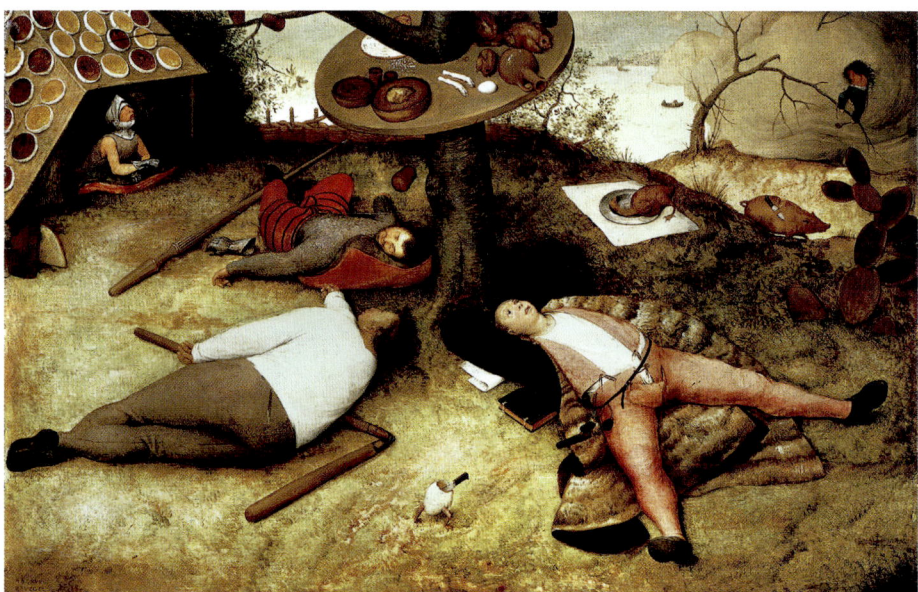

Pieter Bruegel d.Ä., *Das Schlaraffenland* (1566), Alte Pinakothek München

Auf der Seite der Energie*zufuhr* hingegen herrscht ganzjährig das Prinzip des Überflusses. Und exakt diese widersprüchlichen Signale sind es, die unser Körper einfach nicht versteht. Wie sollte er auch? **Die Kombination aus reichlichem Nahrungsangebot und Unbeweglichkeit hat es in der Menschheitsgeschichte in diesem Ausmaß noch nie gegeben.** Ein gesundheitsgefährliches „Paradies".

Was der Mensch angesichts all der tagtäglich zugeführten Energie dringend bräuchte, ist Bewegung, sozusagen das Signal zur Jagd. Was ihn stattdessen „überkommt", ist körperliche Lethargie – als Couchpotato mit der Fernbedienung in der Hand.

BEWEGUNG – EIN LEBEN IM EINKLANG MIT UNSEREN GENEN

Wir haben die Bewegungsgene ja immer noch in uns, diese Veranlagung, diesen Bewegungsdrang. Wenn wir den nicht ausleben, passiert das gleiche wie bei einer Dampflok, deren Kessel weiter befeuert wird, die man aber am Fahren hindert: Der Druck steigt und steigt – bis der Kessel platzt.

Ähnlich verhält es sich mit dem menschlichen Körper: Der Blutdruck geht hoch, und es stauen sich die Treibstoffe in unserem Blut, weil sie nicht verbrannt werden: Zucker- und Blutfettwerte steigen, der gesamte Stoffwechsel gerät aus den Fugen. Wir werden krank und bauen ab (siehe Seite 20ff.).

Sicherlich würden sich unsere Gene diesem Lebensstil irgendwann anpassen. Schätzungsweise in ein paar Tausend Jahren. Doch diese Aussicht hilft uns heute nicht weiter. Uns bleibt nur eins: Wir müssen unserem Körper wieder das Gefühl geben, dass er jagen, dass er „ackern" muss. Wir müssen uns im Einklang mit unseren Genen verhalten. Wir müssen mit unserem Körper in einer Sprache sprechen, die er versteht und auf die er entsprechend reagieren kann: Bewegung.

DER OPTIMALE „JAGD-ERSATZ": AUSDAUER-, KRAFT- UND GESCHICKLICHKEITSTRAINING

Der entscheidende Schlüssel für die Gewichtsabnahme und ein gesundes, langes Leben liegt in der Bewegung. Nur dann kann unser Körper wieder so funktionieren, wie er einmal konzipiert wurde.

Heute sollte jedes gute, auf langfristige Erfolge zielende Abnehm- und Gesundheitsprogramm die Bewegung in den Mittelpunkt stellen und sich weit weniger auf die Ernährung kaprizieren. Und dies aus gutem ➲ GRUND: Die Wissenschaft weiß mittlerweile, dass rund 70 Prozent der typischen Zivilisationskrankheiten wie Übergewicht, Diabetes, Bluthochdruck, erhöhte Cholesterinwerte sowie deren Folgen, nämlich (auch wieder) Diabetes, Herz-Kreislauf- und Krebserkrankungen auf unseren Lebensstil zurückzuführen sind! Mehr noch: Heute weiß man, dass auch zunehmende Knochenentkalkung (Osteoporose) und Gelenkverschleiß (Arthrose), aber auch Erkrankungen wie Alzheimer bei Bewegungsarmut verstärkt auftreten. **Bewegung hat einen so starken Effekt auf die Gesundheit, dass ein Übergewichtiger, der sich täglich bewegt, gesünder lebt als ein schlanker Couchpotato.**

Und damit nicht genug: **Die Bewegung greift so grundlegend in unseren Stoffwechsel ein, dass es fast nichts gibt, was sie nicht positiv beeinflusst.** Die erwiesenen Wirkungen sind atemberaubend. Eine gesunde Ernährung und regelmäßige Bewegung stellen eigentlich alles in den Schatten, auch die besten Hightech-Tabletten der Pharmaindustrie.

BEWEGUNGSARMUT UND ÜBER-GEWICHT BEGÜNSTIGEN EINANDER

Nur noch 10 bis 20 Prozent der erwachsenen Bevölkerung in Deutschland absolvieren eine körperliche Minimalbeanspruchung (30 Minuten moderate Bewegung wie Walking oder Schwimmen pro Tag), wie sie nach wissenschaftlichen Erkenntnissen anzuraten ist. Die Weltgesundheitsorganisation empfiehlt 10.000 Schritte pro Tag. Von den 30- bis 59-Jährigen treiben jedoch weit mehr als die Hälfte überhaupt keinen Sport. Mehr als 65 Prozent der über 40-jähri-

gen Männer gelten als inaktiv. Bei den Frauen derselben Altersgruppe sind es sogar mehr als 70 Prozent.

Unser Körper jedoch ist an eine derartige Bewegungsarmut einfach nicht angepasst. **Im Vergleich mit unseren Steinzeitvorfahren verbrennen wir, bezogen auf unser Körpergewicht, 60 Prozent weniger Energie!**

Die Folgen sind Muskelabbau sowie eine Fett- und Gewichtszunahme. Und je mehr Gewicht bei immer weniger Muskeln wir mit uns herumschleppen müssen, desto weniger Lust haben wir, uns zu bewegen. Wenn dann noch die Gelenke anfangen zu schmerzen, „schonen" wir uns noch mehr. Viele Menschen schonen sich auf diesem Weg buchstäblich zu Tode.

BEWEGUNGSARMUT MACHT ZUCKERKRANK

Wenn die Nahrung aufgenommen ist und als Glucose im Blut zur Verfügung steht, hat der Körper nur zwei Möglichkeiten, den Blutzuckerspiegel wieder zu reduzieren: Entweder er verbrennt die Glucose in den Muskeln, indem er diese bewegt, oder aber er drückt die Glucose mit Gewalt, also mit zu viel Insulin, in die mit Zucker und Fett noch randvollen Körperzellen (siehe Seite 109). Wenn wir uns nicht bewegen, bleibt dem Körper nur die zweite Möglichkeit. Man kann also durchaus behaupten, dass der Diabetes im Muskel beginnt.

❗ NÜTZLICHE INFO

THERAPEUTIKUM SPORT – WIE SICH SPORTLICHE BETÄTIGUNG MEDIZINISCH AUF DEN KÖRPER AUSWIRKT

Hier eine kleine Auswahl:

1.) ÜBERGEWICHT

Bewegung ist *das* Signal für das Abschmelzen gefährlichen Körperfetts (siehe Seite 195ff.). Unser Körper braucht vor allem Bewegung, um die zugeführte Energie zu verbrennen. Und selbst wer über ein Bewegungstraining nicht abnimmt, profitiert von allen anderen segensreichen Auswirkungen auf die Gesundheit.

Ein trainierter Übergewichtiger lebt gesünder als ein untrainierter Dünner, denn seine Körperzusammensetzung optimiert sich. Das ist mit einer normalen Waage allerdings nicht darstellbar.

Hier ist Frust vorprogrammiert, denn Muskeln wiegen mehr als Fett. Auf einer Waage, die Fett- und Muskelmasse getrennt anzeigt (BIA-Waage, siehe Seite 199ff.), lassen sich die Erfolge aber sehr wohl ablesen: Das Fettgewebe schrumpft, die Muskelmasse wächst.

➲ MEIN TIPP: Wenn Sie abnehmen wollen, dann verschenken Sie Ihre normale Waage. Ich empfehle meinen Patienten, sich möglichst nur noch auf einer BIA-Waage zu wiegen und das höchstens ein Mal pro Woche. In unserem Programm animiere ich meine Patienten dazu, während sie abnehmen, alle zwei bis vier Wochen auf meine vier-Punkt-BIA-Waage zu steigen und die Ergebnisse mit mir zu besprechen.

Aber was Bewegung im Körper bewirkt, ist phänomenaler:

2.) DIABETES

Der bei einem Diabetes aus dem Ruder gelaufene Insulinhaushalt kann durch regelmäßige Bewegung wieder normalisiert, die Insulinresistenz der Zellen rückgängig gemacht werden, sofern es sich um Altersdiabetes, also um Typ II, handelt (siehe Seite 87). Der Blutzucker wird wieder dort verbrannt, wo er benötigt wird: in den aktivierten Muskeln. Dieser diabetesheilende Effekt wird verstärkt, wenn es gelingt, zusätzlich zur sportlichen Betätigung das Gewicht zu reduzieren, was mithilfe einer Umstellung der Ernährung und des Lebensstils auch gelingt.

3.) HERZ-KREISLAUF-ERKRANKUNGEN

Um 1900 herum starben die meisten Menschen noch an Infektionskrankheiten. Durch Hygienemaßnahmen, bessere Ernährung und den medizinischen Fortschritt werden wir heute immer älter. Als Konsequenz unseres Lebensstils sterben heute die meisten Menschen an Erkrankungen des Herz-Kreislauf-Systems. Viele leiden vor ihrem Tod jahrelang unter Bluthochdruck, hohen Cholesterinwerten und einem erhöhten Blutzuckerspiegel. Dadurch kommt es vorzeitig zu einer Verkalkung der Arterien (Arteriosklerose), die wiederum eine Mangeldurchblutung wichtiger Organe zur Folge hat: Herzinfarkte, Hirninfarkte und Lungenembolien sind die Folge. Kraft- und Ausdauertraining können diese Erkrankungen ins spätere Lebensalter verzögern oder gar ganz verhindern!

4.) BRUST- UND DARMKREBS

Speziell Darm- und Brustkrebs treten bei regelmäßiger Bewegung seltener auf. Mehrere Studien belegen, dass selbst bereits an Krebs erkrankte Patienten ihre Lebensqualität durch die Ausübung von Sport deutlich erhöhen und länger leben konnten. Laut Beobachtungsstudien **sank die Sterblichkeit bei den sportlichen Patienten um bis zu 50 Prozent!** Hier wirkt die Kombination von Bewegung mit gesunder, obst- und gemüsereicher Ernährung besonders unterstützend.

5.) OSTEOPOROSE UND BANDSCHEIBENPROBLEME

Knochen brauchen Belastung, sonst werden sie abgebaut. Mit Kraftsport und Koordinationstraining lässt sich die Knochendichte mindestens ebenso effektiv erhalten und ausbauen wie mit Medikamenten. Darüber hinaus kann man seine Rumpfmuskulatur mit gezieltem Rücken- und Bauchtraining massiv stärken. Einer britischen Studie zufolge kann damit sogar der gleiche Effekt erzielt werden wie mit einer (nicht ungefährlichen und stark einschränkenden) Operation, bei der die Wirbel mit Schrauben und Stahlplatten versteift werden. Diese Operationen würden größtenteils überflüssig! Statt dessen hat sich – nach Angaben der AOK – die Anzahl der Rücken-OPs zwischen 2005 und 2010 verdoppelt![24]

6.) ARTHROSE UND ARTHRITIS

Der Knorpel der Gelenke ernährt sich aus der Gelenkflüssigkeit. Bewegen Sie Ihre Gelenke, drücken Sie den Gelenkknorpel bei jedem Bewegungszyklus wie einen Schwamm aus, und er kann sich anschließend wieder mit frischer, nährstoffhaltiger Gelenkflüssigkeit vollsaugen. Der Knorpel bleibt länger frisch und glatt. Erkrankungen wie zum Beispiel eine Arthrose der Kniegelenke treten, wenn überhaupt, erst später auf. Vor allem, wenn Sie rechtzeitig auf Ihr Gewicht achten, denn Übergewicht belastet die Gelenke zusätzlich.

Falls Sie schon an einer Arthrose leiden, kann die Beweglichkeit durch eine gezielte Kräftigung der Beinmuskulatur so weit gebessert werden, dass bis dahin nicht ausführbare körperliche Aktivitäten wieder möglich sind.

Der Einsatz von Arthritismedikamenten und künstlichen Kniegelenken kann auf diese Weise vermieden oder zumindest hinausgezögert werden. Ihre Lebensqualität wird definitiv steigen, und man kann dem Volksmund nur recht geben, wenn er sagt: „Wer rastet, der rostet." Sie kennen das Prinzip ja nun: Was Sie nicht benutzen, baut der Körper ab! Nach der Diagnose Arthrose oder Arthritis sollte man also keine Phase der Schonung einleiten, sondern erst recht mit dem Training beginnen.

7.) DENKFÄHIGKEIT

Das Gehirn ist durch ständigen Gebrauch trainierbar wie ein Muskel. Durch Sport verbessert sich die Denkfähigkeit zusätzlich. Eine Studie der Sporthochschule Köln zeigt: 70-Jährige, die 20 Jahre lang 50 Kilometer pro Woche gelaufen sind, haben eine Gehirnleistung, die der von 30-Jährigen ähnelt.

➲ FAZIT: **Bei sehr vielen Krankheiten wäre Bewegung die richtige Therapie.** Stattdessen versuchen wir, jede Folgeerkrankung gesondert mit einem Medikament zu behandeln. So kommt es vor, dass Patienten mit über zehn verschiedenen Medikamenten zu mir kommen, sich aber trotzdem nicht gesund oder wohl fühlen. Kein Wunder: Erstens wurde das Problem nicht an der Wurzel behandelt, und zweitens weiß kein Pharmakologe bei mehr als drei verschiedenen Wirkstoffen im Blut, ob diese überhaupt noch wirken und welche Wechselwirkungen sie untereinander haben.

„Allheilmittel"
Bewegung

SEGENSREICHE BOTENSTOFFE

WIRKEN DER „KALORIEN-VERGIFTUNG" ENTGEGEN

Übergewicht ist eine chronische Entzündung. Im Fettgewebe, aber auch in den Blutgefäßen, kommt es zu einer massiven Ansammlung entzündungsfördernder Substanzen. **Übergewichtige weisen fünf Mal so viele Entzündungsstoffe im Blut auf wie Normalgewichtige!** Bis zu 40 Prozent der Zellen in ihrem Fettgewebe sind keine Fettzellen, sondern Entzündungszellen. Die Kalorien-Vergiftung führt zu einer chronischen Entzündung.

Der Sport kann diesen Prozess aufhalten und sogar umkehren. Dabei erhöht sich während des Trainings zunächst die Konzentration eines Botenstoffs, der den Zerfall und Niedergang von Körperzellen unterhält (Interleukin, IL 6). Diese „Entzündungskaskade" soll alte, geschwächte Körperzellen beseitigen und Platz machen für neue, gesunde Zellen. Ab einer gewissen Konzentration dieses Botenstoffs, die allein durch Bewegung erzielt werden kann, wird die Produktion eines Aufbausignals in Gang gesetzt (IL 10). Es regt zusammen mit weiteren Botenstoffen die Bildung neuer Zellen, Mitochondrien (kleine „Energiekraftwerke", siehe Seite 158, 163) sowie neuer Blutgefäße an.

Auf diese Weise erneuert sich der Körper, und es werden die Voraussetzungen für mehr Muskelmasse geschaffen.

Die entzündungshemmende Wirkung der durch körperliche Anstrengung freigesetzten Botenstoffe ist aber nicht nur beim Übergewicht von entscheidender Bedeutung, sondern hilft auch gegen Begleiterkrankungen, wie eine Erkrankung der Herzkranzgefäße: In einer Studie reduzierte ein dreimonatiges Trainingsprogramm den Entzündungswert um 42 Prozent. Durch gemüse- und obstreiche Ernährung kann diese positive Wirkung noch verstärkt werden: So reduziert der tägliche Verzehr von 280 Gramm frischen Kirschen den Entzündungswert bereits um 30 Prozent.

DAS ALTERN LÄSST SICH AUFHALTEN!

Gebeugt und mit schmerzenden Gelenken über die Straße zu schleichen, den Blick nach unten gerichtet – so stellen sich viele Menschen das „normale" Altern vor. Tatsächlich vermischen sich in dem Bild zwei Effekte: Abbau und Altern. Mit 80 können Sie jedoch noch so fit sein wie mit 50, wenn Sie rechtzeitig die Basis dafür legen. Lassen Sie hingegen Abbau zu, indem Sie Ihre Hochleistungsmaschine Körper nicht fit halten und keine Verjüngungssignale in Form von Bewegung an ihn senden, kann das Altern allerdings tatsächlich zu einem unerträglichen Prozess werden.

Da die biochemischen Prozesse im inaktiven Körper nicht mehr rund laufen, treten mit der Zeit neben Übergewicht und Herz-Kreislauf-Problemen auch vermehrt andere Krankheiten auf, wie

Arthrose und Arthritis. Die mangelhafte Verdauung hat überproportional oft Dickdarmkrebs zur Folge, und nicht zuletzt stellen sich mit zunehmendem Alter viele Gebrechen und Organfehlfunktionen ein, die man bisher üblicherweise als typische Zeichen des Alterns interpretiert hat.

Natürlich ist Altern als Prozess nicht generell aufzuhalten: Das Kollagen verliert seine Haltekraft, die Haut wird faltiger, die Haare werden grau, und die maximale Pumpleistung des Herzens geht zurück. **Doch das, was 40- oder 50-Jährige oftmals als erste Vorboten des Alterns an sich beobachten können, ist oftmals Abbau.** Ohne den Schlüsselreiz der Bewegung werden die Reparatur- und Wachstumsprozesse schlicht nicht mehr aktiviert, und der Körper verharrt in einem unnatürlichen und permanenten Zustand von Abbau. Das kam – wie eingangs erwähnt – in der Frühzeit der Menschen nur kurzzeitig im Winter in der Höhle vor, weil wir wegen der Schneemassen nicht draußen jagen (uns bewegen!) konnten. Auf diese Weise altern wir biologisch schneller, als es sein müsste.

Dieser Abbau lässt sich stoppen, indem man die Körperkräfte, die auf Reparatur und Wachstum ausgerichtet sind, wieder aktiviert – und das ist allein durch Ausdauer- und Krafttraining möglich, d. h. durch Sport. Wir müssen dem Körper also einfach vormachen,

wir wären nach wie vor auf der Jagd. Wie in der Steinzeit. So werden die natürlichen Regelmechanismen dafür sorgen, dass der Körper schlank, kraftvoll und effizient bleibt. Denn darauf ist er von Natur aus eigentlich angelegt.

KRAFT UND AUSDAUER –
DAS JUGENDELIXIER

Sport hat nicht nur eine gesundheitsschützende Wirkung, sondern ist mittlerweile wichtiger Bestandteil bei der Behandlung vieler Volksleiden. **Vor allem ist Bewegung auch der entscheidende Schlankmacher.** Allerdings sollte man nicht alleine auf Ausdauertraining setzen, wie man es in den letzten Jahrzehnten gerne getan hat, und wie es bis heute von den meisten Therapeuten und „Fitness-Päpsten" empfohlen wird. Erst die Kombination von Ausdauer- und Krafttraining mit einer Prise Geschicklichkeitstraining bringt durchschlagenden Erfolg, weil sie unserer Urzeit-Bewegung am nächsten kommt (siehe Seite 60f.).

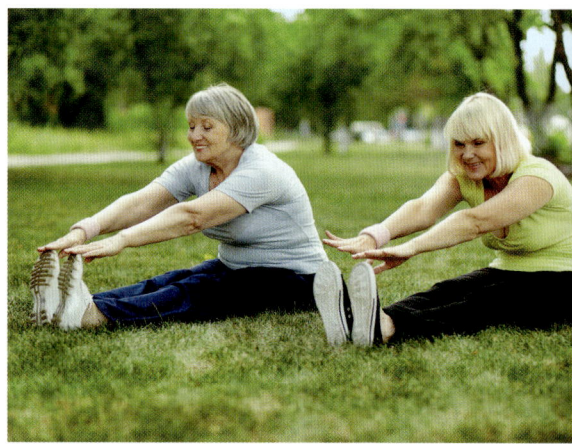

MOTIVIEREN SIE SICH
FÜR DEN EINSTIEG!

Bewegung ist für unseren Körper zunächst einmal anstrengender als Ruhe. Für unser Gehirn lohnt sich Bewegung nur, wenn seine Neugier dabei befriedigt oder damit Nahrung beschafft wird und nicht zu befürchten steht, dass seine Zuckerversorgung zu kurz kommt. Körper und Geist haben also beim Gedanken an das Fitness-Studio oder die bereits hundert Mal gelaufene Strecke zunächst nicht unbedingt positive Assoziationen. Hier können Sie versuchen, neue Reize zu setzen. Verabreden Sie sich mit einem Freund/einer Freundin zum Training. Laufen Sie mal eine neue Strecke. Nehmen Sie mal das Muskelband mit zum Laufen und integrieren Sie das Krafttraining in die Laufpause oder machen Sie es als Abschluss. Probieren Sie eine neue Sportart aus! Das kann Ihrer Selbst-Motivation sehr förderlich sein.

Trotzdem sind Idealgewicht und Gesundheit nicht ohne Selbstdisziplin erreichbar. Nach einer Zeit der Gewöhnung tragen aber Spaß und Freude an der Bewegung und ihre positiven Gesundheitsfolgen dazu bei, dass Ihr „Gewohnheitstier" im Oberstübchen die neuen Verhaltensmuster gerne den Rest Ihres Lebens beibehalten wird.

Sie wollen im Winter joggen gehen, und wird es „plötzlich" kalt? Es fängt im Sommer an zu regnen? Für diese Situationen sollten Sie immer einen „Plan B" parat haben, denn sonst freut sich Ihr innerer Schweinehund und hat mal wieder eine Entschuldigung dafür, in seiner komfortablen „Schweinehunde-Hütte" liegen zu bleiben. Das passiert Ihnen nicht! Denn Sie haben sich beizeiten die warme Laufhose gekauft, beizeiten die regendichte Jacke besorgt. Und Sie wissen aus früheren Zeiten, dass es ein wichtiger mentaler Gewinn ist, sich selbst überwunden und trotz „Affenkälte", „Sauwetter" oder „Bullenhitze" trainiert zu haben. Oder etwa nicht? Na, dann probieren Sie es doch einfach mal aus!

⮑ MEIN TIPP: All denjenigen, die wegen ihres Übergewichts bislang sportliche Betätigung eher als negativ und schmerzhaft empfunden haben, oder denen Bewegung bislang nicht wirklich Freude machte, weil sie vielleicht kaum zwei Treppenabsätze ohne Atemnot bewältigen, empfehle ich einen ganz sanften Einstieg in ihr neues, bewegtes Leben: *Spazieren gehen*!

3000 SCHRITTE **ZUSÄTZLICH**

Gehen ist die einfachste und typischste aller menschlichen Fortbewegungsarten und daher gesund: Bereits das Gehen von 3000 zusätzlichen Schritten pro Tag, was in etwa einem Spaziergang von einer halben Stunde entspricht, erhöht die Lebenserwartung deutlich. Wem diese halbe Stunde anfangs noch zu viel Anstrengung bedeutet, der kann die Trainingseinheit auf zwei jeweils

15-minütige Einheiten am Morgen und am Abend verteilen – so lange, bis er oder sie in der Lage ist, auch 30 Minuten am Stück zu gehen. Auf diese Weise gewöhnen sich Muskeln, Sehnen und Knochen schonend an die neue Belastung.

DIE **KALORIEN-MESSUHR**

Um die tatsächlich verbrannten Kalorien messen zu können, gebe ich meinen Patienten eine sogenannte Kalorienmessuhr (siehe Seite 188), die unter anderem misst, wie viele Schritte pro Tag gegangen werden. Die meisten meiner übergewichtigen Patienten tun an einem normalen, „unsportlichen" Tag zwischen 2000 und 3500 Schritte. Die zusätzlichen 3000 Schritte pro Tag bedeuten vor diesem Hintergrund also eine 100-prozentige Steigerung der körperlichen Betätigung. Und bereits diese einfache Bewegungseinheit führt zu einer leichten Senkung des Blutdrucks und der Blutfette und zu einem leichten Gewichtsverlust. **Die Weltgesundheitsorganisation (WHO) empfiehlt übrigens zur Erhaltung der Gesundheit mindestens 10.000 Schritte am Tag!**

IHRE GESUNDHEITSBILANZ –
EIN FITNESS-CHECK BEIM ARZT

Mithilfe der Fitness- und Gesundheits-Tests in diesem Buch können Sie einen ersten Eindruck gewinnen, wie es um Ihre Fitness bestellt ist. Wer bereits Sport treibt oder früher intensiv Sport getrieben hat, wird zudem vielleicht

Erfahrung haben, wie man den Einstieg in eine Trainingsperiode gestaltet: vorsichtig und ohne es zu übertreiben. Gerade die Herren zwischen 40 und 50 glauben häufig, immer noch die Super-Kicker zu sein, die sie vor 25 Jahren vielleicht einmal waren. Dementsprechend häufig kommen sie dann mit Sportverletzungen zu mir. Denn nach einer solchen Sportpause machen Bänder, Muskeln und Gelenke, aber auch das Herz, nicht mehr ohne Weiteres mit. Nicht nur, weil sie gealtert sind, sondern weil der Körper einfach nicht mehr an Belastungen dieser Art gewöhnt ist. Die bei sportlicher Betätigung beanspruchten Strukturen sind nun geschwächt, weil sie teilweise abgebaut wurden. Wer rastet, der rostet. Wer also zu heftig einsteigt und zu schnell zu viel will, wird schnell die Frustration, seine gesetzten Ziele nicht erreicht zu haben, erleben und vielleicht daran scheitern – wenn er richtig Pech hat, auch noch mit einer Verletzung!

Sind Sie Sportneuling und älter als 35 Jahre? Dann gehen Sie vor den ersten Krafttrainingseinheiten und vor den ersten Ausdauersporteinheiten zu einem Sportmediziner. Lassen Sie sich auf Herz und Nieren untersuchen und Ihren Trainingszustand mittels der Spiroergometrie, einer Herz-Kreislauf-Leistungsanalyse (siehe Seite 160, 187f.), bestimmen. Damit lässt sich auch später gut messen, um wie viel Ihre Leistungsfähigkeit zugenommen hat.

JEDE BEWEGUNG ZÄHLT!

Bauen Sie mehr Bewegung in Ihren Alltag ein:

- Benutzen Sie statt Rolltreppen und Aufzügen grundsätzlich die Treppe.
- Parken Sie Ihr Fahrzeug einen Kilometer entfernt vom Zielort, etwa von Ihrem Arbeitsplatz.
- Wenn Sie öffentliche Verkehrsmittel benutzen: Steigen Sie ein oder zwei Stationen vor Ihrem Ziel aus oder eine Station später ein und legen Sie den Rest der Strecke zu Fuß zurück.
- Die Straßenbahn verpasst? Statt an der Haltestelle auf die nächste zu warten, gehen Sie doch einfach schon einmal vor zur nächsten Haltestelle.
- Gehen Sie zu Fuß einkaufen und tragen Sie die Einkaufstüten, gleichmäßig auf beide Körperseiten verteilt, selbst nach Hause. Ein preiswerteres Konditions- und Krafttraining werden Sie nirgendwo bekommen!
- Machen Sie am Wochenende mal eine Fahrradtour. Und fahren Sie zügig! Je länger, desto besser.

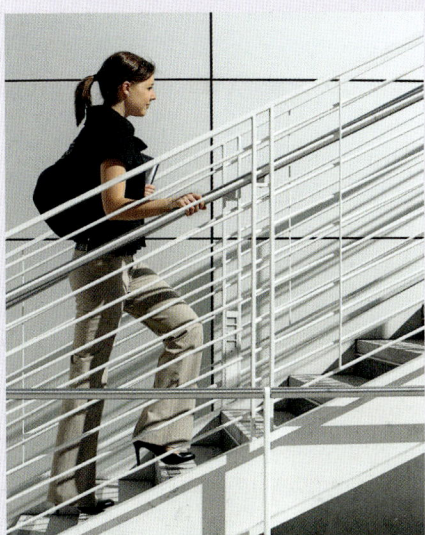

⮕ **Wichtig:** Wenn Sie gehen, dann bitte flott voran und nicht im Bummelschritt: Versuchen Sie, mindestens 100 Schritte pro Minute zu gehen!

MEINE BEWEGUNGSFORMEL

Um eine Gewichtsabnahme zu erzielen, und um gesundheitlich in den vollen Genuss von sportlicher Betätigung zu kommen, bedarf es neben der alltäglichen Bewegung eines regelmäßigen Ausdauer- und Krafttrainings. Ideal wäre es sicherlich, wenn Sie jeden Tag eine Trainingseinheit einrichten könnten. Als altersabhängige Faustregel kann man sich merken: mit 40 Jahren vier Stunden Sport pro Woche, mit 50 fünf Stunden, mit 60 sechs ... Doch aus meiner Praxis weiß ich, dass den meisten Menschen der damit einhergehende Zeitaufwand zu groß erscheint.

In meiner Praxis habe ich beste Erfahrungen mit einem Trainingspensum gemacht, das an drei Tagen in der Woche (also jeden zweiten Tag) jeweils 20 bis 30 Minuten Krafttraining und anschließend 40 Minuten Ausdauertraining vorsieht. Also nur gut 3 Mal 1 Stunde pro Woche. Diese drei sportlichen Highlights lassen sich erfahrungsgemäß bei vielen Menschen in den normalen Wochenablauf integrieren (z. B. Freitag, Sonntag, Mittwoch). An allen anderen Tagen sollten Sie möglichst mindestens 30 Minuten, idealerweise am Stück, spazieren gehen oder Rad fahren oder als „Bewegungszeit" in Ihren Tag einbauen.

Wie Untersuchungen an 416.000 Personen[25] zeigten, können Sie bereits durch 15 Minuten Bewegung täglich Ihr Leben um 3 Jahre verlängern – im Vergleich zu einem Bewegungsmuffel. Da fällt auch Ihrem „inneren Schweinehund" eigentlich kein Gegenargument mehr ein, oder?

AUSDAUERTRAINING –
DIE GRUNDLAGEN

Die Diagnostik mithilfe von Labor-
analysen, Spiroergometrie und Kalorienmessuhr stellt eine sehr genaue Form
der Leistungsdiagnostik dar. Wenn Sie
jedoch nicht die Möglichkeit haben, diese Diagnostik mit den entsprechenden
Trainingsempfehlungen in Anspruch zu
nehmen, können Sie auch selbstständig
mit einem Sportprogramm beginnen.

Vorausgesetzt, Sie beherzigen die folgenden Ratschläge!

SUCHEN SIE SICH EINE ZU IHNEN
PASSENDE SPORTART AUS

Was einem Spaß macht, hält man länger
durch. Wählen Sie aus der folgenden
Tabelle eine Ausdauersportart aus, die
Sie gerne betreiben, und steigen Sie auf
dem entsprechenden Intensitätsniveau
ein (siehe Seite 156ff., 188).

SPAZIEREN **GEHEN**

⮑ **Sehr schonend und kostengünstig, weil keine besondere Ausrüstung notwendig.**
Ideal für Einsteiger und Sportmuffel, auch für zwischendurch, aber geringer
Kalorienverbrauch. Für sich alleine nichts auf Dauer.

(NORDIC) **WALKING**

⮑ **Effektiver als Spazieren gehen. Aktiviert viele Muskelgruppen,
löst Verspannungen. Spezielles Schuhwerk und ggf. Stöcke notwendig.
Gelenkfreundlich, keine besondere Belastung.**
Ideal für Einsteiger und Übergewichtige, moderater Kalorienverbrauch.
Untrainierte können bereits gute Trainingspulse erreichen (siehe Seite 158).
Beim Nordic Walking bieten sich für das Erlernen der koordinativ richtigen
Stocktechnik Einführungskurse an (Auskunft erteilen Krankenkassen, Fitness-
Center, Familienbildungsstätten etc.).

JOGGEN

⮑ **Hierfür sind spezielle Laufschuhe notwendig. Überlastung der unteren
Extremitäten und der unteren Wirbelsäule möglich.**
Ideal für Normalgewichtige oder nur leicht Übergewichtige, Fortgeschrittene
und ehemalige Sportler. Guter bis sehr guter Kalorienverbrauch.
Idealer Ausdauersport für den Alltag.

FAHRRAD FAHREN/STANDFAHRRAD

⮑ **Gute Kräftigung der Oberschenkelmuskulatur. Je nach Sitzhaltung können Rückenprobleme auftauchen. Relativ gelenkschonend.**
Ideal für Übergewichtige, Kalorienverbrauch stark abhängig von Länge und Schwierigkeitsgrad der Strecke. Ohne großen Aufwand in den Alltag integrierbar.

SCHWIMMEN

⮑ **Ausgesprochen gelenkfreundlich.**
Ideal für sehr übergewichtige Einsteiger, da relativ hoher Kalorienverbrauch und optimale Entlastung der Gelenke. Zeitaufwendiger, da Anfahrt nötig.

RUHEPULS UND AUSDAUER

BIS 40 JAHRE	40–60 JAHRE	AB 60 JAHRE	AUSDAUER
< 50	< 55	< 60	**Sehr gut**
50–59	55–64	60–69	**Gut**
60–69	65–74	70–79	**Durchschnitt**
70–80	74–85	80–90	**Nicht gut**
> 80	> 85	> 90	**Untrainiert**

RICHTWERTE FÜR DIE TRAININGSHERZFREQUENZ
ABHÄNGIG VOM RUHEPULS (MÄSSIG TRAINIERTE)

Lebensalter Jahre	Ruhepuls (Minuten)						
	55–60	61–66	67–72	73–78	79–84	85–90	91–96
19–29	153	155	157	159	161	163	165
30–39	148	150	152	154	156	158	160
40–49	143	146	148	150	152	154	156
50–59	139	141	143	145	147	149	151
60–69	135	138	140	142	144	146	148
70–79	130	132	134	136	138	141	143

EIN WORT ZUR **AUSRÜSTUNG**

Achten Sie beim Walken und Joggen auf **qualitativ hochwertiges Schuhwerk**. Um Ihre Gelenke zu schonen und Fehlhaltungen zu vermeiden, sollten Sie sich von Fachpersonal eingehend beraten lassen. Bei der Wahl Ihrer Joggingschuhe bietet sich zudem die Kontrolle über ein Laufbandvideo an, wie es gute Fachgeschäfte mittlerweile ermöglichen. Mithilfe dieses Videos lässt sich feststellen, welcher Schuh für Ihre individuelle Lauftechnik am besten geeignet ist. Dasselbe gilt im Übrigen für die **Outdoorbekleidung**. Lassen Sie sich auch hier kompetent beraten. Greifen Sie nur zu spezieller Sportbekleidung, die ein gutes Körperklima garantiert und Staunässe am Körper verhindert. Sparen Sie nicht am falschen Ende!

BESSER LANGSAM UND LANGE
ALS KURZ UND SCHNELL!

Der häufigste Fehler beim Einstieg in ein „bewegtes Leben" besteht in einer Übermotivation, aus der eine Überforderung des Herz-Kreislauf-Systems, der Gelenke, der Muskeln und der Sehnen resultieren kann. **Gerade Anfänger sollten es ganz langsam angehen lassen!** Beginnen Sie mit kurzen Einheiten, die Sie dann kontinuierlich (über Wochen hinweg) verlängern. Wer sich noch nie sportlich betätigt hat, sollte nicht unbedingt direkt mit Joggen beginnen, sondern mit einem flotten Spaziergang (walken). Im zweiten Schritt kann sich dann alle fünf Minuten Walken mit Joggen abwechseln. Bis Sie

nach sechs Wochen schließlich versuchen, die ganze Strecke nur joggend zurückzulegen. Schrauben Sie auf diese Weise von Lauf zu Lauf, von Tag zu Tag und von Woche zu Woche, ganz langsam erst die Länge und dann die Geschwindigkeit nach oben – so lange, bis Sie im optimalen Pulsbereich, dem „Fettverbrennungspuls" (Grundlagenausdauer 1) 40 Minuten oder mehr laufen können.

Neuere Untersuchungen zeigen, dass die Ausdauerfähigkeit und die positiven Auswirkungen auf die Gesundheit sich am besten steigern lassen, indem man 80 Prozent im sogenannten Long-Slow-Distance-Training (LSD) trainiert, also bis zu der Grenze, wo die Grundlagenausdauer 1 (VT1, siehe Abb. Seite 161) in die 2 übergeht, und 20 Prozent im High-Intensity-Training (HIT). Das HIT kann z. B. aus 30 Sekunden „Vollgas" bestehen, gefolgt von 5 Minuten gemütlichem Laufen. In der Sportwissenschaft unterteilt man das Ausdauertraining in die folgenden Bereiche (Seite 157), wobei die Herzfrequenz den optimalen Trainingsbereich nur ungefähr anzeigt. Mit der Spiroergometrie gelingt dies genauer.

Neben den genannten Ausdauersportarten gibt es natürlich weitere Sportarten und Bewegungsformen, die ebenfalls dazu beitragen, dass Sie Energie verbrennen und gesund bleiben. Wie viele Kalorien Sie dabei verbrennen, hängt immer von der Intensität ab, mit der Sie den jeweiligen Sport betreiben.

DIE TRAININGSBEREICHE

BEZEICHNUNG	INTENSITÄT (HF = HERZFREQUENZ)	ENERGIE-BEREITSTELLUNG	METHODE	ZIEL
Regeneration (RE) **1. GANG**	sehr niedrig < 70% HFmax	aerob	Dauerlauf	Unterstützung der Regeneration / Stabilisierung der Gesundheit
Grundlagen-ausdauer 1 (GA1) **2. GANG**	niedrig bis mittelmäßig locker und leicht 65–80 % HFmax	aerob	Dauerlauf	Stabilisierung und Entwicklung der Grundlagenausdauer / Training des Fettstoffwechsels / Ökonomisierung des Herz-Kreislauf-Systems / Anpassung an große Distanzen
Grundlagen-ausdauer 1–2 (GA1/2) **2. GANG**	mittel 75–85 % HFmax	aerob	Wechsel zwischen Dauerlauf und leichtem Intervalltraining	Ökonomisierung und Entwicklung der Grundlagenausdauer / Verbesserung der Fitness
Grundlagen-ausdauer 2 (GA2) **3. GANG**	mittel bis hoch 80–90% HFmax	anaerob	Dauerlauf / intensives Intervalltraining	Erhöhung und Entwicklung der Grundlagenausdauer / längere Strecken in höherer Geschwindigkeit leisten können

UNGEFÄHRER KALORIENVERBRAUCH IN KILOKALORIEN / STUNDE

TÄTIGKEIT / SPORTART	MÄNNER	FRAUEN
Gartenarbeit / Hausarbeit / Tanzen (Standardtänze)	160–360	200–400
Gehen (3 km/Std.)	170	200
Volleyball	250–600	300–600
Basketball / Fußball / Handball	350–600	400–700
Golf	170–400	200–400
Tischtennis	170–400	200–500
Tennis	250–400	300–600
Squash	400–700	500–800
Schlittschuhlaufen	250–400	300–500
Ski Abfahrt	350–500	400–600
Ski Langlauf (7 km/Std.) / (9 km/Std.)	400 / 700	500 / 800
Surfen	250–500	300–600
Radfahren (15 km/Std.)	350	400
Joggen (8 km/Std.) / (10 km/Std.) / (12 km/Std.)	350 / 500 / 700	400 / 600 / 800
Schwimmen	350–700	400–800

TRAININGSBEREICHE

Die Trainingsbereiche (siehe Tabelle Seite 157) ermitteln Sie am besten in einem ärztlichen Leistungstest, z. B. mittels der Spiroergometrie (siehe Abb. Seite 162) mit oder ohne Laktattest. Dieser Test dauert etwa 20 Minuten. Sollten Ihnen diese Tests nicht möglich sein, können Sie Ihre Trainingsbereiche auch anhand Ihrer Herzfrequenz grob bestimmen. Über Ihren Puls können Sie die angestrebte Belastungsgrenze noch etwas präziser ermitteln. Messen Sie dazu zunächst Ihren Ruhepuls. Je fitter und jünger Sie sind, desto niedriger ist Ihr Ruhepuls. Lesen Sie dann Ihren Trainingspuls ab. Reduzieren Sie die angegebenen Herzfrequenzwerte um 15 Schläge, falls Sie Anfänger oder übergewichtig sind. Messen Sie entweder mit zwei Fingern am Handgelenk oder an der Halsschlagader.

Noch einfacher geht es mit der Faustformel: Strengen Sie sich an, aber geraten Sie nicht in Atemnot. **„Laufen ohne zu schnaufen" heißt die Devise.** Sie sollten sich während des Trainings jederzeit ohne Luftprobleme unterhalten können. Das ist die einfachste aller Regeln, die gewährleistet, dass Sie Kalorien verbrennen und Ihren Körper fordern, ohne ihn zu überfordern.

AUSDAUERSPORT –
DER OPTIMALE TRAININGSBEREICH

Um zu verstehen, welcher Trainingspuls im Ausdauersport optimal ist, ist es hilfreich, die Funktionsweise unseres Stoffwechsels zu verstehen: Wir können uns nur bewegen, weil wir Muskeln haben, die kontrahieren. In den Muskeln befinden sich kleine Energiekraftwerke, die Mitochondrien, die mittels Sauerstoff Fett und Glucose verbrennen und so Energie für die Kontraktion erzeugen können. Das funktioniert ähnlich wie bei einem Motor oder bei einer Knallgasreaktion, allerdings ohne Explosionen – also gleichmäßig. Bei steigendem Puls wird die Fettverbrennung weniger, die Glucoseverbrennung hingegen nimmt zu.

MIT DER PULSUHR
IN DIE FETTVERBRENNUNG

Besonders günstig für ein Training des Fettstoffwechsels ist ein Trainingspuls, der bei 65 Prozent der maximalen Herzfrequenz liegt. Um während des Trainings kontrollieren zu können, ob Sie sich in diesem Pulsbereich bewegen, benötigen Sie jedoch eine im Fachhandel erhältliche und sehr einfach zu bedienende Pulsuhr. Nur damit können Sie feststellen, ob Sie noch im „ersten Gang fahren", also im Fettverbrennungsbereich. Für einen durchschnittlichen 50-Jährigen liegt diese Pulsfrequenz bei etwa 110 Schlägen pro Minute.

MIT DER GLUCOSEVERBRENNUNG
DIE LEISTUNG STEIGERN

Geben Sie etwas mehr Gas, steigt die Herzfrequenz auf bis zu 80 Prozent der maximalen Frequenz, und Sie verbrennen zunehmend Zucker. Sie fahren dann sozusagen im zweiten Gang. Der

Schaltvorgang erfolgt jedoch nicht ruckartig, das heißt: Während die prozentuale Fettverbrennung sukzessive sinkt, steigt im selben Maß die prozentuale Glucoseverbrennung. Unterschätzen Sie diesen Trainingsbereich nicht! Einer der bekanntesten deutschen Langstreckenläufer hat einmal gesagt: **„Seit ich langsamer laufe, laufe ich schneller."** Diese Laufgeschwindigkeit ökonomisiert die Energiebereitstellung. Neue Blutgefäße wachsen, der Muskel wird besser durchblutet, erhält mehr Sauerstoff, Laktat wird schneller abtransportiert. Dieser Trainingsbereich schafft die Grundlage für Geschwindigkeit.

SAURE MUSKELN
MACHEN GAR NICHT LUSTIG!
Laufen Sie noch schneller, hat auch die Glucoseverbrennung irgendwann ihr Limit erreicht. Es kann dann einfach nicht mehr genug Sauerstoff in die Muskulatur hineingeschleust und genug CO_2 abtransportiert werden. Das geschieht ab ungefähr 80 Prozent der maximalen Herzfrequenz. Bei einem fitten 50-Jährigen wären das ungefähr 139 Schläge pro Minute. Die Glucose wird dann durch Sauerstoffmangel zunehmend weniger *verbrannt*, als vielmehr *vergoren*. Dabei entsteht Milchsäure (Laktat). Die Folge: Der Muskel wird sauer, er fängt an zu brennen. Jetzt spürt man deutlich, dass man nicht mehr lange durchhalten kann. Wann Sie in diesen Pulsbereich vordringen, können Sie nur anhand einer Pulsuhr ermitteln, denn man selbst neigt zu Fehleinschätzungen. Der Körper meldet den Laktatanstieg offenbar zu spät, oder wir haben hier wieder das Problem, dass wir die Signale nicht gut einschätzen können: Die Sporthochschule Köln hat hierzu einmal Blutuntersuchungen an Freizeitjoggern durchgeführt, die alle meinten, sie liefen „locker". Tatsächlich bewegten sich die meisten im oberen Laktatbereich!

SEIT URZEITEN **DIE VIER GESCHWINDIGKEITEN** DES MENSCHEN
Die drei beschriebenen Geschwindigkeitsbereiche hatten – wie unsere genetische Ausstattung – jahrtausendelang eine wichtige Funktion im täglichen Überlebenskampf.

Der 1. Gang
Der 1. Gang signalisierte dem Körper in der Frühzeit, dass der Mensch auf Nahrungssuche war. Diese Geschwindigkeit kann man theoretisch den ganzen Tag über durchhalten. Denn es werden (fast) nur Fette verbrannt. Körper und Geist regenerieren sich.

Das Denken ist klar, aber entspannt. Das funktioniert auch auf dem Hometrainer, und man fördert damit die Ausschüttung vieler Hormone, wie zum Beispiel von Testosteron, des Wachstumshormons und von Insulin. Aber auch Tumorkillerzellen und Gefäßwachstumsfaktoren werden gefördert, das Langzeitgedächtnis verbessert sich, und das Risiko für Alzheimer sinkt.

Der 2. und der 3. Gang

In diesen Gängen befindet man sich auf der Jagd. Das Wild ist in Sicht. Die Aufmerksamkeit steigt, das Gehirn reagiert schneller, auch die Reflexe werden schneller. Die Atmung wird tiefer, die Herzfrequenz steigt auf bis zu 80 Prozent des maximal Möglichen. Zusätzlich zu den Fettsäuren verbrennt man zunehmend Glucose. Die reicht bei gutem Training bis zu zwei Stunden – und das gab unseren Vorfahren genug Zeit, um herauszufinden, welches Tier in der Herde das schwächste war.

Der 4. Gang

Im 4. Gang schaltet man um auf Angriff oder Flucht. Jetzt heißt es: sprinten! Dafür benötigt der Körper zusätzliche Energie. Das geht allerdings nur kurzfristig. Die Muskeln vergären nun Glucose, die Laktatwerte steigen, die Muskeln werden sauer. Flucht bzw. Angriff sollten also möglichst schnell erfolgreich sein.

DER GOLDSTANDARD DER
LEISTUNGSDIAGNOSTIK

Sie wollen bei Ihrer Gesundheit keine Kompromisse eingehen und die Trainingsbereiche genau bestimmen? Dann gönnen Sie sich eine Spiroergometrie. Kurz gesagt wird dabei mittels Analyse der Atemgase unter steigender Belastung bei laufendem EKG gemessen, wann der „Gangwechsel" erfolgt. Das heißt, es wird ermittelt, bis wann der Körper vor allem Fett und Zucker (Glucose) noch gut verbrennt: Das ist die sogenannte

POPULÄRE SPORTIRRTÜMER

Der Fettverbrennungspuls, bei dem ausschließlich Fett verbrannt wird, existiert nicht. Bei allem, was wir tun, gewinnen wir unsere Energie immer aus der Verbrennung von Fett und Glucose. Das geschieht immer gleichzeitig. Damit ist auch schon der zweite Mythos widerlegt, der behauptet, die Fettverbrennung begänne erst nach 30 Minuten. Denn das ist falsch.

Die höchste Fettverbrennung im Verhältnis zur Glucoseverbrennung geschieht übrigens während man schläft. Daraus die Empfehlung abzuleiten, möglichst viel zu schlafen, führt jedoch sicherlich nicht zu einer Gewichtsabnahme. Es sei denn, man hat vorher ein strammes Ausdauer- und Krafttraining absolviert!

Ventilatorische Schwelle 1 (VT1, siehe Abb. Seite 161). Bis hierher lassen sich Fettverbrennung und Ausdauerbelastung gut trainieren. Erhöhen Sie die Geschwindigkeit weiter, benötigt der Körper noch mehr Energie. Die Zuckerverbrennung steigt. Zusätzlich beginnen die Muskeln, die Glucose zu vergären. Dabei entsteht Milchsäure, auch Laktat genannt, das die Fettverbrennung leider stoppt (blaue, abfallende Kurve) und das Blut sauer macht. Bis zur Ventilatorischen Schwelle VT2 kann der Körper das noch gut kompensieren, danach schießt der Laktatspiegel steil nach oben. Ihr innerer Schweinehund heult jetzt immer lauter, Sie sollten doch endlich langsamer laufen. Die Muskeln werden sauer (siehe Abb. unten). Kosten: je nach Beratungsaufwand und Trainingsplanerstellung zwischen 150,- und 250,- Euro.

RICHTWERTE FÜR MÄSSIG TRAINIERTE (HERZFREQUENZ)

LEISTUNGS-DIAGNOSTIK	Regeneration	Extensiv	Intensiv	Intervall-Training
Beschreibung	Aktive Regeneration	Bildung der Ausdauergrundlage und Erhöhung der Toleranz gegenüber langer Belastungsdauer	Verschiebung der Dauerleistungsgrenze in einen höheren Bereich	Verbesserung der Kraftausdauer und Laktat-Toleranz
Training	Regenerierendes Ausdauertraining im niedrigen Intensitätsbereich	Ausdauertraining mit mittlerer Intensität, Dauer einer Trainingseinheit 45 Minuten oder mehr	Ausdauertraining knapp unterhalb der Dauerleistungsgrenze (hohe Intensität), Dauer einer typischen Trainingseinheit ca. 20-40 Minuten	Kurze Intervalle mit sehr hoher Intensität
HR-Bereich	66 – 100 (min)	100 – 119 (min)	119 – 154 (min)	154 – 164 (min)
Last	45 – 141 W	141 – 171 W	171 – 249 W	249 – 283 W
Energiequelle	24% Fett 76% KH	8% Fett 92% KH	3% Fett 97% KH	0% Fett 100% KH
VO_2	0,93 l/min	1,35 l/min	1,91 l/min	2,55 l/min
VO_2 / kg	12,0 ml/min/kg	17,5 ml/min/kg	24,8 ml/min/kg	33,2 ml/min/kg
VCO_2	0,85 l/min	1,32 l/min	2,02 l/min	2,88 l/min
RER	0,92	0,98	1,05	1,13
Lipide	1,1 kcal/min	0,6 kcal/min	0,4 kcal/min	0,0 kcal/min
Glucose	3,7 kcal/min	6,8 kcal/min	12,4 kcal/min	19,9 kcal/min

Bei zunehmender Belastung steigt die Zuckerverbrennung, während die Fettverbrennung sinkt

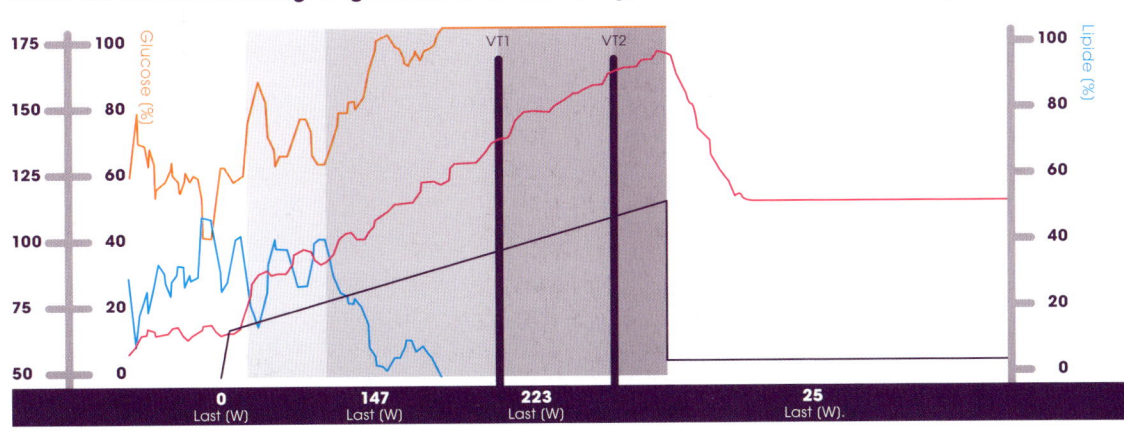

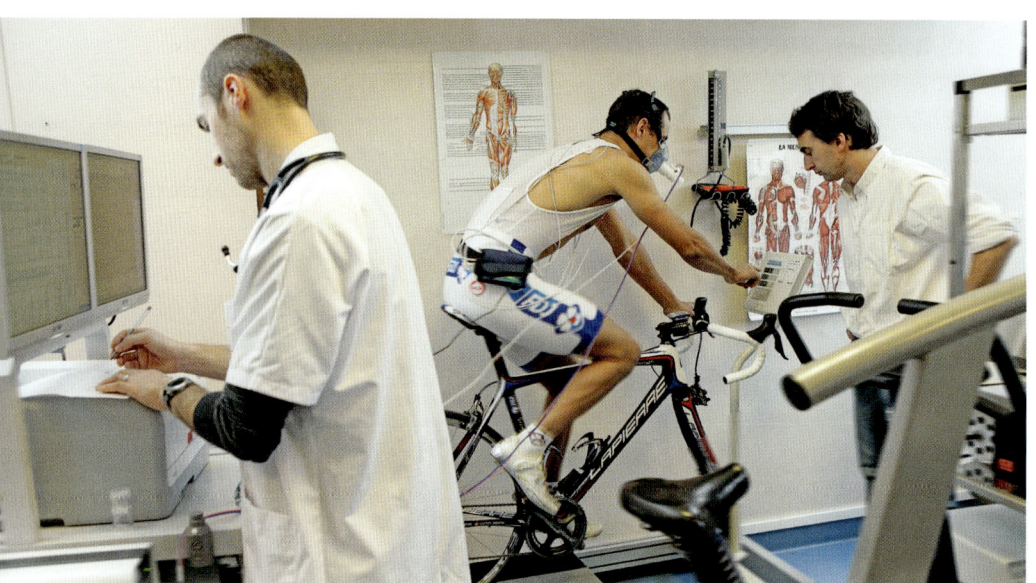

Spiroergometrie-Untersuchung zur Erstellung professioneller Trainingspläne

KRAFTTRAINING –
DIE GRUNDLAGEN

„Der hat's gut, der hat einen schnellen Stoffwechsel, der kann essen, was er will!" Solche Sätze höre ich häufig in meiner Praxis. Ich erwidere dann gerne: „Beschleunigen Sie Ihren Stoffwechsel doch genauso! Warum betreiben Sie nicht einfach Krafttraining?"

Doch wenn der Begriff „Krafttraining" fällt, sehen mich die meisten Patienten ziemlich verblüfft an. Mit Kraftsport das Gewicht reduzieren? Diese Verwunderung hat gute Gründe. Wenn in der Vergangenheit im Zusammenhang mit Übergewicht und Gesundheit von Sport die Rede war, sprach man häufig lediglich von Ausdauersportarten wie Joggen, Radfahren, Walking, Rudern oder Schwimmen. Krafttraining war etwas für Machos und Angeber.

Das *Bodybuilding* ist zudem durch den Anabolika-Missbrauch – in diesem Fall zu Recht – in Verruf geraten. Das Wort an sich bedeutet aber einfach nur „Körperaufbau". Und seit man weiß, was für eine wichtige Rolle die Muskeln in unserem Körper spielen und welche positiven Effekte das Krafttraining hat, steht dem Krafttraining eine Renaissance bevor.

Um ein solches Krafttraining zu absolvieren, kann man natürlich ein (zertifiziertes) Fitness-Studio aufsuchen und sich professionell anleiten lassen. Doch man kann die von mir empfohlenen Übungen auch ganz einfach zu Hause oder im Garten ausführen (siehe Seite 167ff.).

7 GUTE GRÜNDE FÜR EIN KRAFTTRAINING

⮞ GRUND 1: **Muskeln verbrennen Kalorien auch im Liegestuhl!**

Die größten Energieverbraucher im Körper sind die Muskeln. Deswegen baut der Körper diese auch in Zeiten von Hunger, Diäten(!) und Bewegungsarmut zuerst ab. Ab 30 verlieren wir durchschnittlich jährlich ein Prozent unserer wertvollen Muskelmasse. Das sind im Schnitt drei Kilogramm Muskeln in zehn Jahren, wenn wir nicht gegen den Abbau antrainieren. **Schon eine Woche Inaktivität kann die Muskelkraft um bis zu 50 Prozent reduzieren!** Wie schlapp man sich dann fühlt, weiß jeder, der schon mal ein paar Tage das Bett „gehütet" hat. Da Muskeln viel Energie, d. h. Kalo-

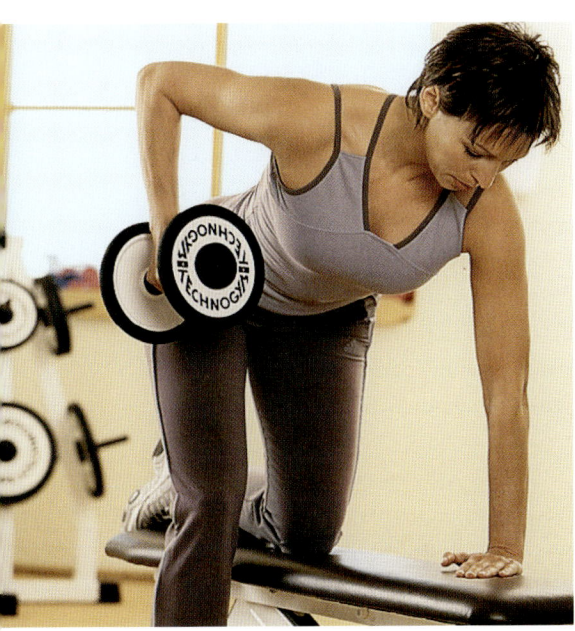

rien, verbrauchen, müssten wir also wegen des Muskelschwunds eigentlich jedes Jahr weniger essen. Das tun wir aber nicht. Wenn uns unser Körper auch hier schon wieder vorgaukelt, alles wäre wie früher, dann sollte sich wenigstens an dieser Stelle das Gehirn einschalten und ab jetzt gegensteuern. Denn durch gezieltes Krafttraining können wir den Querschnitt unserer Muskeln erhöhen und damit auch die Anzahl unserer Verbrennungsöfen, der sogenannten Mitochondrien. Dadurch verbrennen Sie mehr Kalorien, auch beim Schlafen oder Fernsehgucken. **Wenn Sie sich zum Beispiel vier Kilogramm Muskelmasse zusätzlich antrainieren, verbrennen Sie pro Tag rund 200–250 Kalorien mehr, und das auch an trainingsfreien Tagen.** Im Jahr macht das 91.000 Kilokalorien aus, was wiederum 13 Kilogramm Fettgewebe entspricht, das abgebaut werden kann. Oder umgekehrt: Für schlanke Genießer bedeutet das pro Tag eine halbe Tafel Schokolade, eine halbe Portion Spaghetti mit Sauce oder einen großen Obstsalat zusätzlich.

Patientenfrage: „Wie viel müsste ich mich denn bewegen, um wirklich 1 Kilo Fett zu verbrennen?"

Meine Antwort: „1 Kilo Fettgewebe enthält rund 7000 kcal (nicht 9000 kcal, wie 1 Kilo Fett). Eine Stunde joggen verbraucht etwa 500 kcal. Nach 14 Stunden wären Sie also 1 Kilogramm Fettgewebe los."

⮫ GRUND 2: **Botenstoffe lassen Fett-polster schmelzen**

Die bei einem Krafttraining im Muskel ausgeschütteten Botenstoffe (siehe unten) sind offenbar auch am Abschmelzen der direkt über den Muskeln liegenden Fettschichten beteiligt. Diese lokalen Botenstoffe bewirken, dass die Fettschicht der Haut umso dünner wird, je größer der darunterliegende Muskel ist. So kann man ganz gezielt die Zellulite am Oberschenkel angehen oder den Waschbär-Bauch in Richtung Sixpack modellieren.

⮫ GRUND 3: **Krafttraining senkt den Blutdruck**

Hätte ich vor Jahren Herzkranke und Hochdruckpatienten Gewichte heben lassen, hätte ich mich für diese „offenkundige" Fehlbehandlung wohl rechtfertigen müssen. Heute wird bei diesen Krankheiten Krafttraining empfohlen! Es wirkt – solange eine Pressatmung verhindert wird – bei einem leichten Bluthochdruck ebenso gut wie die üblicherweise eingesetzten Medikamente. Durch den Trainingsreiz bilden sich neue Blutgefäße, und die alten Blutgefäße weiten sich. Dadurch sinkt der Widerstand und damit der Druck, das Blut fließt besser, und das Herz wird entlastet. **Ein Krafttraining für Hypertoniker sollte jedoch ärztlich begleitet werden!** Wenden Sie sich in diesem Fall an einen Sportmediziner, der auf Herz-Kreislauf-Patienten spezialisiert ist.

Wenn Sie keinen Bluthochdruck haben, auch gut, denn Krafttraining schützt wie Ausdauertraining vor hohem Blutdruck!

⮫ GRUND 4: **Muskeln kurbeln den Reparaturbetrieb des Körpers an**

Im Muskel werden bis zu 50 Substanzen produziert, die entscheidenden Anteil am Reparatur- und Wachstumsbetrieb des Körpers haben. Sie sind wichtige Gegenspieler diverser Entzündungsgeschehen im Körper (Arteriosklerose, Arthritis etc.), wirken einem vorzeitigen Abbau der Körperzellen entgegen und stärken das Immunsystem. Zudem wird die Zahl der Stammzellen erhöht, die ebenfalls eine entscheidende Rolle im Reparaturbetrieb des Körpers spielen, und auch das Alter der Mitochondrien lässt sich um Jahre zurückdrehen.

⮫ GRUND 5: **Krafttraining strafft die Haut!**

Was kein Schönheitschirurg vermag, schafft das Krafttraining! Durch die Zugbelastung des Muskels wird ein Signalstoff produziert, der wiederum die Bildung von Bindegewebsfasern (Kollagen) anregt. So werden Sehnen und Haut natürlich erneuert und gestrafft. Da sich die Haut nun spannt – über einem größeren Muskel –, wird sie glatter.

⮫ GRUND 6: **Aufrechter durchs Leben**

Nicht zuletzt bedeutet ein Kraftzuwachs ein höheres Maß an Stabilität. Der Halteapparat des Körpers kann seine Aufgabe sehr viel effizienter erfüllen,

Rücken- und Nackenschmerzen nehmen deutlich ab – und der Schmerzmittelkonsum ebenfalls. Auch Ihre Körperhaltung wird sich verändern: Sie werden aufrechter gehen und dadurch selbstbewusster auftreten. Und falls Sie doch einmal stürzen: Auch Knochenbrüche kommen bei krafttrainierten Menschen seltener vor, weil sich sportliche Menschen besser abfangen können.

⊃ GRUND 7: **Sport macht glücklich!**
Durch die Muskelsignale, aber auch durch Ausdauertraining, verbessert sich über biochemische Prozesse die persönliche Stimmung. Dieses Hoch ist sogar nachweisbar – bis zu eine Woche nach dem Training!

EFFIZIENTES **KRAFTTRAINING**

Um dem Muskel einen Wachstumsreiz zu geben, muss er an seine Belastungsgrenze gebracht werden. Das erreichen Sie am besten durch folgendes Training: Trainieren Sie den Muskel so, dass er sauer wird, d. h., dass er brennt. Im Fitness-Studio lässt sich das am besten dosieren: Stellen Sie eine Übungsmaschine, etwa eine Zugmaschine, ein Gewicht oder die Dehnung Ihres Trainingsbands so ein, dass Sie eine Bewegung maximal zwölf Mal schaffen, d. h. so, dass ein dreizehntes Mal nicht möglich wäre. Danach „brennt" der Muskel. Pausieren Sie eine Minute und wiederholen Sie die Bewegung weitere zwölf Mal, gefolgt von einer einminütigen Pause. Dann folgt ein dritter und letzter Satz mit zwölf, vielleicht auch mit etwas weniger Wiederholungen. Und wenn Sie den Trainingsreiz noch weiter maximieren wollen, dann machen Sie nach dem zwölften Mal die Bewegung, aber mit 20 Prozent weniger Gewicht, noch einmal so lange, bis es nicht mehr geht.

Trainieren Sie anschließend den muskulären Gegenspieler. Wollen Sie Zeit sparen, können Sie diese Übungen in die Pausen der ersten Übung legen. Dieses Vorgehen empfehle ich auch bei den unten gezeigten Übungen. Und denken Sie dran: Nach jeder Übung sollte es etwas brennen!

MUSKELAUFBAU DURCH **„SUPERKOMPENSATION"**

Muskeln bauen sich nicht während einer Übung auf. Dass sie während einer Übung schon dicker erscheinen, liegt an ihrer besseren Durchblutung. Die Reparatur und der über den Ausgangszustand hinausgehende Aufbau, die sogenannte Superkompensation, setzen allerdings erst in den darauffolgenden 48 Stunden ein. Dazu braucht der Muskel in diesen 48 Stunden eine gewisse Schonung, was das Krafttraining angeht. Ausdauertraining hingegen können und sollten Sie sogar in dieser Zeit weiter betreiben. Ein leichter Muskelkater am nächsten Tag zeigt, dass Sie sich ausreichend belastet haben. Dabei sollten Sie allerdings entzündungshemmende Medikamente meiden, da diese die Trainingsanpassung bremsen.

TRAINING **OHNE GERÄTE**

Expresstraining: Wenn Sie nur 5 Minuten Zeit haben, empfehle ich abwechselnd Übung 1, 2 und 7. In meiner Praxis bekomme ich immer dieselben „Hinderungsgründe" zu hören, wenn es um Fitness-Studios geht: Es ist zu teuer, es gefällt dort nicht, es gibt keines in der Nähe, und es fehlt die Zeit, zum nächsten zu fahren. Da auch Trainingsgeräte für zu Hause oftmals zu teuer sind, zeige ich meinen Patienten Übungen für daheim. Ich habe diese Übungen weiterentwickelt und bekannte Übungen noch einmal überarbeitet sowie durch einige Trainingsband-Übungen ergänzt. Trainingsbänder (z. B. mein Muskelband, das Thera-Band oder Deuser-Band) gibt es in verschiedenen Stärken. Für diese Kraftübungen sollten Frauen *eines* meiner grünen Muskelbänder nehmen und Männer *zwei*. Beim Thera-Band nehmen Frauen mindestens die Farbe Rot (mittelschwer) und Männer die Farbe Blau. (Mein grünes Band ist eine

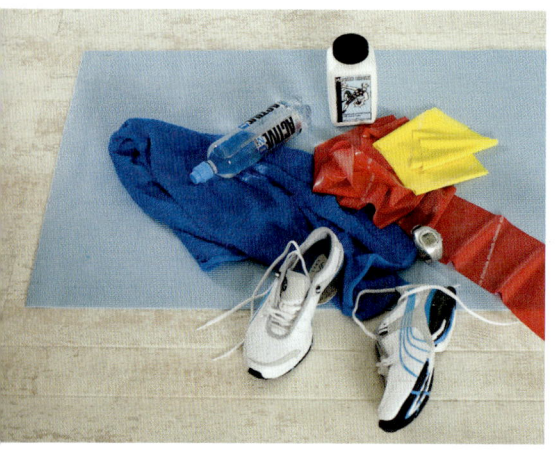

Eigenkreation und entspricht in seinem Widerstand etwa einem blauen Band.)

Als *Anfänger* sollten Sie über einen Zeitraum von etwa zwei Wochen erst einmal nur die leichten Übungsvarianten durchführen, d. h. bei den Trainingsband-Übungen also nicht mit großer Bandspannung arbeiten. So sollten Sie 12–24 Wiederholungen von der leichten Variante schaffen. Als *Fortgeschrittener* sollten Sie mit der schwersten Variante zwölf Wiederholungen schaffen oder so lange weitermachen (z. B. bei den Situps oder den Liegestütz), bis Sie nicht mehr können. Einen noch größeren Effekt erreichen Sie, wenn Sie direkt im Anschluss mit der leichten Variante oder weniger Bandspannung weitermachen, bis auch da nichts mehr geht. Der gesamte Zirkel sollte drei Mal wiederholt werden. Als Einstieg, auch „zum Warmwerden" und speziell, wenn man bereits übergewichtig ist, sind die folgenden beiden Übungen mit dem Trainingsband gut geeignet.

Allen Übungen ist gemeinsam, dass sie nicht nur einen bestimmten Muskel trainieren, sondern immer Muskelgruppen. So wird die Stabilität des gesamten Körpers erhöht. Bei der Ruder übung z. B. werden sowohl Rücken, Arme und Po als auch die Oberschenkelmuskulatur trainiert. Ich habe diese mittrainierte Muskulatur nicht bei jeder Übung erneut genannt, sondern nur den Muskel, der besonders beansprucht wird.

ÜBUNGEN **IM STEHEN**

⮕ ÜBUNG 1: **RUDERN IM STEHEN**

Ruderübung mit dem Trainingsband:
Diese Kombinationsübung kräftigt nicht nur die Beine, sondern vor allem Arme und Rücken!

Befestigen Sie das Trainingsband dazu an einem Gegenstand wie Heizung oder Tür (bitte abschließen!) oder – wenn Sie im Freien trainieren – an einem Baum (dann bitte ein Tuch unterlegen, sonst kann das Band Schaden nehmen und reißen) oder an einem Geländer oder einer Parkbank.

⮕ **Fassen Sie mit jeder Hand ein Bandende, nehmen Sie Schrittstellung ein und gehen Sie dann etwas in die Hocke.**

⮕ **Jetzt heben Sie die Ellenbogen und ziehen Sie das Band langsam nach hinten.**

⮕ **Halten Sie es dort zwei Sekunden, dann strecken Sie die Arme wieder, aber nicht ganz: Halten Sie immer etwas Spannung.**

⮕ **Wenn Sie diesen Ablauf verinnerlicht haben, gehen Sie so weit vom Befestigungspunkt weg, dass die Bandspannung die Durchführung maximal zwölf Mal zulässt.**

⮕ **Dann wechseln Sie die Beinstellung.**

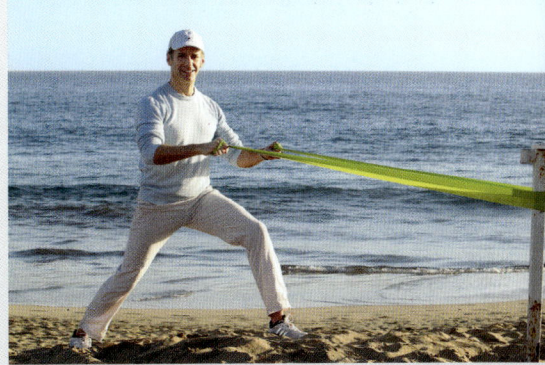

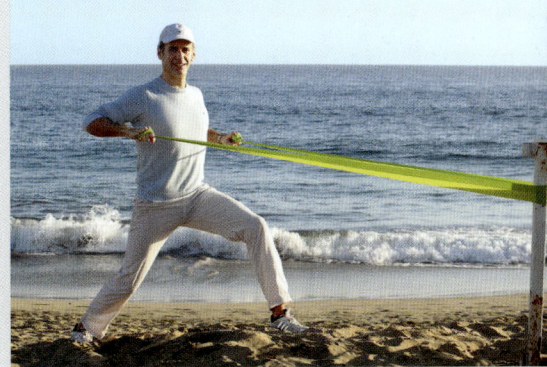

Mein Tipp! Direkt im Anschluss daran sollten Sie die folgende Übung durchführen …

⮑ ÜBUNG 2: **BUTTERFLY IM STEHEN**

Die Übung kräftigt die Brust- und Bauchmuskulatur sowie die Beine. Denken Sie daran, die Übung mit angewinkelten Knien (bis zu 90 Grad) zu machen. So trainieren Sie Ihren ganzen Körper.

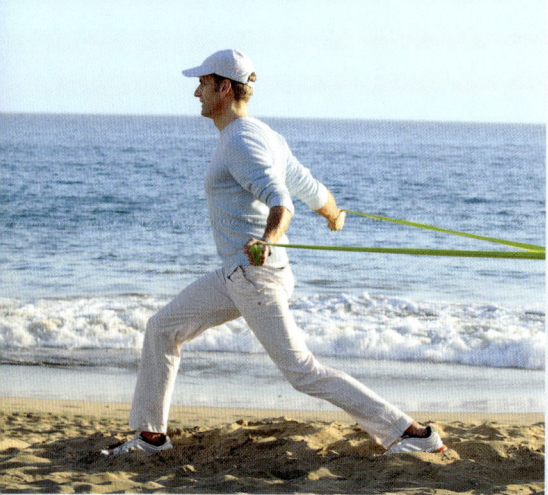

⮑ Sie drehen sich um, und dabei kommt das andere Bein nach vorne.

⮑ Nun ziehen Sie das Band mit angewinkelten Armen langsam nach vorne, dabei können Sie gemächlich „ein-und-zwanzig-zwei-und-zwanzig" zählen.

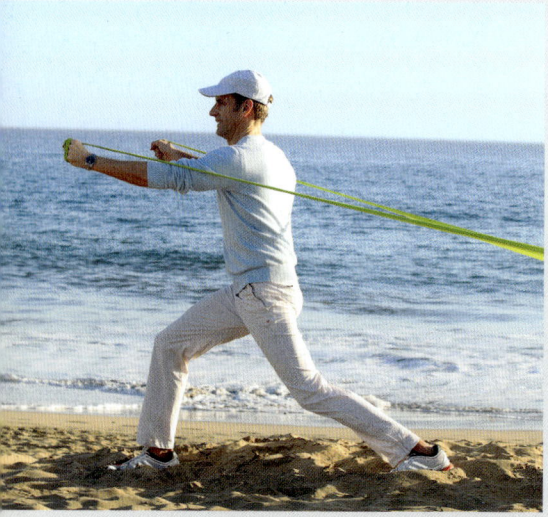

⮑ Nun ziehen Sie das Band mit angewinkelten Armen nach vorne.

⮑ Die Bewegung ist beendet, wenn die Hände vorne noch schulterbreit voneinander entfernt sind.

Mein Tipp! Atmen Sie aus, während Sie das Band nach vorne ziehen, und ein, wenn Sie die Arme nach hinten nehmen. Ihre Bauchmuskulatur sollte während der Übung fest angespannt sein.

⮑ ÜBUNG 3: **DER WINKEARM**

Diese Übung trainiert den Trizeps, das heißt, sie stärkt die Oberarmrückseite und erhöht damit den Spaß am Winken.

⮑ **Ein Bein ist vorne, das andere hinten. Strecken Sie beide Ellenbogen nach vorne, sodass die Oberarme horizontal liegen.**

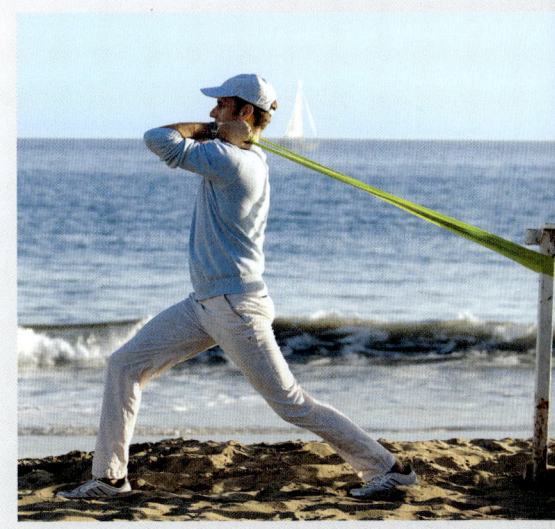

⮑ **Dann strecken Sie die Arme langsam aus.**

⮑ **Achten Sie auf Ihre Körperspannung, vor allem die Bauchmuskulatur sollte mit angespannt werden!**

⮑ **Dann die Arme langsam wieder in die Ausgangsposition bringen.**

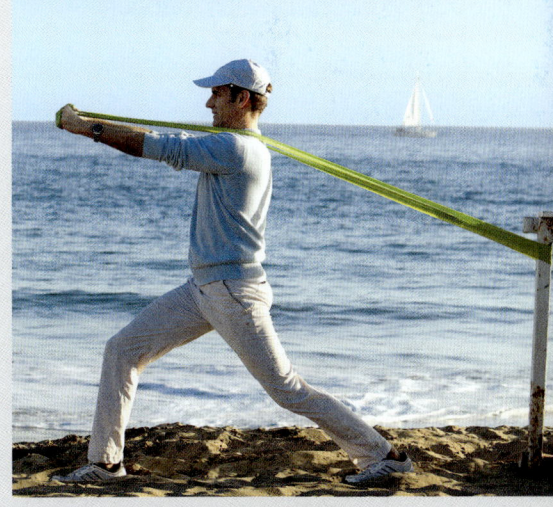

⊃ ÜBUNG 4: **SCHRÄGE BAUCHMUSKULATUR**
Diese Übung festigt den Rumpf. Gut für die schräge Bauchmuskulatur
und fürs Handicap. Und immer locker lächeln …

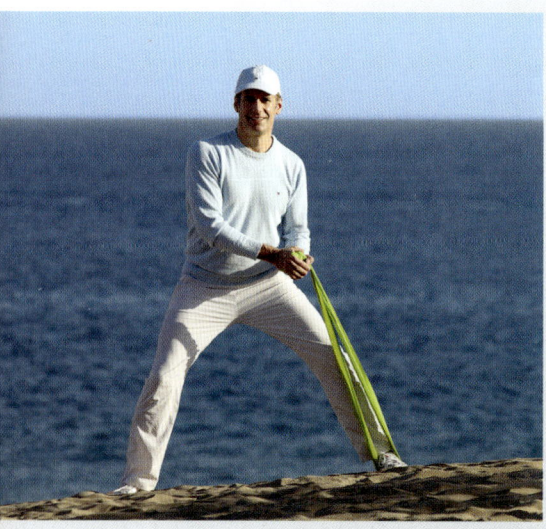

⊃ Stellen Sie sich deutlich mehr als
schulterbreit hin und gehen Sie
leicht in die Hocke. Mit dem linken
Fuß stehen Sie auf der Mitte eines
Muskelbandes.
Achten Sie dabei auf eine gute Spannung Ihrer Bauchmuskulatur.

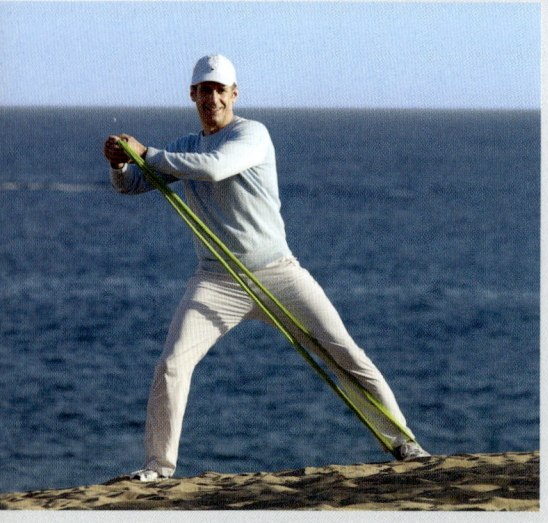

⊃ Halten Sie die beiden Enden des
Bandes zunächst auf der Höhe des
linken Knies und führen Sie Ihre
Arme dann nach rechts oben, wobei
Sie den Körper mitdrehen können,
um einen größeren Effekt für Ihre
Bauchmuskeln zu erreichen.

⊃ Dann die Seite wechseln.

⮕ ÜBUNG 5: **SCHULTERN**

Diese Übung bietet ein gutes Training für die Schulter- und Nackenmuskulatur.

⮕ Ein Bein ist vorne, das andere hinten. Ziehen Sie das Band mit beiden Armen seitlich langsam nach oben, bis die Unterarme auf Schulterhöhe sind.

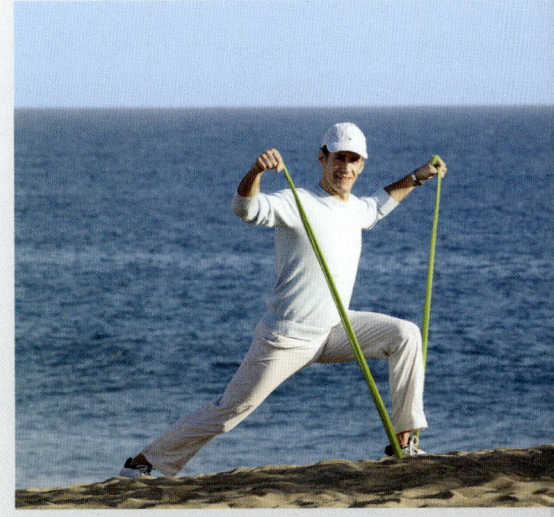

⮕ Dann senken Sie Ihre Unterarme langsam wieder ab. Aber auch unten sollte das Band noch eine Restspannung haben, sodass auch Ihr Schultermuskel noch etwas angespannt bleibt.

Mein Tipp! Beim Nach-oben-Ziehen der Bänder gleichzeitig runtergehen und das Knie stärker beugen – das festigt Beine und Po.

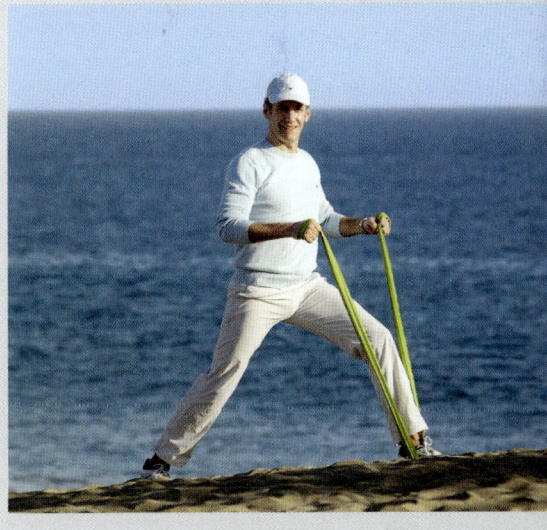

⮕ ÜBUNG 6: **BIZEPS**

Diese Übung festigt die Oberarme. (Nicht nur was für Männer – gerade auch bei Frauen eine gern bearbeitete „Problemzone", Stichwort „Spaghettiträger").

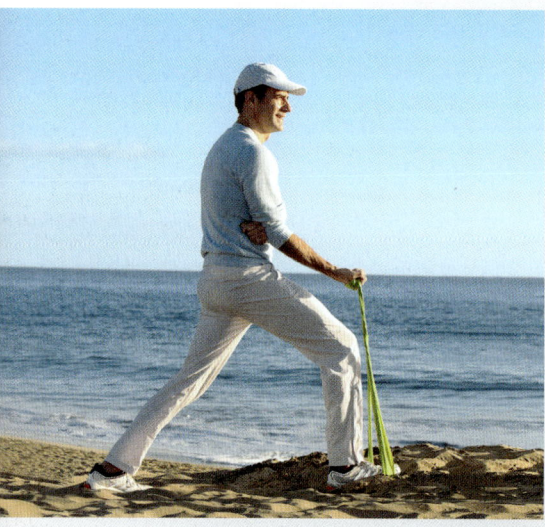

⮕ **Machen Sie mit dem rechten Fuß einen leichten Ausfallschritt nach vorne. Die linke Hand liegt unter dem rechten Ellenbogen und stützt ihn.**

⮕ **Der rechte Arm ist anfangs fast gestreckt und wird dann gegen den Widerstand des Bandes langsam angewinkelt.**

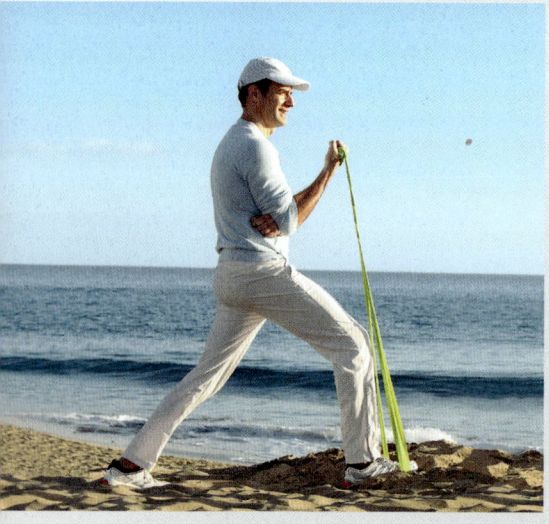

⮕ **Die Spannung des Bandes wie immer so wählen, dass der Muskel bei der zwölften Wiederholung erschöpft ist und etwas brennt.**

⮕ **Dann die Seite wechseln.**

Mein Tipp! Es reicht, wenn Sie Ihren Arm bis auf 45 Grad anwinkeln, Sie brauchen ihn nicht bis zur Schulter heraufzuziehen.

ÜBUNGEN **IM LIEGEN**

➲ ÜBUNG 7: **BAUCHMUSKULATUR**
Diese Übung kräftigt die Bauchmuskulatur sehr intensiv und bietet eine gute Ergänzung zum Training der Rückenmuskulatur.

➲ **So funktioniert's: Sie liegen mit dem Rücken auf der Erde. Setzen Sie die Beine angewinkelt und schulterbreit auf. Legen Sie die Hände locker an die Ohren. Nun heben Sie die Schulterblätter etwa 10 cm von der Unterlage. Die Lendenwirbelsäule bleibt auf der Unterlage. Der Hals bleibt gestreckt, das Kinn soll nicht in Richtung Brust gezogen werden. Dann senken Sie die Schulterblätter um 5 cm, OHNE sie abzulegen. Dann heben Sie sie erneut an -- bis Sie nicht mehr können!**

➲ **Jetzt führen Sie das gestreckte linke Bein und den gestreckten rechten Arm über Ihrem Bauch zusammen.**

➲ ÜBUNG 8: **DER UNTERARMSEITSTÜTZ**
Diese Übung kräftigt die seitliche Bauchmuskulatur sowie die seitliche Po- und Beinmuskulatur der nach unten zeigenden Körperseite.

➲ **Legen Sie sich auf die Seite, Ellenbogen aufgestützt. Nur die Füße berühren den Boden. Dann heben Sie das Becken, bis Ihr Körper eine Linie bildet. Dann das Becken langsam absenken, bis es fast den Boden berührt – wiederholen.**

➲ ÜBUNG 9: **LIEGESTÜTZ**
Diese Übung kräftigt Brustmuskulatur, Armstrecker (Trizeps) und Rumpfmuskulatur.

➲ **Leicht: Im Kniestand Hände direkt nebeneinander am Körper aufsetzen. Den Oberkörper absenken, bis das Kinn fast den Boden berührt, dann wieder hochdrücken.**
➲ **Mittelschwer: Hände weiter nach vorne setzen. Der Körper ist gestreckt, nicht die Knie, sondern die Füße berühren den Boden.**
➲ **Schwer: Bein strecken, Variante: Hände mehr als schulterbreit auseinander; das trainiert den Brustmuskel intensiver.**

DEHNÜBUNGEN

Dehnen erhöht die Beweglichkeit und und tut einfach gut.

⮑ ÜBUNG 10: **NACKEN- UND SCHULTERMUSKULATUR DEHNEN –**
das geht auch gut am Schreibtisch.

⮑ Ergreifen Sie zuerst mit der rechten Hand Ihre linke Schläfe und ziehen Sie den
Kopf nach rechts. Gleichzeitig ziehen Sie die linke Schulter nach unten. Min-
destens 15 Sekunden halten, dann erst lässt der Muskel richtig locker. Wechseln
Sie nun die Seiten.

⮑ ÜBUNG 11: **MIT DURCHGEDRÜCKTEN BEINEN SEINE SCHUHE ZUBINDEN**

⮑ Versuchen Sie, mit den Fingern den Boden zu berühren. Beugen Sie sich dazu
langsam und ohne „Gewalt" nach vorne. 15 Sekunden halten.

✔ MEINE TRAININGSTIPPS

⮑ TIPP 1

**Nehmen Sie in den ersten zwei Stunden nach dem Training zehn Gramm Eiweiß
zu sich,** damit Ihre Muskeln sich regenerieren und wachsen können. Diese Menge
steckt zum Beispiel in 300 Millilitern Milch, 100 Gramm Magerquark oder einem Glas
meiner köstlichen Doc-Shakes (siehe Seite 135).

⮑ TIPP 2

Von Alkohol nach dem Sport rate ich ab. Er verzögert die Erholung und mindert
den Trainingseffekt.

⮑ ZUSAMMENFASSUNG

Wie ergeht es Ihnen, wenn Sie Zirkusartisten oder Leistungssportlern zusehen? Ich bin
immer wieder verblüfft und tief beeindruckt, wozu der menschliche Körper in der Lage
ist. Wir sollten dieses „Wunderwerk der Schöpfung" unbedingt pfleglich behandeln!
Unser Körper lechzt bis ins Alter nach Herausforderungen körperlicher und geistiger
Natur. **Verwöhnen Sie sich deshalb regelmäßig mit Bewegung, Krafttraining und
Ernährung,** die ausreichend Reparaturstoffe enthält. Geben Sie dem Dauerstress keine
Chance und halten Sie sich geistig fit, indem Sie Freundschaften und Beziehungen
pflegen. Bleiben Sie kritisch bei allem, was Ihnen Ihr Körper meldet oder verschweigt!

**So können Sie Ihr Leben länger, gesünder und bewusster genießen –
ich wünsche es Ihnen!**

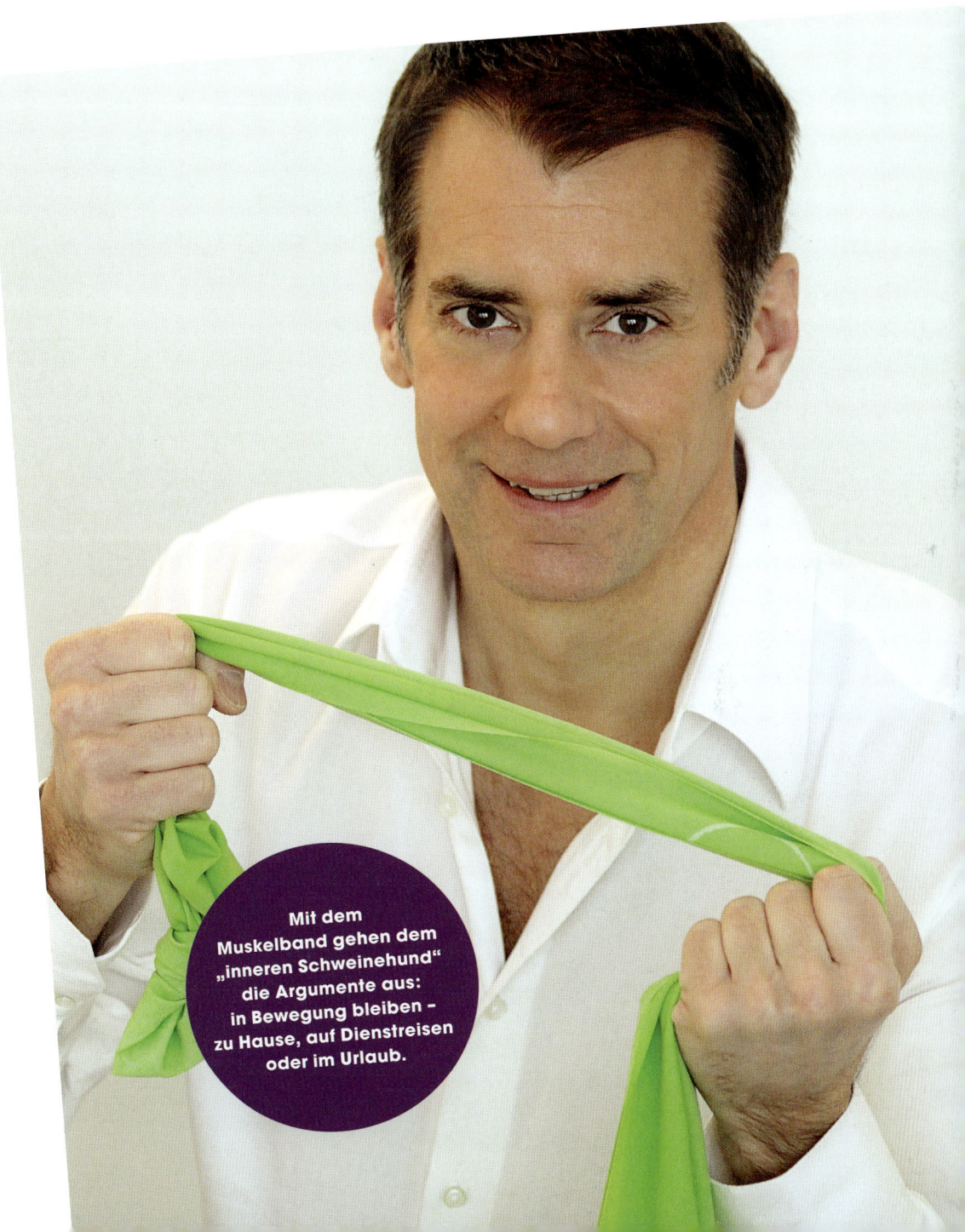

Mit dem Muskelband gehen dem „inneren Schweinehund" die Argumente aus: in Bewegung bleiben – zu Hause, auf Dienstreisen oder im Urlaub.

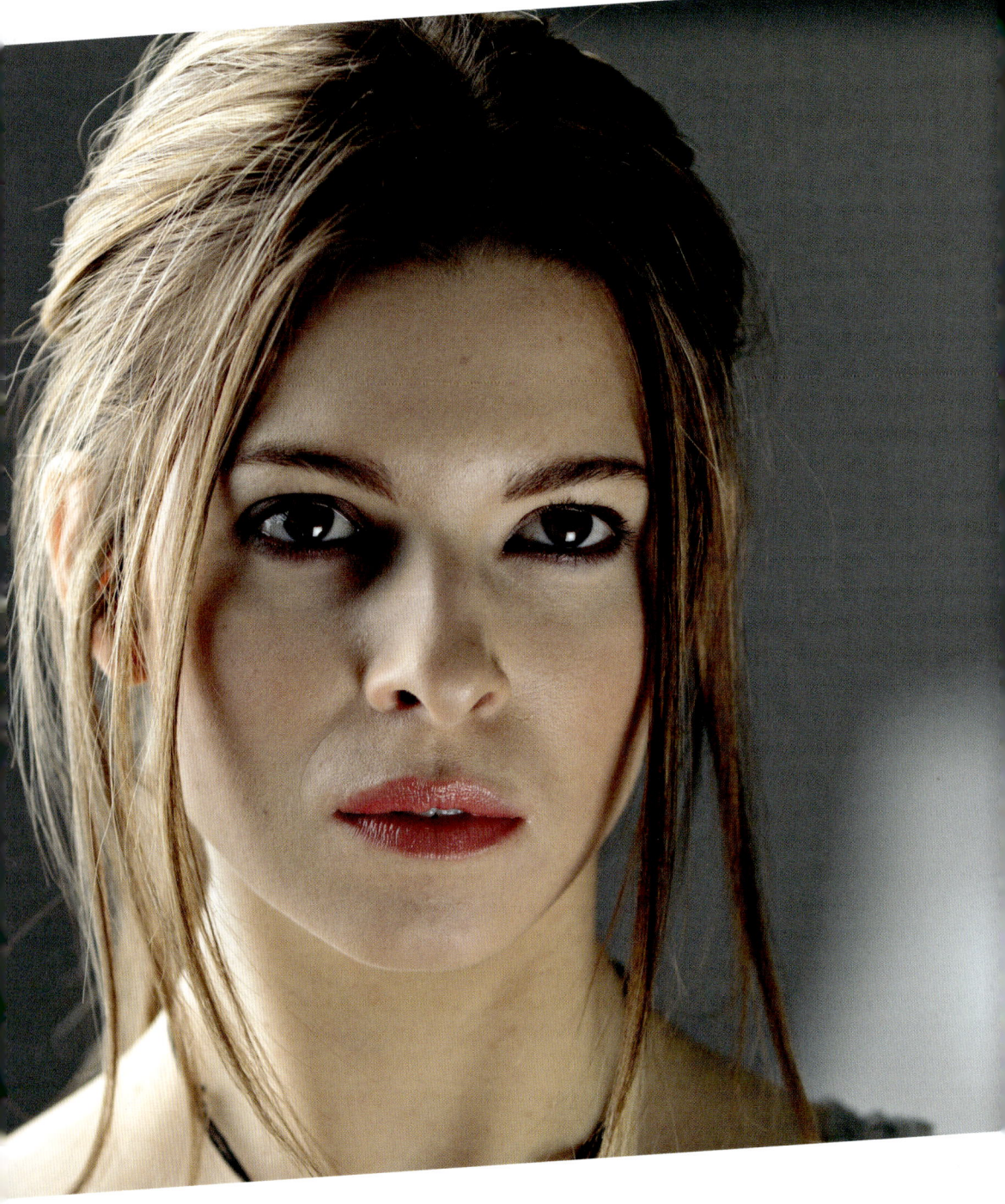

KAPITEL 6
IHR PERSÖNLICHER LÜGENDETEKTOR

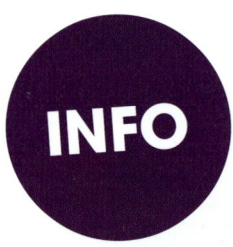

IN DIESEM KAPITEL

⮕ **LERNEN SIE,**
WELCHE ÄRZTLICHEN UNTERSUCHUNGS-
METHODEN IHR KÖRPERGEFÜHL
AM BESTEN ERGÄNZEN.

⮕ **LESEN SIE,**
WARUM GERADE DAS BAUCHFETT SO
GEFÄHRLICH IST UND WAS SIE DAGEGEN
TUN KÖNNEN.

⮕ **ERFAHREN SIE,**
WIE SIE IHR ARBEITGEBER BEI IHRER
GESUNDHEIT UNTERSTÜTZEN KANN.

DER GROSSE GESUNDHEITS-CHECK BEIM ARZT

„Gesundheit", hat der berühmte Psychosomatiker Gerhard Uhlenbruck einmal gesagt, „ist die Summe aller Krankheiten, die man nicht hat."

In den vorausgegangenen Kapiteln habe ich versucht zu zeigen, dass es schwierig ist, die eigene Gesundheitssituation „objektiv" einzuschätzen, d. h. nicht subjektiv gefärbt durch bereits bestehende Krankheiten oder verschiedene Filter im Gehirn. Diese Empfehlung wurzelt nicht in der Tatsache, dass Sie, liebe Leser, medizinische Laien sind! Ich würde sogar allen meinen Kollegen empfehlen, sich nicht selbst zu untersuchen, weil auch sie dazu tendieren, eigene Befunde quasi zu „beschönigen" – denn wir Ärzte sind auch „nur" Menschen und keine „Halbgötter in Weiß".

Man erhält zwar meist auch durch die Konsultation eines „neutralen" Arztes zunächst ein etwas gefärbtes Bild der eigenen Gesundheit – nach dem Motto:

„Für einen Mann mit einem Hammer sieht jedes Problem wie ein Nagel aus", tippt der Nierenspezialist bei Schmerzen im unteren Rückenbereich gerne auf ein Nierenproblem, der Orthopäde denkt eher an die Bandscheiben und der Krebsarzt vielleicht sogar an einen Tumor mit Metastasen.

Trotzdem ist die ärztliche Untersuchung das objektivste Meinungsbild, dass Sie bekommen können. Und sollten Sie nach der Untersuchung Restzweifel haben, steht es Ihnen frei, einen zweiten Arzt zu befragen – eine „zweite Meinung" einzuholen. So wird das Bild noch objektiver.

Grundsätzlich unterscheidet man zwischen einer Krankenbehandlung und einer Vorsorgeuntersuchung. Zur **Krankenbehandlung** zählt die entsprechende Diagnostik bei einer Person, beispielsweise bei Verdacht auf eine Herz-Kreislauf-Erkrankung ein EKG zu machen. **Vorsorgeuntersuchungen** dienen dazu, eine Erkrankung flächendeckend, d. h. bei allen infrage kommenden Personengruppen im Frühstadium zu erkennen (etwa durch die Untersuchung des Stuhls auf Blut zur Früherkennung von Darmkrebs bei allen Personen ab 50 Jahren).

In Deutschland bezahlen die gesetzlichen und privaten Kassen bei der Krankenbehandlung fast alles. Bei den Vorsorgeuntersuchungen sind aber nicht alle „machbaren" Untersuchungen auch flächendeckend sinnvoll, weshalb auch nicht alle bezahlt werden. So ist beispielsweise ein Ganzkörper-CT (eine Röntgen-Schicht-Untersuchung) nicht für jeden gesunden Bundesbürger empfehlenswert, ja, es ist sogar verboten, weil dadurch mehr Krebsfälle ausgelöst würden, als entdeckt werden könnten. Zweitens resultierten daraus extrem hohe Kosten, denen aber nur eine niedrige Quote an Karzinom-Entdeckungen entgegenstünde.

Es gibt verschiedene Check-Up-Programme in Deutschland (siehe Tabelle Seite 182). Man unterscheidet Krebs-Früherkennungsuntersuchungen (z. B. für Prostata, Darm und Brust), Vorsorgeuntersuchungen im Herz-Kreislauf-Bereich (Ausschluss eines Bluthochdrucks, Überprüfung der Blutzucker- und Cholesterinwerte sowie der Herzfunktion) und die Zahnvorsorge, Vorsorge bei Schwangeren und Impfungen.

Vorsorge*zusatz*untersuchungen gehen über das Mindestmaß an Leistungen der gesetzlichen Kassen hinaus und sind daher von Kassenpatienten selbst zu bezahlen. Davon sind einige überflüssig, viele sind in meinen Augen aber medizinisch sinnvoll und daher empfehlenswert. Meine Einschätzung deckt sich mit der der thematisch zuständigen Fachgesellschaften, nachzulesen in der Zeitschrift Focus (4/2012). Zahlreiche private Kassen kommen für viele dieser Untersuchungen auf.

Bei einem konkreten Krankheitsverdacht, Vorerkrankungen oder einer positiven Familienanamnese (z. B. Diabetes bei den Eltern) ist oft eine spezielle Diagnostik notwendig, die über das Maß der gängigen Vorsorgeuntersuchung hinausreicht. Sie wird dann sowohl von den gesetzlichen Kassen als auch von den privaten Versicherungen bezahlt. Fragen Sie aber in Zweifelsfällen bitte vorher bei Ihrer Kasse nach!

Die Behauptung, Vorsorgeuntersuchungen brächten nichts, bezieht sich meist auf die *gesetzlichen* Vorsorgeuntersuchungen, die sich aus finanziellen Gründen auf ein Minimum beschränken. Vor allem an der Beratung der Patienten wird – aufgrund des Zeit- und Kostendrucks – gespart. Die ärztliche Beratung ist aber nachweislich das Effektivste, wenn es um die Motivation des Patienten geht, sein Verhalten zu ändern. Eine Verhaltensänderung des

Patienten ist wiederum als Einziges in der Lage, die Entwicklung einer Erkrankung zu verhindern oder den Ausbruch ins hohe Alter hinauf zu verlegen („Primärprävention"). Die Politik hat dies bislang stiefmütterlich behandelt, aber nun die Notwendigkeit erkannt, mehr für die Gesundheitsförderung zu tun als bislang mit dem Check up 35+. Sie will, dass Risikofaktoren schon *vor* dem 35. Lebensjahr erkannt und durch Verhaltensänderungen entschärft werden, also vor Ausbruch einer Krankheit (Referentenentwurf des BMG, Januar 2013). Die Kassen sollen statt drei Euro pro Versichertem (wie im Jahr 2013), im Jahr 2014 volle sechs Euro für die Gesundheitsförderung ausgeben.

Eine Auswirkung auf den Verlauf und Erfolg einer Gesundheitsberatung hat auch die Lebensführung des Arztes selbst. So hat eine Studie gezeigt, dass Ärzte, die selbst mehr auf die eigene Gesundheit schauen, also z. B. schlank sind, solche Gesundheitsprobleme beim Patienten auch eher ansprechen als Ärzte, die nicht auf sich achten.[26] Umgekehrt gehen Patienten, die wirklich gefährdet sind, viel seltener zu diesen Vorsorgeuntersuchungen, weswegen man bei ihnen auch nichts entdecken kann. Umso aufmerksamer sollte ein Arzt sein, wenn ein Patient aus anderen Gründen zu ihm kommt (z. B. weil er schlecht schläft), und sollte ihn bei der Gelegenheit auf eine mögliche

Ursachenkette oder Folgeprobleme wie Übergewicht – nächtliche Schlafaussetzer – dadurch erhöhte Stresshormone – schlechte Schlafqualität – dadurch erschwerter Gewichtsverlust ansprechen (siehe Kapitel 2).

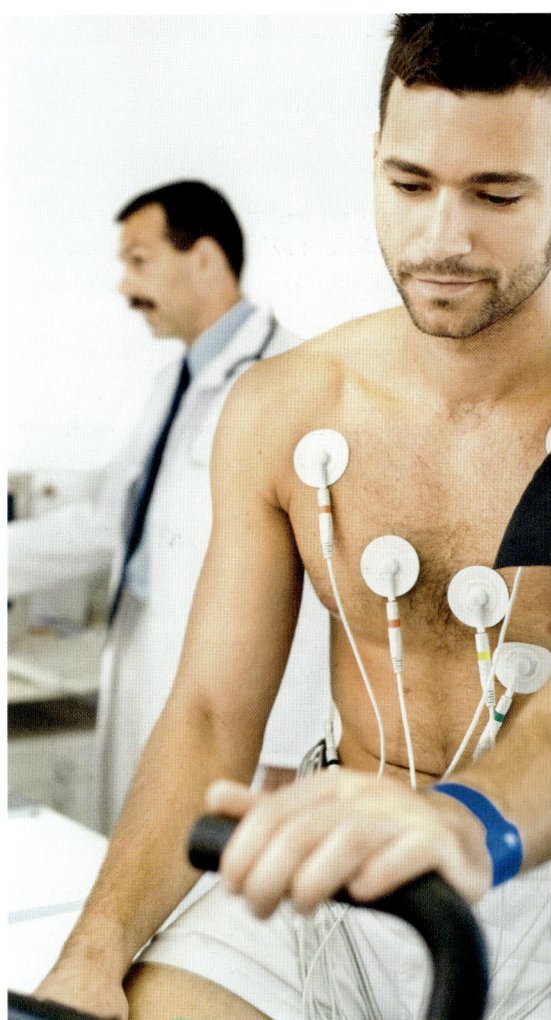

Belastungs-EKG: Unbedingt empfehlenswert für alle, die über 35 Jahre alt sind und mit einem Sport beginnen wollen.

Ein weiterer Grund, warum die gesetzlichen Vorsorgeuntersuchungen weniger effektiv sind: Weite Bereiche, wie etwa die *psychische* Belastung des Patienten, werden nicht standardisiert erhoben, obwohl die daraus folgenden Erkrankungen wie die Belastungsdepression („Burn-out") die *am stärksten wachsende Erkrankungsgruppe* und die häufigste Ursache für einen vorzeitigen Renteneintritt darstellen.

Generell ist anzumerken: Ein Gesundheits-Check „lohnt" sich für den Patienten umso mehr, je stärker er genetisch vorbelastet ist (wenn beispielsweise der Vater unter Bluthochdruck litt) und je ungesünder er sich verhält (wenn er sich z. B. nicht bewegt und/oder Raucher

ist) und je mehr Risikofaktoren (wie Bluthochdruck, Ablagerungen in der Halsschlagader) er schon aufweist. Wenn er den ärztlichen Rat dann beachtet.

Ist es aber schon zu einer Herz-Kreislauf-Erkrankung (z. B. einem Herzinfarkt) gekommen, oder ist bereits ein Krebs entstanden (wenn auch erst im Frühstadium), deren Fortschreiten und Verschlimmerung wir verhindern wollen, sprechen wir von einer „Sekundärprävention". Hier ist im Besonderen darauf zu achten, dass die Auslösefaktoren gestoppt werden, da es sonst in kürzester Zeit zu einer Verschlimmerung (wie beispielsweise zu einem erneuten Herzinfarkt) kommen wird.

VORSORGEUNTERSUCHUNGEN
BEI ERWACHSENEN – KASSENLEISTUNGEN

UNTERSUCHUNG	ALTER UND HÄUFIGKEIT	LEISTUNGEN
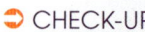 CHECK-UP		
Gesundheits-Check-up	ab 35 Jahren alle zwei Jahre	Früherkennung von Herz-Kreislauf-Erkrankungen, Nierenerkrankungen/Diabetes mellitus: Krankheitsgeschichte und persönliches Erkrankungsrisiko, klinische Untersuchung, Laboruntersuchungen (Blut, Urin), Prüfung des körperlichen Zustands, Beratung

⤷ KREBSFRÜHERKENNUNG

Haut-Screening	ab 35 Jahren alle zwei Jahre	Aufklärung über Risikofaktoren und Sonnenschutz, Untersuchung der Haut und sichtbaren Schleimhaut auf Hautkrebs
Dick- und Enddarmuntersuchung	ab 50 Jahren ein Mal im Jahr	Beratung, Schnelltest auf Blut im Stuhl, Tastuntersuchung des Enddarms
Darmspiegelung	ab 55 Jahren zwei Mal im Abstand von zehn Jahren	Beratung, Darmspiegelungen alternativ: Test auf Blut im Stuhl alle zwei Jahre
Prostata- und Genital-untersuchung	Männer ab 45 Jahren ein Mal im Jahr	Abtasten des äußeren Genitals, Krankheitsgeschichte, Tastuntersuchung der Prostata und der umgebenden Lymphknoten
Genitaluntersuchung	Frauen ab 20 Jahren ein Mal im Jahr	Beratung, Erhebung der Vorgeschichte, gynäkologische Tastuntersuchung, Krebsabstrich und zytologische Untersuchung, Untersuchung des Muttermunds
Brustuntersuchung	Frauen ab 30 Jahren ein Mal im Jahr	Abtasten der Brust und der umgebenden Lymphknoten, Anleitung zur Selbstuntersuchung, Beratung, Krankheitsgeschichte
Mammografie-Screening	Frauen ab 50 bis zum Ende des 70. Lebensjahrs alle zwei Jahre	Beratung, Information, Röntgen der Brüste, Teilnahme an einem anerkannten Brustkrebs-Früherkennungsprogramm

⤷ ZAHNVORSORGE

Zahnvorsorge-Untersuchungen	ab 18 Jahren ein Mal pro Kalenderhalbjahr	Allgemeine Zahnuntersuchung, Zahnsteinentfernung (ein Mal pro Jahr), Röntgenuntersuchung, Untersuchung des Zahnfleischs

⤷ Auch die Kosten für die Schwangerenvorsorge und viele Impfungen werden von der Kasse übernommen. (Dazu auch: http://www.bmg.bund.de/krankenversicherung/leistungen/frueherkennung-vorsorgeleistungen.html)

DIE ÄRZTLICHE
VORGEHENSWEISE

Für mich ist es vor einer Behandlung zunächst einmal wichtig, Ihre Vorgeschichte und Ihre bisherigen Krankheiten, aber auch die Ihrer Eltern und Geschwister zu kennen, um Ihre erbliche Belastung beurteilen zu können. **Gerade bei einer bestehenden Vorbelastung sollten Sie unbedingt einen gesunden Lebensstil pflegen!** Hören Sie besonders sorgsam in sich hinein und gehen Sie regelmäßig zu Kontrolluntersuchungen beim Arzt. Verdrängen kann dazu führen, dass Sie wertvolle Zeit verlieren. Denn: Früh erkannt ist früh gebannt!

Dann interessieren Ihre gegenwärtigen Beschwerden und Krankheiten, Ihr Gewichtsverlauf, Ihre Medikamente, Ihr Stressniveau, wie Sie mit Stress umgehen, wie Sie schlafen, Ihr Bewegungsverhalten und wann Sie welche Nahrungsmittel zu sich nehmen. Bei Übergewicht führen Sie von da an eine Woche lang Protokoll: In welcher Situation essen Sie was und warum? Wie ging es Ihnen im Augenblick des Essens?

KÖRPERLICHE **UNTERSUCHUNG**

Schon allein die Betrachtung des Patienten ermöglicht mir als Arzt Rückschlüsse auf dessen Gesundheit: Mir fallen etwa Haltungsschwächen infolge untrainierter Rumpfmuskulatur, ein verändertes Gangbild und Muskelverkürzungen auf. Das Abhören von Herz und Lunge kann mir bereits vor allen technischen Untersuchungen Aufschluss über die Funktion geben. Das Abtasten und Abhören des Bauchs vermittelt mir einen Eindruck von Lebergröße, Zustand der Gallenblase und Verdauung.

⊃ Gelenke und Reflexe

Gelenke und Reflexe checken: Sind Gelenke oder Bänder vorgeschädigt? Dann müssen Sie bei der zu wählenden Sportart darauf Rücksicht nehmen und vielleicht erst zur Physiotherapie gehen, um solche Schwachstellen mit gezielten Übungen zu stärken. Fehlen wichtige Reflexe, wie der Achillessehnenreflex (Arzt klopft auf die dicke Sehne zwischen Ferse und Wade), kann dies auf das Vorhandensein einer Zuckererkrankung hindeuten, bei der u. a. die Nerven geschädigt werden.

⊃ Bauchumfang

Bauchumfang messen: Liegt der Bauchumfang bei einer Frau über 88 Zentimetern und bei einem Mann über 102 Zentimetern, sollte der bisherige Lebensstil dringend überdacht werden! Denn hier droht mit erhöhter Wahrscheinlichkeit die Zuckerkrankheit. Eine amerikanische Studie zeigte schon 2005, dass Männer mit einem Bauchumfang zwischen 102 und 158 Zentimeter zwölf Mal(!) so häufig von einem Diabetes Typ II betroffen waren wie Männer, deren Werte zwischen 74 und 86 Zentimeter lagen. (Bauchumfangmessung siehe Seite 198.)

⊃ Body-Mass-Index

Der Body-Mass-Index (BMI) hingegen ermöglicht nur einen groben Überblick über das Gesundheitsrisiko, das ein Mensch eingeht. Es handelt sich dabei um eine Verhältniszahl aus Gewicht und Größe. Dabei bleibt jedoch unberücksichtigt, ob die Höhe des Gewichts aus der Muskelmasse (etwa bei Sportlern) oder aus der Fettmasse resultiert. (Weitere Erläuterungen siehe Seite 199.) Viel wichtiger, weil genauer, ist die Waist-to-Height-Ratio (das Verhältnis vom Bauchumfang zur Körpergröße) oder die Waist-to-Hip-Ratio (Verhältnis Bauchumfang zum Hüftumfang).

SO BESTIMMEN SIE IHR KÖRPERFETT RICHTIG

Hier die Formeln für den **BMI (Body Mass Index)**,
das **Verhältnis Taillenumfang : Körpergröße („Waist-to-Height-Ratio" = WHtR)**
und das **Verhältnis Taillenumfang : Hüfte („Waist-to-Hip-Ratio" = WHR)**.

Mithilfe der Methode WHtR und WHR lässt sich die Verteilung des Körperfetts klarer erkennen als durch die Ermittlung des BMI, das heißt, die Menge an gesundheitlich bedenklichem Bauchfett tritt eindeutiger zutage.

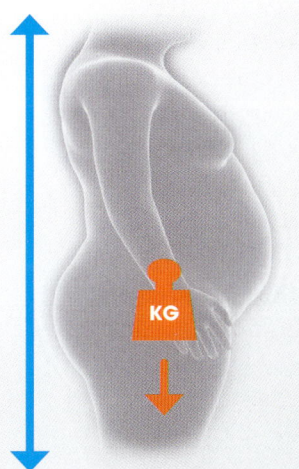
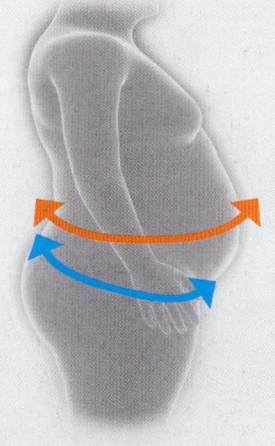

$$\frac{\text{Körpergewicht (in Kilogramm)}}{\text{Körpergröße* × Körpergröße*}} = \textbf{BMI}$$

(* in Metern)

$$\frac{\text{Taillenumfang*}}{\text{Körpergröße*}} = \textbf{WHtR}$$

(* in Metern)

$$\frac{\text{Taillenumfang*}}{\text{Hüftumfang*}} = \textbf{WHR}$$

(* in Metern)

BMI	
Normalgewicht	18,5 bis 24,9
Übergewicht	ab 25
Adipositas	ab 30

Grenzwerte beim WHtR	
Unter 40-Jährige	< 0,5
Über 40-Jährige	< 0,6

Grenzwerte beim WHR	
Frauen	< 0,85
Männer	< 1,0

⊃ Arm-Bein-Index

Blutdruckmessung im Liegen an Armen und Beinen. Liegen Durchblutungsstörungen im Bereich der Arterien vor? Gibt es Hinweise auf einen Diabetes?

⊃ Arteriographie

Hiermit wird das Arterienalter bestimmt. Zieht sich das Herz zusammen, erzeugt es eine Druckwelle, die am Handgelenk als Puls tastbar ist. Diese Druckwelle wird allerdings an den kleinen Gefäßen reflektiert und läuft dann wieder auf das Herz zu. Je starrer (d. h. älter) das Gefäßsystem ist, desto schneller kommt diese reflektierte Welle zurück. **Die gute Nachricht: Mittels regelmäßiger Bewegung bekommt man sein Gefäßsystem wieder elastisch.**

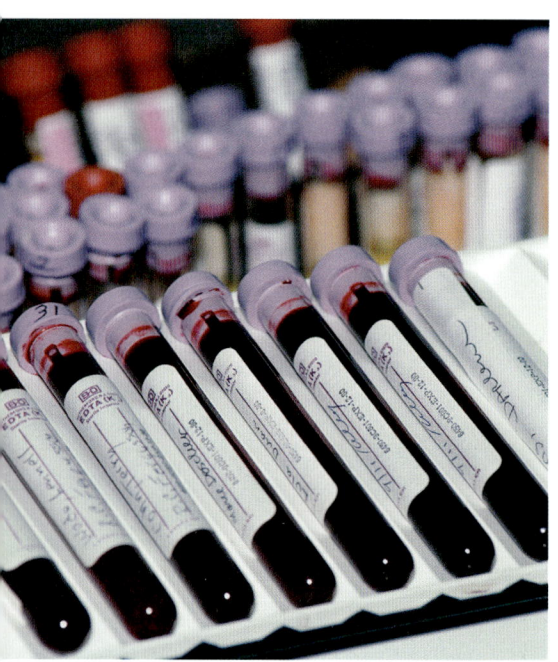

Diese Verjüngung ist messbar und eine ausgezeichnete Motivation dafür, weiterhin aktiv zu bleiben oder es zu werden.

⊃ Lungenfunktion

Können Sie genug Luft einatmen und schnell genug wieder ausatmen? Leiden Sie an Asthma oder den Folgen des Rauchens? Oder können Sie aufgrund von Übergewicht nicht genug Luft einatmen?

⊃ Körperzusammensetzung

Die Analyse der Körperzusammensetzung: Wie viel Fett- und wie viel Muskelmasse sind wo im Körper verteilt? Fettgewebe im Bauch ist besonders gefährlich. Pro vier Kilogramm Körperfett zu viel verdoppelt sich das Diabetesrisiko. Während unseres Gesundheit-ist-Balance-Programms überprüfen wir die Körperzusammensetzung alle zwei bis vier Wochen mit der Bio-Impedanzwaage (siehe Seite 199), damit unsere Patienten sehen können, ob alles in die gewünschte Richtung läuft.

⊃ Blutwerte

Blutzucker (nüchtern) und HBa1c (Blutzucker-Langzeitgedächtnis), HOMA-Index (wie gut wirkt Ihr Insulin noch), Homocystein (ein indirekter Check der Versorgung mit Vitamin B6, B12 und Folsäure), TSH, (Schilddrüse, wichtig auch bei Übergewicht), großes Blutbild, Gesamteiweiß (Eiweißversorgung), Leber- und Nierenwerte, Cholesterin („gutes" und „schlechtes": HDL und LDL),

Triglyceride (Fettwerte) und Harnsäure. Zur Krebsvorsorge kann noch das PSA (prostataspezifisches Antigen), bei Verdacht auf Herzmuskelschwäche auch das NT-proBNP bestimmt werden. Vitamin D ist wichtig für die Knochengesundheit und das Immunsystem, daher ist bei Risikopatienten (keine regelmäßige Sonnenbestrahlung, viel drinnen, schlechte Ernährung) eine Vitamin-D-Bestimmung sinnvoll. Denn 57 Prozent aller deutschen Erwachsenen weisen einen Vitamin-D-Mangel (<20ng/ml) auf.[27]

Harnsäure bildet sich beim Abbau von Zellkernen, die vor allem in Aufschnitt und Fleisch enthalten sind. Zu viel Harnsäure kann zum Gichtanfall führen.

Homocystein wird in vermehrtem Maß gebildet, wenn einem Menschen die Vitamine B6, B12 und Folsäure nicht in Form von Gemüse und Obst zugeführt werden. Vitamintabletten können den Homocystein-Spiegel ebenfalls senken, es gibt jedoch Hinweise darauf, dass das Herz-Kreislauf-Risiko bestehen bleibt. Der Wert des Homocysteins (eine Aminosäure) sollte acht Mikromol pro Liter Blut nicht überschreiten.

Cholesterin

HDL ist das „gute" Cholesterin, der Gefäßputzer, von dem man viel haben sollte, am besten so um die 60 mg/dl. Es steigt durch Sport, Ballaststoffe, Obst und Gemüse sowie ungesättigte Fette.

Das LDL ist das „böse" Cholesterin, das die Gefäße verstopfen kann. Davon sollten Sie möglichst wenig im Blut haben. Die Werte werden gesenkt durch alles, was das HDL erhöht.

➲ Stuhl und Urin

Der Stuhl wird auf krebstypische Enzyme (M2PK) sowie auf Blut untersucht. Da diese Tests jedoch keine hundertprozentige Sicherheit erbringen, ist spätestens ab dem 55. Lebensjahr die Coloskopie (Darmspiegelung) durchzuführen. Speziell bei Rauchern ist es sinnvoll, das Blasenkrebsrisiko im Urin durch einen Test zu bestimmen (z. B. NMP22).

➲ BEHANDLUNGSTIPP: Ist Ihr Harnsäurewert erhöht? Der Arzt rät Ihnen zu einem Medikament? Versuchen Sie vorher in Absprache mit ihm Folgendes: 1. Trinken Sie mehr, das verdünnt die Harnsäure und erleichtert den Nieren ihre Arbeit. 2. Essen Sie weniger Aufschnitt und Fleisch, dadurch fällt weniger Harnsäure an. 3. Trinken Sie weniger Alkohol, da er die Ausscheidung hemmt und die Produktion erhöht. Bier ist in diesem Fall noch ungünstiger als Wein.

➲ Leistungsfähigkeit

Die zentrale Untersuchung, die klärt, ob Herz-Kreislauf-System, Lunge und Muskeln unter Belastung gesund sind, ist die Spiroergometrie (Kombination aus Atemgasmessung und Belastungs-EKG). Um Ihre Sporttauglichkeit zu testen, helfen das übliche Ruhe-EKG und eine Lungenfunktion beim Hausarzt nicht weiter. Denn Sie wollen ja wissen, wie es Ihrem Körper unter Belastung geht.

Die Spiroergometrie kann Antwort auf die Frage geben, wie leistungsfähig Sie sind und welche Komponente (Muskeln, Herz oder Atmung) im Augenblick Ihre Leistung begrenzt. Die Spiroergometrie kann auch klären, mit welcher Intensität Sie am besten trainieren, um die Fettverbrennung zu optimieren oder um sich sportlich zu verbessern (Grafik „Regenerationsbereich, Grundlagenausdauer 1 und 2, Entwicklungsbereich", siehe Seite 157, siehe auch die Grafik „Leistungsdiagnostik", Seite 161).

Die Spiroergometrie ist eine relativ neue Methode. Sie kann die Messung der Milchsäure (Laktat) im Blut ersetzen oder damit kombiniert werden. Der Test wird auf dem Spiroergometrie-Fahrrad durchgeführt. Im Prinzip ist es ein Belastungs-EKG mit einer zusätzlichen, sehr aufwendigen Atemgasanalyse. Dabei wird gemessen, wie viel Sauerstoff Sie einatmen und wie viel verbrauchte Luft Sie ausatmen. Gleichzeitig wird Ihr Blutdruck überprüft und ein EKG abgeleitet, d. h. die Herzfunktion beobachtet. Wissenschaftliche Untersuchungen zeigen: Je mehr Sie hier leisten können und je fitter Sie sind, desto länger und besser leben Sie. Testen Sie sich!

⬯ Kalorienverbrauchsmessung

Bei Übergewicht oder Bewegungsarmut ist sehr hilfreich, zunächst einmal festzustellen, wie viele Kalorien der betreffende Patient normalerweise, d. h. in seinem normalen Alltag, verbrennt. Diesen Kalorienverbrauch messen wir mit einer speziellen Kalorienmessuhr. Diese Uhr wird mindestens 24 Stunden am Oberarm getragen. Sie misst jede Bewegung und jeden Schritt, wie viel jemand liegt und wie viel sie/er schläft sowie welche Temperatur sie/er dabei hat. Aus diesen Parametern wird der tatsächliche Tages-Kalorienverbrauch ermittelt. Zusammen mit den Ergebnissen der Spiroergometrie können wir dann ein Bewegungsprogramm sowie detaillierte Empfehlungen für die Ernährung ausarbeiten, damit die betreffende Person fortan mehr Kalorien verbrennt, als sie zu sich nimmt.

Zusätzlich ist noch eine Ruheumsatzmessung mittels der Atemgasanalyse möglich. Hierbei wird ermittelt, wie viel Kalorien Sie in Ruhe verbrennen: Dazu messen wir, wie viel Sauerstoff Sie im Liegen einatmen und wie viel verbrauchte Luft (CO_2) Sie ausatmen.

Der Kalorienverbrauch ist umso höher, je mehr Muskelmasse Sie haben. Ein Kilogramm Muskeln verbrennt rund 50 Kalorien am Tag, auch wenn Sie sich nicht bewegen. Muskeln helfen Ihnen also, schlank zu werden oder zu bleiben.

⮞ **Ultraschall-Untersuchungen**

Je nach Patient bzw. seiner gesundheitlichen Situation sind folgende Ultraschall-Untersuchungen sinnvoll:

Schilddrüse: Über eine Untersuchung der Schilddrüse kann festgestellt werden, ob diese vergrößert ist oder z. B. Knoten vorliegen, oder der Verdacht auf eine Autoimmunerkrankung besteht.

Gefäßverkalkungsgrad: Wird über die Intima-Media-Dicke (IMD) gemessen, d. h. an der Innenseite der Halsschlagader. Dieser Wert gibt repräsentativ darüber Auskunft, wie hoch die „Verkalkung" in Ihren Gefäßen, d. h. Arterien und Venen, insgesamt ist, d. h. wie weit die Alterungsprozesse an den Gefäßen vorangeschritten sind. Erhöht ist die IMD und damit das Gefäßalter bei Rauchern, Bewegungsmuffeln, Übergewichtigen und wenn Blutdruck, Blutzucker und Blutfettwerte schon seit Längerem erhöht sind.

Innere Organe: Zum Ausschluss einer Verfettung der Leber und zur Beurteilung der Gallenblase und der Nieren; Ausschluss von Zysten oder einer Verengung der zuführenden Arterien bei Bluthochdruck. Milz und Darmbewegungen können beurteilt werden. Bei der Bauchschlagader kann ein Aneurysma (Aussackung) ausgeschlossen und das Ausmaß der Verkalkung beurteilt werden.

Herz: Mittels Ultraschall kann der Zustand des Herzens vor allem bei schon bestehendem Bluthochdruck oder Klappenfehlern, aber auch bei Übergewicht und Kurzatmigkeit in Ruhe sowie unter Belastung („Stressecho") beurteilt werden.

Anhand all dieser Untersuchungsergebnisse kann Ihr behandelnder Arzt sehr exakt feststellen, ob Sie gesund und wie fit Sie sind. Die Diagnostik sollte kein „Zahlenfriedhof" oder Selbstzweck („Umsatz") sein, sondern nur das Tor zum eigentlich Entscheidenden, nämlich Ihrer alltagstauglichen Beratung auf Augenhöhe mit Zielvereinbarung und Umsetzungshilfen. Das Erreichen des Patienten in seinem Alltagsgeschehen ist eine entscheidende Voraussetzung für den Erfolg von Ratschlägen und sagt etwas aus über die Qualität des Arztes.

Besprechen Sie also mit Ihrem Arzt, was für Sie persönlich die beste Strategie ist, Ihre Gesundheit zu erhalten oder zu verbessern.

Eins ist aber sicher: **Es gibt fast keine Erkrankung, bei der Sie nicht erheblich davon profitieren, wenn Sie in Zukunft gesünder essen, Stress und Entspannung besser ausbalancieren und sich vor allem regelmäßig bewegen.** Die Effekte dieser Lebensumstellung können Sie mit keiner Tablette der Welt bewirken. Mehr dazu finden Sie in den vorangegangenen Kapiteln.

⚠ NÜTZLICHE INFO

Unsere vernachlässigten Zehen

Können Sie Ihre Zehen voneinander unterscheiden? Machen Sie den Test: Setzen Sie sich hin und schließen Sie die Augen. Nun bitten Sie jemanden, eine Ihrer Zehen zu berühren, am besten die zweite, dritte oder vierte Zehe. Sie müssen erraten, welche er berührt hat. Mit einer Wahrscheinlichkeit von 70 bis 80 Prozent können Sie diese drei Zehen nicht korrekt benennen, d. h. auseinanderhalten.

Das jedenfalls ist mir bei der Untersuchung von rund 3000 Patienten aufgefallen. In der Fachliteratur ist diese mangelnde Unterscheidbarkeit ("mangelnde Fähigkeit zur Diskriminierung", wie Mediziner sagen) bisher nicht beschrieben worden, und von daher findet sich auch keine Erklärung dazu. Meine ist folgende: Weil wir unsere

Zehen nicht mehr zum Klettern und Greifen einsetzen, sondern „nur" noch zum Gehen, meist eingezwängt in Schuhwerk, ist es für unser Gehirn nicht mehr wichtig, diese Unterscheidungsfähigkeit aufrechtzuerhalten. Sie ist aber wieder lernbar. Stellen Sie sich diesen Verlust mal bei Ihren Händen vor. Kaum auszudenken! Es passiert auch nicht, da wir unsere Hände auch heutzutage noch intensiv feinmotorisch gebrauchen. In meinen Augen ein treffendes Beispiel dafür, dass alles, was nicht wichtig ist für das unmittelbare Überleben, sofort aus dem System herausfliegt, d. h., die Natur baut diese Fähigkeit ab. Ohne dass Sie etwas davon mitbekommen. Oder ist Ihnen das beschriebene Phänomen bisher schon einmal aufgefallen? Leider bemerken wir den Verlust bei anderen Fähigkeiten ebenso wenig.

WORÜBER SIE NOCH **BESCHEID WISSEN** SOLLTEN

➲ Die Fettmasse zählt, weniger das Gewicht

Die einfachste Form der Gewichtsbestimmung besteht darin, sich auf eine ganz normale Körperwaage zu stellen. Diese Waage misst das Gesamtkörpergewicht. Das wiederum setzt sich zusammen aus dem Gewicht der Organe, der Knochen, der Muskulatur und des Fettgewebes. Und das in etwa in der folgenden prozentualen Verteilung:

➲ Die Verteilung des Gewichts

Das Gesamtgewicht (bei Normalgewicht) setzt sich in der Regel zusammen aus 10 bis 30 Prozent Fettgewebe und 70 bis 90 Prozent fettfreiem Gewebe. Davon wiederum sind 80 bis 90 Prozent Muskulatur und 10 bis 20 Prozent Knochen und Organgewebe. Von Natur aus haben normalgewichtige schlanke Frauen einen – relativ betrachtet – höheren Körperfettanteil (15 bis 30 Prozent) als normalgewichtige schlanke Männer (10 bis 20 Prozent), denn Frauen haben größere Fettdepots an Brust, Gesäß, Oberschenkeln und im Unterhautgewebe. Das hat einen sinnvollen genetischen Hintergrund: So waren den Frauen in der Frühgeschichte der Menschheit längere „Wartezeiten" in der Höhle möglich, bis die Männer mit Beute wiederkamen, auch konnten sie mit diesen Fettdepots während Schwangerschaften und Stillzeiten Nahrungsknappheit besser überbrücken. Das Fett musste nicht, wie beim Bauchfett der Männer, schnell zur Verfügung stehen. Das erklärt in meinen

Augen auch, warum Frauen heutzutage länger leben als Männer. Erstens sind sie offensichtlich genetisch besser angepasst, mit weniger Bewegung auszukommen (sie haben nicht mitgejagt), und zweitens hat ihr Körper die ungefährlichere Fettverteilung, jedenfalls bis zu den Wechseljahren (siehe Seite 195: „Nicht Äpfel mit Birnen vergleichen").

⮷ **Übergewicht – Muskeln oder Fett?**
Wenn jemand mit Übergewicht zu mir kommt, klagt er meist nicht über zu viel Muskelmasse. Was ihn oder sie stört, ist das Zuviel an Körperfett. Hier greift der BMI als Index also zu kurz: Er setzt nur das Gewicht ins Verhältnis zur Körpergröße, ohne zu unterscheiden, ob Fett oder Muskeln daran „schuld" sind. Daher misst man zusätzlich noch den Bauchumfang. In den letzten Jahren hat sich als exaktes Messverfahren zudem noch

die BIA-Messung (siehe Seite 199) zur Bestimmung des Fett- und Muskelanteils durchgesetzt. In geringerem Maß wächst bei einer Gewichtszunahme auch das Muskelgewebe, weil der schwerere Körper ja von den Beinen getragen werden muss, die dann an Muskulatur zulegen.

Der BMI (Body-Mass-Index): nur eine grobe Orientierung
Der Body-Mass-Index wird errechnet, indem man sein Körpergewicht in Kilogramm durch die Körpergröße in Metern zum Quadrat teilt. Keine Sorge, das klingt komplizierter, als es ist. Berechnen Sie Ihren persönlichen BMI anhand der folgenden Formel:

$$\text{BMI (BODY-MASS-INDEX)} = \frac{\text{GEWICHT IN KG}}{(\text{GRÖSSE IN M})^2}$$

DIE FETT-MUSKEL-FORMEL DER GEWICHTSZUNAHME
Ab dem 30. Lebensjahr verlieren wir jährlich ein Prozent unserer Muskelmasse, weil wir uns weniger bewegen als zuvor. Was nicht gebraucht wird, baut die Natur ab, sie leistet sich keinen Luxus. Also verbrauchen wir auch weniger Kalorien. Wir essen aber häufig weiter wie bisher. Daher nehmen wir im Durchschnitt ca. 0,7 Kilogramm jährlich zu.

GEWICHTSZUNAHME VON ZEHN KILOGRAMM

ca. 2,5 kg mehr Muskulatur	ca. 7,5 kg mehr Fettgewebe

Die normale Gewichtszunahme von Fettgewebe und Muskulatur erfolgt im Verhältnis 3:1.

GEWICHTSABNAHME VON ZEHN KILOGRAMM

ca. 3 kg weniger Muskulatur	ca. 7 kg weniger Fettgewebe

Die normale Gewichtsabnahme von Fettgewebe und Muskulatur erfolgt leider nur im Verhältnis 2:1.

Oder lesen Sie ihn hier ab:

	Untergewicht			Normalgewicht			Übergewicht			Adipositas Stufe 1				Adipositas Stufe 2 & 3					
Größe in cm	**45**	**50**	**55**	**60**	**65**	**70**	**75**	**80**	**85**	**90**	**95**	**100**	**105**	**110**	**115**	**120**	**125**	**130**	**135**	**140**
145	21	24	26	29	31	33	36	38	40	43	45	48	50	52	55	57	59	62	64	67
147	21	23	25	28	30	32	35	37	39	42	44	46	49	51	53	56	58	60	62	65
149	20	23	25	27	29	32	34	36	38	41	43	45	47	50	52	54	56	59	61	63
151	20	22	24	26	29	31	33	35	37	39	42	44	46	48	50	53	55	57	59	61
153	19	21	23	26	28	30	32	34	36	38	41	43	45	47	49	51	53	56	58	60
155	19	21	23	25	27	29	31	33	35	37	40	42	44	46	48	50	52	54	56	58
157	18	20	22	24	26	28	30	32	34	37	39	41	43	45	47	49	51	53	55	57
159	18	20	22	24	26	28	30	32	34	36	38	40	42	44	45	47	49	51	53	55
161	17	19	21	23	25	27	29	31	33	35	37	39	41	42	44	46	48	50	52	54
163	17	19	21	23	24	26	28	30	32	34	36	38	40	41	43	45	47	49	51	53
165	17	18	20	22	24	26	28	29	31	33	35	37	39	40	42	44	46	48	50	51
167	16	18	20	22	23	25	27	29	30	32	34	36	38	39	41	43	45	47	48	50
169	16	18	19	21	23	25	26	28	30	32	33	35	37	39	40	42	44	46	47	49
171	15	17	19	21	22	24	26	27	29	31	32	34	36	38	39	41	43	44	46	48
173	15	17	18	20	22	23	25	27	28	30	32	33	35	37	38	40	42	43	45	47
175	15	16	18	20	21	23	24	26	28	29	31	33	34	36	38	39	41	42	44	46
177	14	16	18	19	21	22	24	26	27	29	30	32	34	35	37	38	40	41	43	45
179	14	16	17	19	20	22	23	25	27	28	30	31	33	34	36	37	39	41	42	44
181	14	15	17	18	20	21	23	24	26	27	29	31	32	34	35	37	38	40	41	43
183	13	15	16	18	19	21	22	24	25	27	28	30	31	33	34	36	37	39	40	42
185	13	15	16	18	19	20	22	23	25	26	28	29	31	32	34	35	37	38	39	41
187	13	14	16	17	19	20	21	23	24	26	27	29	30	31	33	34	36	37	39	40
189	13	14	15	17	18	20	21	22	24	25	27	28	29	31	32	34	35	36	38	39
191	12	14	15	16	18	19	21	22	23	25	26	27	29	30	32	33	34	36	37	38
193	12	13	15	16	17	19	20	21	23	24	26	27	28	30	31	32	34	35	36	38
195	12	13	14	16	17	18	20	21	22	24	25	26	28	29	30	32	33	34	36	37
197	12	13	14	15	17	18	19	21	22	23	24	26	27	28	30	31	32	33	35	36
199	11	13	14	15	16	18	19	20	21	23	24	25	27	28	29	30	32	33	34	35

Körpergewicht in kg

Sie können Ihre Werte auch auf meiner Homepage unter der Rubrik „Tests"
eingeben: www.dr-kurscheid.de. Dort erhalten Sie Ihr persönliches Ergebnis.

Ein erhöhter BMI bedeutet aber nicht schon per se eine Gesundheitsgefahr. Statistisch gesehen liegt der BMI mit der höchsten Lebenserwartung zwischen 25 und 29,9, wie eine umfassende Metaanalyse großer Studien 2013 gezeigt hat[28]. Gefährlich wird es vor allem dann, wenn das Bauchfett (siehe Seite 196) stark erhöht ist und ein Bewegungsmangel hinzukommt. Diese Gefährdung hat aber nichts mit dem BMI zu tun, sondern kann auch äußerlich schlanke Menschen treffen, die viel (unsichtbares) Bauchfett haben, die sogenannten TOFIes. Ein TOFI ist „Thin Outside" und „Fat Inside". Den vor Tod schützenden Effekt des übrigen Fettgewebes erklären sich die Autoren der Metaanalyse dadurch, dass das Fettgewebe in bestimmten Situationen, wie etwa bei Stürzen, die Sturzenergie mechanisch abfedern kann. Es könnte auch sein, dass Übergewichtige bei einer Erkrankung eher zum Arzt gehen und so eher eine Behandlung erhalten als Schlanke, die zwar Bauchfett haben, sich jedoch – weil sie schlank sind – in trügerischer Sicherheit wiegen. Die TOFIes unter meinen Patienten unterschätzen ihr Risiko häufig. Und drittens besitzen Übergewichtige im Erkrankungsfall metabolische Reserven, haben also etwas „zuzusetzen".

Trotzdem ist die von Übergewichtigen in Gesprächen beschriebene Lebensqualität schlechter als die schlanker Menschen. Das mag am gesellschaftlichen Druck liegen, aber auch daran, dass sie häufiger Beschwerden haben, wie etwa einen Verschleiß der Knie- und Hüftgelenke sowie Kurzatmigkeit. Spätestens ab einem BMI von 35 – das zeigt jede Untersuchung – sterben die Betroffenen früher, zudem haben sie vorher – wie eingangs ausgeführt – eine wesentlich schlechtere Lebensqualität als Schlanke.

Welcher BMI für das einzelne Individuum nun aber wirklich ideal ist, d. h. welcher BMI aus medizinischer Sicht, statistisch gesehen, die beste Gesundheit und die höchste Lebensdauer verspricht, hängt allerdings auch noch vom Alter, vom Geschlecht und von bereits bestehenden Erkrankungen ab. Da Muskeln schwerer sind als Fett und Männer in der Regel mehr Muskulatur aufweisen als Frauen, Frauen hingegen von Natur aus mehr Fettgewebe haben, darf der BMI eines Mannes generell höher liegen.

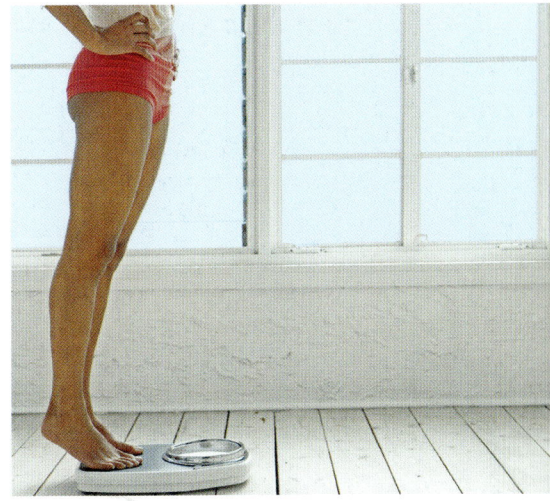

NORMALGEWICHT IST FÜR JEDES ALTER UND GESCHLECHT ANDERS

Studien der jüngeren Vergangenheit haben gezeigt, dass sich das Normal- bzw. Idealgewicht mit zunehmendem Alter verändert. So weiß man heute, dass es – medizinstatistisch – von Vorteil ist, in jungen Jahren im Sinn einer hohen Lebenserwartung einen niedrigen BMI zu haben, mit zunehmendem Alter jedoch ein höherer BMI ein langes Leben verspricht. Im Sinn einer hohen Lebensdauer ist also eine lineare Zunahme des BMI-Normalgewichts mit zunehmendem Alter durchaus wünschenswert. Diesen Erkenntnissen zufolge wäre ein idealer BMI unter Berücksichtigung von Alter und Geschlecht wie folgt zu berechnen:

BMI	Lebensalter	BMI Frauen	BMI Männer
	19–24 Jahre	18–23	19–24
	25–34 Jahre	19–24	20–25
	35–44 Jahre	20–25	21–26
	45–54 Jahre	21–26	22–27
	55–65 Jahre	22–27	23–28
	Über 65 Jahre	23–28	24–29

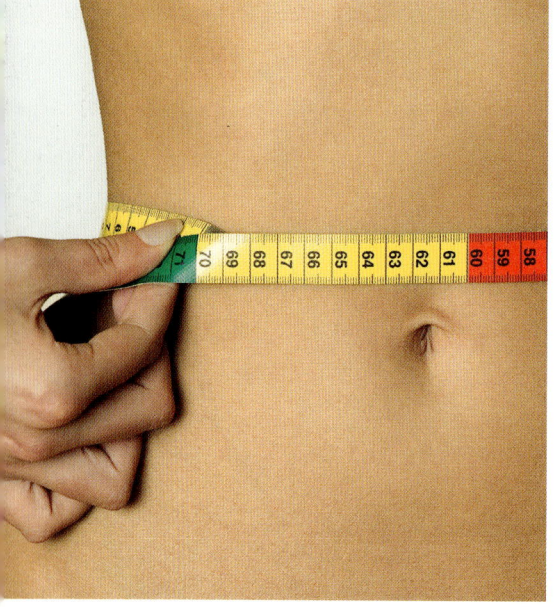

DER **BAUCHUMFANG**

Mehr als der BMI alleine sagt die individuelle Fettverteilung über das tatsächliche Gefahrenpotenzial Ihrer Fettdepots für Ihre Gesundheit aus, denn Fett ist nicht gleich Fett! Zum näheren Verständnis dieser Zusammenhänge sollten Sie sich vor dem Anlegen des Maßbands die folgenden neueren Erkenntnisse der Wissenschaft „zu Gemüte führen".

FETT-TYPEN – VERGLEICHEN SIE NICHT ÄPFEL MIT BIRNEN!

Man unterscheidet mittlerweile drei verschiedene Arten von Fettdepots, die an jeweils anderen Körperzonen liegen und die Gesundheit unterschiedlich gefährden.

MUSKELZELLENFETT

Auch unsere Muskeln verfügen über Fettdepots. Dies ist eine recht neue Erkenntnis. Als man sie mittels modernster Analysemethoden um die Jahrtausendwende nachweisen konnte, galt sie als eine kleine wissenschaftliche Sensation. Diese Fettdepots in den Muskeln funktionieren wie kleine Kraftwerke, die abrufbare Energie für Kraft- und Ausdauerleistungen von 90 bis 120 Minuten zur Verfügung stellen. Da sie jedoch bei vielen Menschen nicht mehr durch Bewegung geleert werden, können die Kalorien der nächsten Mahlzeit nicht in die Muskeln wandern, sondern werden gleich in den Bauch und auf die Hüften umgelenkt.

FETT IM UNTERHAUTGEWEBE:
DER BIRNENTYP

Diese Fettdepots sind besonders gefürchtet und äußerst unbeliebt – vor allem unter ästhetischen Aspekten. Sie lagern sich nämlich vor allem unter der Haut, am Po und an den Oberschenkeln ab, weshalb man bei diesem Fettverteilungsmuster auch gerne vom „Birnentyp" spricht. Die Haut an den genannten ästhetischen Problemzonen (aber auch an der Rückseite der Oberarme sowie im Nacken-Schulter-Bereich) ist sehr elastisch und kann gewaltige Fettmengen aufnehmen. Statistisch gesehen liegt dieses Fettverteilungsmuster besonders häufig bei Frauen vor. Die Fettdepots im Unterhautgewebe bauen sich nur langsam ab, weil sie ursprünglich auf relativ langes Vorhalten angelegt wurden.

STAMMBETONTES FETTVERTEILUNGS-MUSTER (APFELTYP)

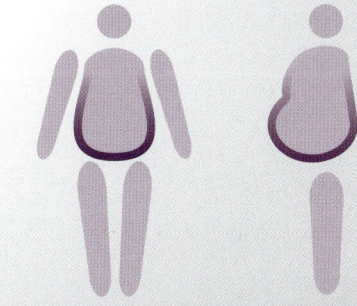

UNSPEZIFISCHES FETTVERTEILUNGS-MUSTER

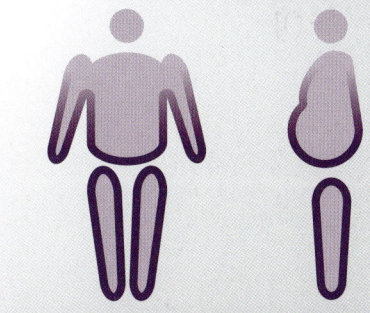

HÜFTBETONTES FETTVERTEILUNGS-MUSTER (BIRNENTYP)

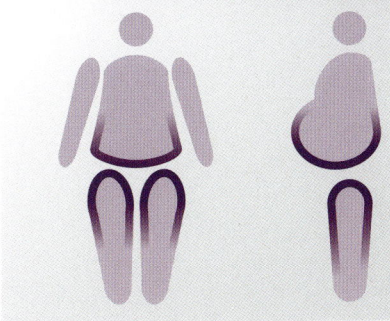

Die gute Nachricht: Ein leichtes bis mäßiges Übergewicht (BMI 25–30) ist beim Birnentyp in der Regel medizinisch unbedenklich.

Stellt sich der Hormonhaushalt der Frau nach den Wechseljahren um, wandelt sich aber auch das Fettverteilungsmuster in Richtung des für die Gesundheit bedenklicheren Apfeltyps.

DAS INNERE BAUCHFETT:
DER APFELTYP

Die bedenklichste Form der Fetteinlagerung ist die im Bauchbereich. Diese Fettdepots im Bauchraum lagern sich vor allem um die inneren Organe an, was zu einem ganz typischen Fettverteilungsmuster führt, das man auch als „Apfeltyp" bezeichnet. Den Apfeltyp findet man vor allem bei Männern, lediglich 20 Prozent der Frauen weisen dieses stammbetonte Fettverteilungsmuster auf, vor allem nach den Wechseljahren, wenn sich die Hormone umgestellt haben.

GEFAHRENPOTENZIAL **BAUCHFETT**

Das Fett im Bauchraum ist kein harmloser Energiespeicher. Es ist vielmehr, wie man erst seit geraumer Zeit weiß, ein hormonell hoch aktiver Gewebebestandteil. Damit ähnelt es einer Drüse, die mehr als 100 Botenstoffe (Hormone) produziert und beständig ins Blut freisetzt. Von da aus gelangen sie in den gesamten Organismus. **Das Bauchfett ist demnach also intensiv am Stoffwechsel des Körpers beteiligt.** Die Auswirkungen sind schädlich – wie das Voranschreiten der Verkalkung der Blutgefäße (Arteriosklerose) und die damit steigende Gefahr eines Herzin-

farkts und eines Schlaganfalls sowie die Entstehung eines Diabetes Typ II.

Dafür gibt es vor allem drei Gründe:

⮑ GRUND 1: **Fettstoffwechselstörung**
Das Fett im Bauchraum setzt permanent gespeicherte Fettsäuren frei, die eine schädliche Wirkung auf den gesamten Fettstoffwechsel ausüben. Als Folge steigt der Cholesterinspiegel, genauer: das „gute" HDL-Cholesterin, der „Gefäßputzer", sinkt, das „schlechte" LDL-Cholesterin steigt – ebenso wie die Triglyceridwerte, was die Entstehung (entzündlicher) arteriosklerotischer Plaques (Ablagerungen an der Gefäßinnenwand, die zum Gefäßverschluss führen können) fördert.

⮑ GRUND 2: **chronische Entzündung**
Im Fettgewebe adipöser Menschen kommt es offenbar zu einer massiven Freisetzung von Substanzen, die das entzündliche Geschehen an den Gefäßinnenwänden, das wiederum den Aufbau von Plaques forciert, vorantreiben und damit die Arteriosklerose fördern. Zwei Signalstoffe, die im Fettgewebe produziert werden, spielen hierbei eine besondere Rolle. Der eine, das Adiponektin, wirkt normalerweise entzündungshemmend und wird bei Normalgewichtigen in ausreichender Menge produziert. Je mehr Bauchfett sich jedoch einlagert, desto weniger von diesem segensreichen Stoff wird produziert. Seine schützende Wirkung entfällt. Der andere

Signalstoff heizt Entzündungsprozesse in den Arterienwänden besonders an, indem er körpereigene Reparaturprozesse verhindert. Und dieser Signalstoff wird mit zunehmendem Bauchfett in immer größerer Menge produziert. Ein Prozess, bei dem sich die Elemente gegenseitig hochschaukeln. Als Folge all dieser Stoffwechselstörungen platzen die Plaques in der Regel irgendwann von der Blutgefäßwand ab und führen genau dort zu einer Verstopfung, oder sie bleiben an einer anderen engen Stelle hängen und verstopfen diese. Wenn dann ein Blutgefäß, das Herz oder Hirn versorgt, auf diesem Weg verschlossen wird, sind ein Herzinfarkt oder ein Schlaganfall die Folge.

Laut einer kalifornischen Studie mit 100.000 Männern und Frauen hatte die Gruppe mit dem größten Bauchumfang ein gut 40 Prozent höheres Risiko, eine Herzkrankheit auszubilden, als die Mitglieder der schlanksten Gruppe.

⮐ GRUND 3: **Diabetes II**

Die im Bauchfettgewebe freigesetzten entzündlichen Substanzen sind nach neuesten Erkenntnissen auch mit dafür verantwortlich, dass sowohl Insulin produzierende Zellen zerstört werden als auch die Sensitivität der Insulinrezeptoren in Muskeln und Leber gesenkt wird, also jener Rezeptoren, die dabei helfen, den Blutzuckerspiegel einzupegeln. Dem von der Bauchspeicheldrüse produzierten Insulin gelingt es dann nicht

mehr, die Nährstoffe über diese Rezeptoren in die Zellen einzuschleusen. Die Folge: ein Überangebot an Nährstoffen im Blut. Daher versucht der Körper, über vermehrte Insulinausschüttung die Brennstoffe mit Gewalt in die Zellen zu drücken, was aber nur teilweise gelingt. Im schlimmsten Fall kommt es im weiteren Verlauf erst zu einer zahlenmäßigen Abnahme der Insulinrezeptoren und dann zu einer mangelnden Insulinwirkung (Insulinresistenz) mit der Folge eines permanent erhöhten Blutzuckerspiegels. Dieses Krankheitsbild nennt man „Diabetes Typ II" oder „Altersdiabetes". Im ungünstigsten Fall wird der Patient dadurch insulinbedürftig.

Alles in allem erkranken übergewichtige Menschen mit einem großen Bauchumfang statistisch betrachtet weitaus häufiger als Normalgewichtige an Diabetes, Bluthochdruck und Fettstoffwechselstörungen (was man in seiner Gesamtheit als „metabolisches Syndrom" bezeichnet, siehe Kapitel 3), an Gicht und sogar an

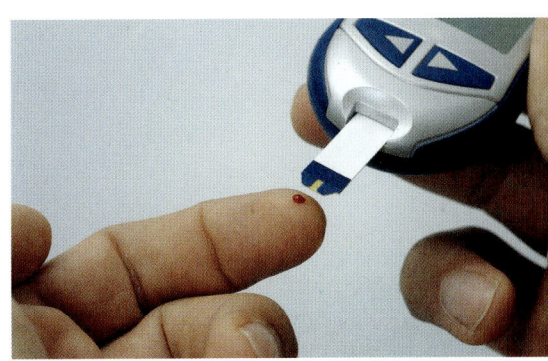

Messung des Blutzuckerspiegels

bestimmten Krebsarten. Andererseits sollten diese Erkenntnisse kein Grund zur Verzweiflung sein, denn gerade das Bauchfett ist durch Bewegung und eine vernünftige Ernährung besonders gut in den Griff zu bekommen. Und mit jedem Zentimeter, den der Bauchumfang abnimmt, sinken auch die Risiken, eine der genannten Stoffwechselstörungen auszubilden.

Durch eine entsprechende Änderung Ihres Verhaltens ist es Ihnen tatsächlich möglich, 70 Prozent aller Erkrankungen zu verhindern, zu lindern oder zumindest in ein höheres Lebensalter zu verschieben.

Ob sie mit 60 oder mit 85 einen Herzinfarkt bekommen, macht – zumindest für die meisten meiner Patienten – einen erheblichen Unterschied. Wissenschaftliche Untersuchungen zeigen, dass viele rauchende, übergewichtige Patienten, die sich mit 60 auf den Vorruhestand freuen und dann endlich ihren Lebensstil ändern wollen, damit häufig zu spät dran sind. Kein Wunder, denn Rauchen und ein BMI über 30 bedeuten ein fünffach erhöhtes Sterberisiko![29] Sie haben dann die Quittung für ihren Lebensstil bereits erhalten. **Warten Sie also nicht auf morgen, reagieren Sie jetzt und heute!** Wer sich heute keine Zeit für seine Gesundheit nimmt, *muss* sich später viel Zeit für seine Krankheiten nehmen. Denn die Krankheit fragt naturgemäß nicht, ob Sie gerade Zeit haben.

DIE MESSUNG DES BAUCH-UMFANGS – SO GEHT'S
Zur Messung des Bauchumfangs brauchen Sie lediglich ein einfaches Maßband.

So messen Sie richtig:
• Vor dem Frühstück, unbekleidet, am besten vor dem Spiegel
• Im Stehen und mit freiem Oberkörper
• Führen Sie das Maßband an der dicksten Stelle gerade um den (entspannten!) Bauch herum.
• Atmen Sie nur etwa zur Hälfte ein.

GRUNDSÄTZLICH GELTEN FÜR FRAUEN UND MÄNNER DIE FOLGENDEN WERTE:

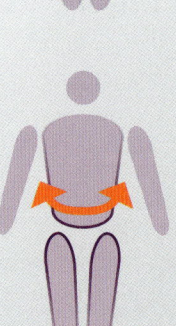

FRAUEN

Größer als 80 cm:
erhöhtes
Gesundheitsrisiko

Größer als 88 cm:
deutlich erhöhtes
Gesundheitsrisiko

MÄNNER

Größer als 94 cm:
erhöhtes
Gesundheitsrisiko

Größer als 102 cm:
deutlich erhöhtes
Gesundheitsrisiko

BIO-IMPEDANZ-ANALAYSE (BIA):
GESAMTFETT-MESSUNG
LEICHT GEMACHT

Dies ist die exakteste Methode, um klare Aussagen über den genauen Fett*anteil* und die Fett*verteilung* treffen zu können. Mit der sogenannten bioelektrischen Impedanz-Analyse oder auch Bio-Impedanz-Analyse (BIA) lässt sich das Verhältnis von Wasser, fettfreier Magermasse (vor allem Muskeln und Organe) und Körperfett feststellen. Dazu benötigt man eine im Handel erhältliche gute Körperfettwaage.

An der Waage befinden sich Hautelektroden, die über die nackten Hände und Füße einen schwachen, nicht spürbaren und völlig ungefährlichen Wechselstrom durch den Körper schicken (**lediglich Personen mit einem Herzschrittmacher sollten diese Waagen meiden**).

Da Fett, Wasser und Magermasse unterschiedliche Widerstände gegen diesen Stromfluss aufbauen, vermag ein in der Waage eingebauter Mini-Computer aus den Widerstandswerten das Verhältnis der drei unterschiedlichen Körpergewebe zueinander auszurechnen. Anhand des so ermittelten Körperfettanteils können Sie ablesen, ob er bei Ihnen im Verhältnis tatsächlich zu hoch ist.

Körperfettwaagen für den privaten Hausgebrauch sind bei unzureichender Qualität jedoch nicht besonders präzise (bisweilen wird damit nur der Unterkörper gemessen). Hinzu kommt, dass Schwankungen im Wasserhaushalt, wie krankheitsbedingte Wassereinlagerungen oder auch große Trinkmengen, die Werte verzerren können.

Auch das Aneinanderliegen der Schenkel, was bei besonders übergewichtigen Menschen häufig vorkommt und in der Natur der Sache liegt, kann das Messergebnis verfälschen.

Sehr viel präziser arbeiten professionelle Waagen mit der oben beschriebenen Vier-Punkt Messung an Armen und Beinen, wie sie ein Arzt, Ernährungsberater oder manchmal auch ein Fitnesscenter einsetzt.

KÖRPER-FETT

ALS GROBE RICHTWERTE GELTEN:

Normalgewicht	10–30%
Übergewicht	30–45%
extremes Übergewicht	mehr als 45%

MOTIVATION DURCH **BIA**

Ob ein Mensch übergewichtig ist, sieht man in der Regel auf den ersten Blick. Mithilfe der erwähnten Checks kann man ein Übergewicht präzise dokumentieren, quantifizieren und interpretieren. Auf der Basis der BIA (Bio-Impedanz-Analyse) lassen sich die Ergebnisse all dieser Messmethoden noch ein wenig stärker differenzieren. So weist beispielsweise ein durchtrainierter Körper einen höheren BMI auf als ein untrainierter, weil Muskeln mehr wiegen als Fett. Hier kann die BIA für Aufklärung sorgen und feststellen, wie hoch der Fettanteil am Gesamtgewicht tatsächlich ist.

Der *größte Vorteil* der BIA besteht jedoch darin, dass man mit ihrer Hilfe Entwicklungen sichtbar und nachvollziehbar machen kann, die sich manchmal nicht auf den ersten Blick erschließen. Ich erlebe tagtäglich in meiner Praxis, dass sich trotz eines über mehrere Wochen absolvierten Trainingsprogramms und einer begleitenden Ernährungsumstellung das Gesamtgewicht eines Patienten nicht oder nur marginal nach unten bewegt. Die Folge ist in der Regel eine nachvollziehbare große Enttäuschung (wenn er nur eine einfache Waage benutzt hat), die bei so manchem Patienten reflexhaft dazu führen kann, dass er ernsthaft erwägt, das gesamte Programm wieder abzubrechen und sich „in sein Schicksal" zu ergeben: „Es hat ja doch alles keinen Zweck!", lautet in der Regel der resignative Kommentar.

Genau dann erweist sich die BIA als besonders wertvoll. Denn damit kann ich in dieser entscheidenden Situation den Patienten davon überzeugen, dass das bisher absolvierte Programm *doch* große Erfolge gezeitigt hat. Die BIA beweist nämlich in den meisten dieser Fälle, dass zwar das Körpergewicht gleich geblieben ist, sich jedoch das Verhältnis der Körpergewebe verschoben hat: Das Körperfett ist weniger geworden, und die Muskelmasse hat zugenommen. Dies ist in der Tat ein großer Erfolg und die Grundlage, auf der sich dann im weiteren Verlauf eine Gewichtsreduzierung einstellen wird.

Denn die Zunahme an Muskeln ist gleichzusetzen mit einer Zunahme an Brennstoffzellen, in denen die täglich zugeführte Nahrungsenergie einerseits und die Fettdepots andererseits in Zukunft sehr viel effizienter verbrannt werden (siehe Seite 162f.).

Von der Energie, die in einem Kilogramm Körperfett gespeichert ist, können Sie rund vier Tage zehren. Mit rund 30 Kilogramm gespeichertem Fett könnten Sie theoretisch 120 Tage lang überleben, ohne etwas zusätzlich zu essen (aber bitte nicht im Selbstversuch überprüfen!). Vielleicht hilft Ihnen dieses Bild, wenn Sie wieder einmal denken: Wenn ich jetzt nichts zu essen bekomme, sterbe ich vor Hunger – keine Angst! – Fehlalarm! Ihr Frühwarnsystem übertreibt!

In Kapitel 3 haben Sie gelesen, warum uns unser heutiger Lebensstil krank machen kann und was dabei im Körper vorgeht. Eine individuelle Einschätzung Ihrer eigenen Situation kann ich Ihnen hier natürlich nicht geben, die jedoch erhalten Sie von Ihrem behandelnden Arzt.

Qualifizierte Arbeitskräfte sind inzwischen Mangelware in Deutschland. Daher wird es auch für Unternehmen zunehmend wichtiger, ihre Mitarbeiter gesund zu erhalten. Zu diesem Zweck schicken immer mehr Firmen ihre Mitarbeiter auf Firmenkosten regelmäßig in Praxen wie unsere (Teil des Prevent.on-Verbunds) zum Gesundheits-Check. Auf diese Weise erhöht sich die Chance, Gesundheitsrisiken, körperliche Schäden, aber auch Erkrankungen wie eine Belastungsdepression (Burn-out) rechtzeitig zu bemerken und entsprechend gegenzusteuern. Eine Anzahl renommierter Firmen tut dies bereits. Informieren Sie sich also, ob Ihnen Ihr Arbeitgeber vielleicht auch einen solchen Check-up „spendiert".

Und wenn Sie Ihr Arbeitsleben schon hinter sich haben, aber doch noch eine kleine, lohnende Aufgabe suchen, hätte ich etwas für Sie: So wie Sie früher acht oder mehr Stunden diszipliniert in Ihren Job investiert haben, so sollten Sie jetzt täglich mindestens 30 Minuten in Ihren Körper investieren! Ihr neuer „Job".

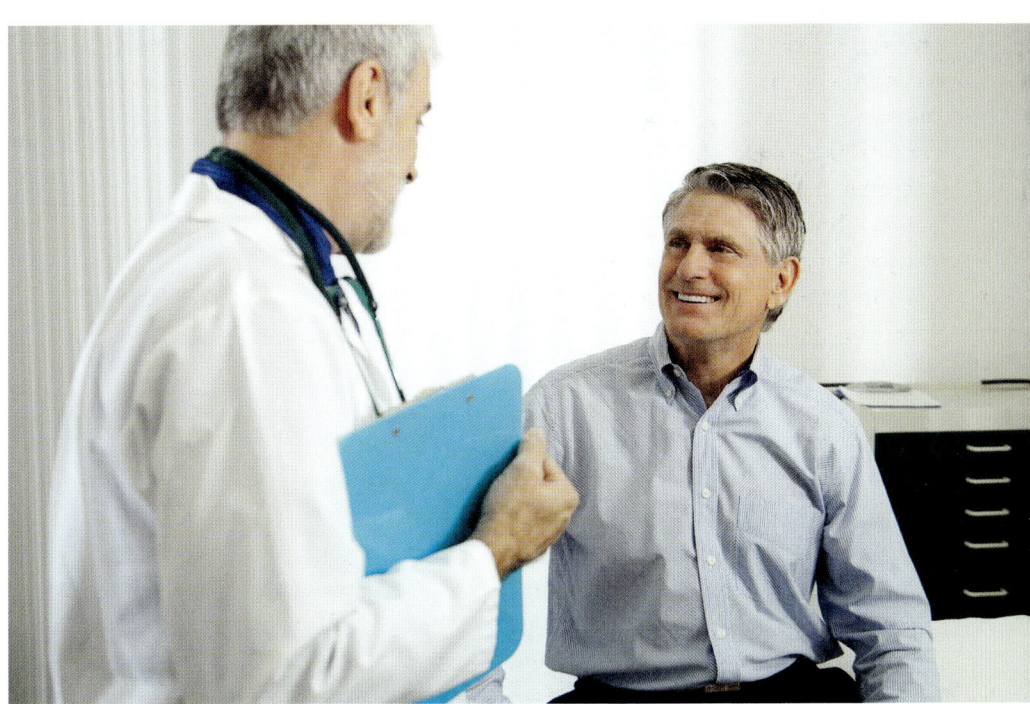

VERZEICHNIS GRAFIKEN / TABELLEN

Sämtliche Schaubilder und Tabellen wurden eigens für dieses Buch neu gestaltet. Die darin enthaltenen Fakten, Daten und Zahlen entstammen folgenden Quellen:

S. 10	Dr. Kurscheid	**S. 113**	Eur Heart J
S. 14	Archiv Dr. Kurscheid	**S. 120**	Archiv Dr. Kurscheid
S. 15	Archiv Dr. Kurscheid	**S. 127**	Archiv Dr. Kurscheid
S. 49	Statistisches Bundesamt	**S. 128**	Archiv Dr. Kurscheid
S. 75	Archiv Dr. Kurscheid	**S. 155**	Archiv Dr. Kurscheid
S. 85	Robert Koch-Institut Berlin, 2012 (Studie zur Gesundheit Erwachsener in Deutschland DEGS)	**S. 157**	Archiv Dr. Kurscheid
		S. 161	Archiv Dr. Kurscheid
		S. 182	Deutscher Krankenkassen-Verband
S. 87	Dr. Kurscheid		
S. 92	Archiv Dr. Kurscheid	**S. 185**	Archiv Dr. Kurscheid
S. 93	JAMA 2011; 306:62	**S. 191**	Archiv Dr. Kurscheid
S. 95	Robert Koch-Institut Berlin, DEGS-Symposium 2012	**S. 192**	Archiv Dr. Kurscheid
		S. 194	Dr. Kurscheid
S. 104	Dr. Kurscheid	**S. 195**	Dr. Kurscheid
S. 110	Empfehlung des US-Landwirtschaftsministeriums (USDA 2013)	**S. 198**	Archiv Dr. Kurscheid
		S. 199	Dr. Kurscheid

FUSSNOTEN

[1] Pollmann, Stefan: Allgemeine Psychologie. UTB, 2008

[2] Yusuf, I. et al., 2004

[3] Shoda, Y./Mischel, W./Peake, P.K. (1990): Predicting Adolescent Cognitive and Self-Regulatory Competencies from Preschool Delay of Gratification: Identifying Diagnostic Conditions. Developmental Psychology, 26, S. 978–986

[4] veröffentlicht in Circulation 2010

[5] Hartmut Radebold, Dt. Ärzteblatt 2012

[6] Süddeutsche Zeitung vom 22.4.2012

[7] Bleich, S.N. et al. (2012): Obesity online. DOI: 10.1038/oby.2011.402

[8] TNS Healthcare 1988

[9] Münzel, Th./Hoffart, J./Meinertz, Th.: Auswirkungen von Fluglärm auf die Entstehung von Herzkreislauferkrankungen, Ärzteblatt Rheinland-Pfalz 3/2013

[10] Circulation 2010

[11] ACCOMPLISH Studie (2012)

[12] http://ajcn.nutrition.org/content/early/2013/01/30/ajcn.112.042457.abstract

[13] NEJM 2013, online 25. Februar

[14] BMJ 2013; 346: e8539

[15] Flegal, KM et al. Association of All-Cause Mortality With Overweight and Obesity Using Standard Body Mass Index Categories. A Systematic Review and Meta-analysis. JAMA 2013; 309(1): 71-82

[16] Schauder, Peter: Ernährungsmedizin. Elsevier, 2006

[17] Nelson, D. et al., (2010):Genetic Phenotypes Predict Weight Loss Success: The Right Diet Does Matter; NPAM March 2–4, 2010 I EPI March 3–5, 2010 I Hilton San Francisco Union Square I San Francisco, CA

[18] JAMA 2013, articleid 1555133

[19] Eur Heart J (2011) 32 (10): 1182-1183

[20] JAMA 2011; 306: 1549-1556

[21] http://jama.jamanetwork.com/article.aspx?articleid=1357266

[22] http://www.bmj.com/content/345/bmj.e6698

[23] J Clin Endocrin Metabol 2009

[24] AOK Krankenhausreport 2013

[25] Wen, Ch.P. et al., Lancet 2011

[26] Bleich, S.N. et al. (2012): Obesity online. DOI: 10.1038/oby.2011.402

[27] Hintzpeter, B. et al, Eur J Clin Nutr. 2008

[28] Flegal, K.M. et al.: Association of All-Cause Mortality With Overweight and Obesity Using Standard Body Mass Index Categories. A Systematic Review and Meta-analysis. JAMA 2013; 309(1): 71-82

[29] BMJ 2009

REGISTER

Fett gesetzte Seitenzahlen beziehen sich auf Hauptnennungen, *kursive* auf Abbildungen.

A

Abbau(signale) 50f., 108, **144**, **149f.**, 162, 164
Abnehmen 35, 65, **67**, 72, 110, **111**, 118, 131ff., **147**
Abnehmtipps 132f.
Adipositas 51, **62**, **69**, **85ff.**, **92**, 112
Adrenalin 23, **29**, 60, **69f.**, 76
Alkohol 14, 32, 39, 52, 74, **78**, 86, **108f.**, **112**, 125, 133, 174, 187
Allergien 123
Alltag 30, 67, 68, 135, 141, **153**, 154, 155, 188, 189
Alter(n) (s. a. Biologisches Alter und Lebensalter) 13, 19, **21**, 23, 27, 32, **47**, **50ff.**, 77, 84, 89, 106, 120, **149f.**, 152, 189, 194
Altersdiabetes (s. a. Diabetes) 84, **87**, 147, **197**
Alterskorrektur 149f., 198
Alzheimer 121, 146, 160
Anti-Stress-Tipps 32, **65ff.**
Apfeltyp 62, **86**, **196**
Arbeitsumsatz 126
Arm-Bein-Index 186
Arteriosklerose **84**, 122, 123, 147, 164, 196
Arthritis **148**, 150, 164
Arthrose 62, 146, **148**, 150
Atemgasanalyse 160, 187, **188**
Ausdauer 41, 67, 107, 110, 142, **145ff.**, 150, 152f., **154ff.**, 158, 160, 165, 188, 195
Ausrüstung 156

B

Ballaststoffe 114, 115, 117f., 132, 134, 187
Bandscheibenprobleme 148, 179
Bauchfett 62, 69, **86ff.**, 121, *185*, 191, 193, **196ff.**
Bauchspeicheldrüse **109**, 197
Bauchumfang 86, **184f.**, 191, **194**, 197, **198**
Belastung(en) 27, 57, 72, 74, 87, 148, 152, 158, 160, 165, 182, 184, 187f., 189
Bewegung **21**, 40, 42, **43**, 60, 61, **67**, 83, 90, 110, 111, 116, 123, 125, 130, 135, **139ff.**
Bewegungsmangel/-armut 83, 88, 89, 94, 117, 144, **146**, 162, 188
BIA (Bio-Impedanz-Analyse) 147, 191, **199ff.**
BIA-Waage 147
Biologisches Alter **21**, 150
Biorhythmus 65
Birnentyp 62, **195**
Blutbild 186
Blutdruck 24, 43, 47, 60, 72, 88f., 90, 145, 152, **164**, 186, 188, 189
Blutfett 46, **47**, 86, 89, 145, 152, 189

Bluthochdruck **20ff.**, 27, 29, 46, 47, 50, 77, 84, 86f., **88f.**, 94, 109, 134, 145, 147, **164**, 180, 182, 189, 197
Blutvolumen 88
Blutzucker 11, 22, 24, 43, 47, 69, 84, 86, **87f.**, 109, 112, 115, **116f.**, 122, 123, 124, 133, 134, **146f.**, 180, 186, 189, 197
BMI (Body-Mass-Index) 32, 51, 62, 69, 84, 86, 87, 91f., 92, 110, **185**, **191ff.**, *191*, **194f.**, *194*, 198, 200
Bodybuilding 162
Büro-Entspannungsübung 73
Burn-out-Syndrom 29f., 63, 68, 72, 182, 201

C

Check-Up-Programme **180**, 182, 201
Cholesterin 11, 22, 24, 26, **37f.**, 46, 47, 69, 87, **89ff.**, 117, 125, 134, 145, 147, 180, 186, **187**, 196
Chromosomen(-Analyse) 21
Cortisol ("Stresshormon") 29, 62, 63, 76, 78

D

Darm 42, 49, 72, 91, 94, 104, 111, **118**, 134, 183, 189
Darmbakterien 94, **118**
Darmhormone 133
Darmkrebs 43, 91, 112, 117, 121, **147**, 150, 180
Darmspiegelung (Coloskopie) 183, 187
Dehnübungen 174
Delegieren **65**, 66
Denken **11**, 29, **37**, 60, 61, 63, 65, **67**, 159
Denkfähigkeit 148
Depression 12, 29, 30, 63, 72, 75, 91, 182, 201
Deuser-Band 166
Diabesity 88
Diabetes 11, 46, 51, 52, 67, 84, **87f.**, 89, 90, 94, 109, 122, 134, 145, 146, **147**, 180, 182, 184, 186, 196, **197**
Diät 12, 25, 35, **44**, 89, **103ff.**, 106, 110, 111, **115**, 130
Distress 71
Diuretika 89
Doc-Shakes 115, **134f.**, 174
Doppelblindstudien 36

E

Einkaufen 67, 71, **133**, 141, 153
Einschlafen 73, **78**, **79**
Eiweiß 44, 105, 106, **107f.**, 110, 115, 116, 118, **124**, 132, 133, 134, 135, 174, 186
Eiweißlieferanten 108, **124**
Eltern 26, 28, 41, 42, 68, 180, 184

Energiebedarf 44, **126**
Energiebilanz 103, **125**, 132
Energiedichte 132, 133
Entspannung 21, 40, 42, 57, **59ff.**, 68, 70, 72, 73, 79, 189
Epigenetik 42
Erholung 59, 61, **70**, 71, 174
Ernährung 12, 19, 25, 32, 35, 40, 42, **43**, 64, 70, 78, 83, 89f., **99ff.**, 145, 146, 147, 149, 174, 187, 188, 198
Ernährungsberatung 35, **125**, 130, 199, 200
Ernährungstipps **106ff.**, 110, 113
Ernährungswissen 107ff.
Essen 12, 15, 22, 25, 29, **30f.**, 35, 37, 40, 43, **44**, 61, 63, 64, **69**, 70, 77, 83, 94, **99ff.**, **112**, **116**, **129**, **131**, 162, 163, **184**, 187, 189, 200
Essverhalten 70, **99ff.**, **104**, 125
Eustress 70

F
Fett 35, 42, 44, 76, 86, 89, 106, 108, 109, 110, 115, 116, 117, 118, 120, **121ff.**, 124, 132, 133, 134, 144, 146, 147, 158, 160, 163, 164, 185, 186, **190f.**, 193, 194, 195, **199ff.**
Fettabbau 76
Fetteinlagerungen 62, 196
Fettdepots 44, 62, 69, 109, 118, 125, 190, 194, 195, 196, 200
Fettgewebe 69, 76, 88, 89, 91, 107, 111, 121, 130, 147, 149, **163**, 186, 190, 193, 196
„Fett-Kunde" 121ff.
Fettleibigkeit (s. a. Adipositas) 88
Fettsäuren 90, 106, 118, 120, **121ff.**, 124, 160, 196
Fettstoffwechsel 52, 84, 87, **89**, 122, 158, **196f.**
Fett-Typen 195
Fettverbrennung 88, 115, **158ff.**, *161*, 188
Fettverbrennungspuls 156, **160**
Fettverteilung 191, **194**, 195, 196, **199**
Fitness 38, 39, 51, **139ff.**, 150, 151, **152**, 154, 162, 165, 166, 199
Fitness-Check 152
Fitnessprogramm 139ff.
Flavonoid(e) 119
Folgeerkrankungen 20, 62, **84**, 92, 148
Freie Radikale 119
Fruchtzucker **111**, 115
Fructose s. u. Fruchtzucker
Frühaufsteher 78
Früherkennungsuntersuchungen 180
Frühstück(en) 27, 36, 71, 90, **134**, 198
Frühwarnsystem(e) 12, **47**, 53, 200
Fünf am Tag („Five a Day") 113, 115

G
Galle 90, 91, 184, 189
Gastrocolischer Reflex 134
Gelenke 87, 146, **148**, 149, 152, 155, 156, **184**, **193**
Gemüse 36, 105, **107**, 109, 110, 112, **113ff.**, *113*, 119, 125, 132, 135, 148, 149, 187

Gene 19, 40, **41ff.**, 44, 59, 78, 94, 107, **110**, 117, 118, 142, 143, **145**, 182, 190, 191
Genuss 29, **30f.**, 32, 102, 109, **130**, 133
Genitaluntersuchung 183
Gesamtfett-Messung 199
Gesamtgewicht **190**, 200
Geschicklichkeitstraining 145, 150
Geschwindigkeit(en) 156, **159f.**
Gesundheits-Check 28, 36, **179ff.**
Gewicht 24, 31, 32, 34, 35, 44, 52, 60, 70, 73, 76, 92, 103, 105, **107f.**, **110**, 116, 118, 124, 125, **129f.**, 132, **145**, 146, 147, 148, 151, 152, **153**, 160, 162, 164, 184, 185, **190f.**, **194**, 197, **200**
Gewichtsverteilung 190ff.
Gicht 90, 111, 115, **187**, 197
Glucagon 108, 124
Glucose **61**, *63*, 111, 121, 130, **146**, **158ff.**
Glykogen 115
Grundlagenausdauer 156, *161*, 188
Grundumsatz 117, **126**, 129

H
Haltungsschwächen 184
Harnsäure 86, 90, 111, 115, 125, **187**
Haut 50, 86, 124, 150, **164**, 183, 195
Haut-Screening 183
Heißhunger 111, **133**
Herz 21, 24, **46**, *46*, 49, 62, 69, 72, 78, **88ff.**, 93, 113, 121, 134, 149, 150, 152, 156, 158, 164, 180, 184, **186**, 187, 188, 189, 197
Herzfrequenz 156, **158ff.**
Herzinfarkt 10, 20, 27, 32, **46**, 49, 52, 77, 84, **86**, 90, 147, 182, 196, 197, 198
Herz-Kreislauf-Erkrankungen 9, 41, 47, *49*, 78, **84**, 112, 123, **147**, 179, 182
Herz-Kreislauf-System 90, 147, 156, 187
Herzschrittmacher 199
Hinschmecken 102, **131**
Hirninfarkt (s. a. Schlaganfall) 30, 52, 147
Hormone 29, 61, 62, 63, 67, **76**, 77, 78, 79, 86f., **88**, 89, 91, 106, 121, 124, 133, **159**, 181, **196**

I
Idealgewicht 151, 194
Immunsystem 118, 119, 164, 187
Impfungen 180, 183
Infektionskrankheiten 83, 147
Insulin 11, 70, 87, **88f.**, 91, 108, **109**, 111ff., 114, 115, 116, 117, **122ff.**, 130, 146, **147**, 159, 186, **197**
Insulinfalle 116
Intensitätsniveau 154

J
Joggen 35, 67, 151, **154**, **156**, 162, 163
Jo-Jo-Effekt 44, 115

K

Kaffee 25, 37, 38, **39**, 67, 73, **78**, 109
Kalorien 15, 40, 44, 62, 63, 69, 103, 105, 108,
   109, 111, **112**, 114, 115, 116, **117**, 118,
   121, **125ff.**, **132f.**, 152, 154, 155, 156,
   158, 162, **163**, **188**, 195
Kalorienmessuhr 152, 154, 188
Kalorienverbrauch 125, 129, 154f., **188**
Kalorien-Vergiftung 84, **149**
Kartoffeln 100, 105, 107, 117, **118**
Kinder 21, 28f., **33**, 42, **68**, 71, **73**, 77, **94**, **118**, 134
Knochendichte 148
Knochenentkalkung s. u. Osteoporose
Kohlenhydrate (KH) 44, 79, **89**, 100, **105**, **107**,
   108, 109, 110, **112**, 118,
   123, 124, 132, 134
Konzentration 70, **74**
Körperfett 77, 87, 124, 125, 147, 185, 186, 190,
   191, **199**, *199*, 200
Körperfettwaage 199
Körpergefühl 178
Körperzusammensetzung 147, 185, **186**
Krafttraining 41, 67, 110, 150ff., 160, **162ff.**, 174
Kreative Hochphase 78
Krebs 9, 15, 22, 43, **47f.**, 69, 88, 91ff., 114, 115,
   119, 121, 122, 146, **147ff.**, 179, 180, 182,
   183, 187, 198
Krebsfrüherkennung 22, **180**, **183**
Krebsrisiko **91ff.**, 114, 187
Krebsvorsorge 15, 22, **183**, 187

L

Labor 110, 119, 154, **182**
Laktase 42
Laktat 158, **159ff.**, 188
Laktose 42f.
Langschläfer 78
Lebensalter 147, 198
Lebenserwartung 32, **47**, 53, 88, **91f.**, 151,
   193, 194
Leistungsdiagnostik 154, *161*, 188
LOGI(-Ernährung) 89, **107f.**, 120
Lunge 21, **48f.**, 114, 147, 184, **186**, 187, 188

M

Magen 15, 46, 72, 104, 115, 117, 129, 130, 131,
   132, 134
Magendehnungsreiz 133, 134
Magenfüller 114, 133
Makronährstoffe 108
Mangeldurchblutung 147
Mangelernährung 129
Mangelerscheinungen 124
Meditation 10, 21, **50**, 70
Mehl (s. a. Weißmehl) 38, 88, 107
Metabolisches Syndrom 46, 72, **83ff.**, 197
Mikronährstoffe 108
Milch(produkte) 43, 105, **110**
Milchsäure s. u. Laktat

Mineralstoffe 106, 108, 119
Mischkost 105
Mitochondrien 149, 158, 163, 164
Motivation 23, **33**, 34, 36, 151, 156, 180, 186, 200
Multivitaminpräparate 114
Muskelabbau 146, 163
Muskelaufbau 165
Muskelband 151, 166, **170ff.**, 175
Muskelkater 165
Muskelmasse **44**, 108, 117, 144, **147**, 149, **162f.**,
   183, 185, 186, 188, 191, 200
Muskeln 39, 61, 73, 106, 110, 115, **121**, **124**, 125,
   126, 144, **146**, 147, 148, 152, 154, 156,
   158, **159ff.**, **162ff.**, **165f.**, **170ff.**, 184,
   187, 188, **191**, 193, **195**, 197, 199, 200
Muttermilch 43

N

Nahrungsenergie 77, 117, 200
Nahrungsverwertung 117
Nährstoffe 108, 114, 118, 197
Nervennahrung 69f.
Nordic Walking 146, **154**, **156**, 162
Normalgewicht 32, 88, 91, 149, 154, 190, 194,
   196, 197

O

Obst 35, **105**, 109, 110, **113ff.**, 113, 125, 133,
   134f., 148, 149, 187
Obstsaft 115
Osteoporose 146, **148**

P

Pflanzenstoffe s. u. Sekundäre Pflanzenstoffe
Potenzstörungen 52, **91**, 109
Power Napping 73
Problemzone(n) 172, 195
Prostata **43**, 52, 114, 121, 180, **183**, 187
Puls (s. a. Fettverbrennungspuls) 60, 76, 88,
   154, 156, **158ff.**, 186
Pulsuhr **158**, 159

R

Radikale s. u. Freie Radikale
Rauchen **21**, 25, **31f.**, 35, 38, 39, 42, **43**, 46,
   73, 89, **93**, 93, 186, **198**
Regeneration 19, *157*, 188
Reis 100, 105, 107
REM-Phasen 75, 75
Resveratrol 119
Rheuma 123
Ruhepuls 158
Ruheumsatzmessung 188

S

Schilddrüse 94, 186, **189**
Schlaf 26, 27, 29, **57**, 70, 73, **74ff.**, *76*, 77,
   78ff., 87, 88, 94, 163, 181, 184
Schlafdiagnostik 76

Schlafmangel **74**, 76, 94
Schlafmedizin 76
Schlaf-Phasen 75, *75*
Schlafstörungen **74**, 78
Schlaganfall (s. a. Hirninfarkt) 20, 47, 49, 77, **84ff.**, 89, 90, 93, 121, 196, 197
Schlank(sein) 69, **86**, 92, 105,111, 125, 146, 150, 188, 190, **193**
Schlankheitstipps **132f.**, 188
Schleimhaut 110, 130, 183
Schmecken 40, 102, 105, 112, 114, **131**
Schmerz *10*, 11, 22, 45, **46f.**, **49ff.**, 52, 146, 149, 151, 164, 179
Schwangerschaft 73, 190
Schwangerenvorsorge 183
Schwimmen 67, 146, **155**, 162
Selbstdisziplin 34, **39**, 41, 151
Selbsttest 98
Sekundäre Pflanzenstoffe 44, 108, 113, 114, **119**
Sinnestäuschung(en) 13ff.
Spazierengehen 79, 151, 153, **154**
Spiroergometrie 129, 152, 154, 156, 158, **160**, *162*, 187, **188**
Sport 19, 21, 26, 29, 32, 36, 39, **43**, **67**, 72, 75, 78, 107, 115, 135, 146, **147ff.**, **150ff.**, **153**, **154ff.**, **162ff.**, 174, 184, 188
Sport-Irrtümer 160
Sporttauglichkeit 187
Stevia 113
Stoffwechsel 52, 69, 77, 84, 87, **89**, 94, 106, **110**, 120, 122, 135, 142, 144, 146, **158**, 162, **196ff.**
Stress 12, 19, **21f.**, 26, 29, 31, 33, 37, 38, 42, 46, 57ff., **60ff.**, **70ff.**, **76ff.**, 83, 91, 94, 99, 101, *104*, **111**, 119, 125, 129, **130**, 174, 181, 184, 189
Stressmanagement 21, **65ff.**
Studien **36ff.**, 41, 74, 77, 94
Stuhl **134**, 180, 183, **187**
Süßstoff **111f.**, 113
Superkompensation 165

T
Thera-Band 166
Trainingsbereich 156, *157*, **158ff.**
Trainingspuls 154, **158**
Transfette 38, 90, **120**, **122**
Trinken 70, 78, 79, **100**, 102, 112, 115, **125**, 132, 133, 134, **187**

U
Überforderung 12, 156
Übergewicht 11, 12, **15**, 20, **27ff.**, 30, 60, **62ff.**, **69ff.**, 84ff., 91ff., **108ff.**, **147**, 149, 184, 186, 188, **191**, **193**, 195, 197, 198, 199, 200
Übermotivation 156
Übungen 39, 73, 131, **167ff.**
Ultraschalluntersuchungen 189

Untergewicht 192
Unterhautgewebe 190, **195**
Untersuchungen, ärztliche 53, 180, **184ff.**
Urin 182, **187**
Urlaub **68**, 175

V
Veranlagung 42, 110, 145
Verdauung 12, 70, 113, **117f.**, 130, 131, **134**, 150, 184
Vitamine 44, 106, 108, **113ff.**, 118, 119, 122, 186, **187**
Vollkorn(produkte) 100, 106, 107, **109f.**, 112
Vorsorge (s. a. Krebsvorsorge) 15; 22, 37, 52, **179f.**, **182f.**, 187

W
Wachstumshormon 76, **88**, 159
Walking (s. a. Nordic Walking) 146, **154**, **156**, 162
Wasser 35, 68, 88, 89, 102, 109, 114, 115, **124**, **132**, 133, 134, **199**
Wechseljahre 191, 196
Weißmehl 38, 88, 107
Wohlfühlgewicht **27**, 84f.

Z
Zahnvorsorge 180, 183
Zehen 140, **190**
Zeit **11**, 23, 25ff., **28**, 31, 32, 34, 36, 40, 44, 57f., 60, 64, 65, **66f.**, 68, 69, 71, 72, 73, 77, 78, **79**, 83, 86, 92, 93, 101, 102, 103, 105, 106, 110, **117**, 133f., 144, 151, 153, 160, 162, **165**, 166, 180, 184, 190, **198**
Zimt **134**, 135
Zucker 12, 38, 42, 46, **61ff.**, 70, 88, 102, 103, **108f.**, **111f.**, 114, **115ff.**, 122f., **130**, 145f., 151, 159, **160**
Zuckeraustauschstoffe 111
Zuckerkrankheit (s. a. Diabetes) 88, **146**, 184

IMPRESSUM

2. Auflage 2015

© 2013 by Südwest Verlag,
einem Unternehmen der Verlagsgruppe
Random House GmbH, 81637 München.

Hinweis

Die Ratschläge/Informationen in diesem
Buch sind von Autor und Verlag sorgfältig
erwogen und geprüft, dennoch kann eine
Garantie nicht übernommen werden. Eine
Haftung des Autors bzw. des Verlags und sei-
ner Beauftragten für Personen-, Sach- und
Vermögensschäden ist ausgeschlossen.

Bildnachweis

Grafiken: Christoph Dirkes; Fotos: Valentina
Kurscheid; mit Ausnahme von:
AKG Images: 144; Fotolia: 34, 72 (Doc Rabe
Media), 50 (Robert Kneschke), 66 (miket),
79 (contrastwerkstatt), 93 (AK-DigiArt,
PhotoSG, StudioLaMagica), 124 (ExQuisine),
150 (pressmaster), 153 (Galina Barskaya),
185 (CLIPAREA); Gettyimages: 24 (Henrik
Sorensen/Stone), 162 (BSIP/Kontributor),
176/177 (Dieter Spears); Istockphoto:
30 (Lasse Kristensen). 40 (Ed Stock_Photo by
Dan Kitwood), 41 (Martynowicz), 48 (Kts-
image), 53 (monkebusinessimages),
59 (Michal Krakowiak), 65 (claudiobaba),
77 (Stephen Strathdee), 87 (Fertnig),
93 (Mik122), 96/97 (Jacob Wackerhausen),
104 (Jana Blašková), 133 (Lachlan Currie),
135 (Cristian Baitg), 136/137 (Troels Grau-
gaard), 139 (Ruslan Dashinsky), 143 (Mark
Bowden), 201 (Patrick Heagney); Jump
Fotoagentur: 16/17 (Kristiane Vey);
Panthermedia: 67 (Alexander Rochau),
123 (Elena Elisseeva), 197 (Olaf Karwisch);
RF: 54/55 (Gettyimages/digital vision),
74 (B2M Productions), 80/81 (Gettyimages/
Paul Burns_Shannon Fagan), 99 (digital),
186 (photodisc), 193 (Gettyimages/stock-
byte), 194 (creativ Collection); Shutterstock:
68 (Efired), 71 (Kzenon), 94 (Tish1), 116 (Mr Big-
Pepper), 118 (Richard Goldberg), 119 (All32),
131 (Monkey Business Images), 132 (aure-
mar), 181 (StockLite), 113; Südwest Verlag:
46 (W. Szczesny), 108, 121 (Christian Kargl),
163 (Kristiane Vey), 166 (Forster & Martin)

Projektleitung

Sarah Schultheis, Dr. Harald Kämmerer

Redaktion

Claudia Fritzsche, München

Bildredaktion

Tanja Nerger

Gesamtproducing

Christoph Dirkes · Yorck Schultz
mediathletic bild + design
www.mediathletic.com

Umschlaggestaltung

*zeichenpool, München,
unter Verwendung eines Fotos
von Valentina Kurscheid

Druck und Bindung

Alcione Litotipografia, Lavis

Printed in Italy

ISBN: 978-3-517-08898-3

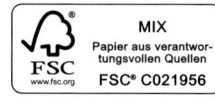

Verlagsgruppe Random House
FSC® N001967
Gedruckt auf dem FSC®-zertifizierten
Papier *Profimatt*.